广东养生酒

相约名医系列丛书

总主编　郎江明

主　编　孙丰雷　魏爱生

副主编　鲁缘青　张姗姗　高　华

编　委　（按姓氏笔画排序）

王甫能　考希良　孙丰雷

张洪星　张　萌　张姗姗

高　华　郎江明　鲁缘青

魏爱生

世界图书出版公司

广州·上海·西安·北京

图书在版编目（CIP）数据

广东养生酒 / 郎江明著. —广州：广东世界图书出版有限公司，2005. 5

（相约名医系列）

ISBN 7-5062-7585-6

Ⅰ. 广…　Ⅱ. 郎…　Ⅲ.药酒 – 基本知识

Ⅳ.R944.6

中国版本图书馆 CIP 数据核字（2005）第 031707 号

广东养生酒

出版发行：广东世界图书出版有限公司

（广州市新港西路大江冲 25 号　　邮编：510300）

电　　话：020-84451013　84453623

http：//www. gdst. com. cn

E-mail：pub@ gdst. com. cn

经　　销：各地新华书店

印　　刷：佛山市浩文彩色印刷有限公司

版　　次：2005 年 11 月第 1 版　2005 年 11 月第 1 次印刷

开　　本：850mm×1168mm　　1/16

印　　张：16.25

书　　号：ISBN 7-5062-7585-6 / R·0108

出版社注册号：粤 014

定　　价：26.80 元

前言

酒有“百药之长”之美誉。中医学理论认为：“酒性轻扬，味苦甘辛”，具有“通利血脉、助行药势、温养肠胃、抗御风寒”等功效。用酒炮制中药制成药酒，有利于借助酒的特性集中发挥药物效果。

我国药酒的研究应用已经有几千年历史，积累了丰富经验。《黄帝内经》就有描述曰：“经络不通，病生于不仁，治之以按摩醪药”；我国发现的最早的医学方书长沙马王堆出土《五十二病方》中，记载了药酒配方三十余首；《本草纲目》在各药条目的附方中，也往往附有药酒配方，内容丰富，据统计《本草纲目》中共计药酒方约为二百多种。此外，还有很多民间药酒验方，只是这些文献零散，缺乏系统而全面的整理，甚至部分资料失传。

佛山地区中医中药久负胜名，佛山市中医院中医人才辈出。我院内科中医学博士后孙丰雷、中医内科专家魏爱生有着扎实的中医学基础理论和丰富的中医临床经验，在总结前人的基础上，基于历代医家著作，参考大量的文献资料，广泛征求各名老中医意见，把散见、流散的药酒资料进行系统而全面的整理，并对各种药酒加以点评，编辑成书，其中有内服药酒，也有供外用的药酒，是一部具有相当实用价值的大众普及性医学读物；在编辑体例上采用药酒功效分类，配有索引，便于读者查找。

由于水平有限，对谬误或未能详尽之处，望读者批评指正。

郎江明

2005年7月于禅城

目录 Contents

目录 Contents

目录 Contents

目录 Contents

目录 Contents

目录 Contents

第一章

保健养生药酒方论

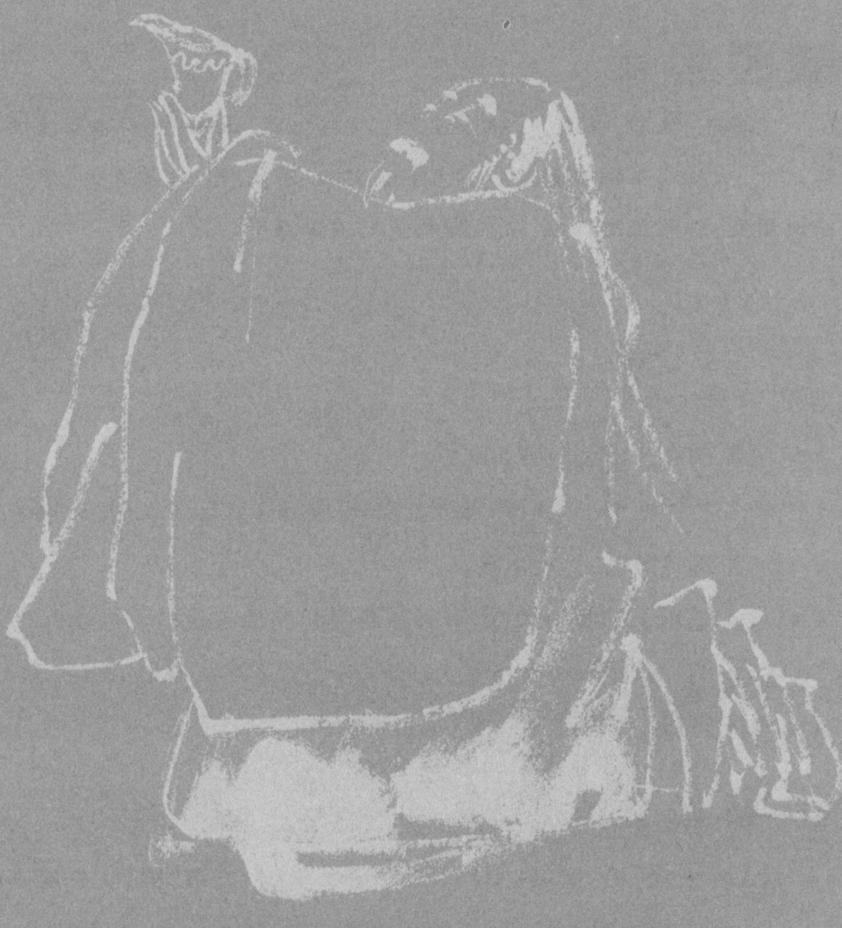

第一节　咳嗽喘息

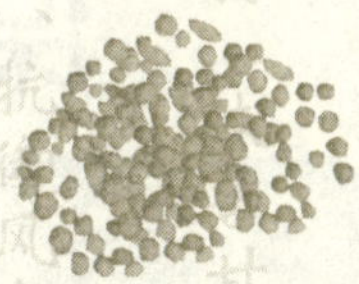

紫苏子酒（《太平圣惠方》）

【组成】紫苏子 60 克，黄酒 2 500 克。

【用法】将紫苏子放入锅中用文火微炒，炒好后装入布袋，放入小坛内倒入黄酒浸泡，加盖密封；7 天后开封，弃去药袋即成。每日服 2 次，每次饮服 10 毫升。

【功用】止咳平喘，降气消痰。

【主治】适用于痰涎壅盛、肺气上逆作喘的支气管炎等症。

【注意】热性咳喘者不宜服用。

名医点评

紫苏子，味辛，性温，归肺、大肠经，降气化痰，止咳平喘，润肠通便。《本经逢原》谓"性能下气，故胸膈不利者宜之……为除喘定嗽，消痰顺气之良剂。"苏子长于降气化痰，用于痰涎壅盛，肺气上逆作喘，使气降痰消则咳喘自平。

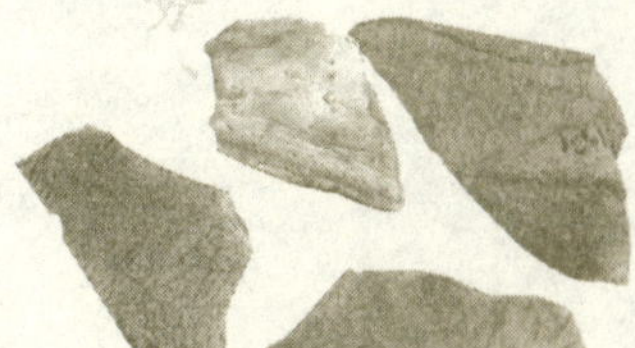

橘红酒（《饮食辨录》）

【组成】橘红 30 克，白酒 500 克。

【用法】将橘红加工至粗碎，放入白酒中浸泡 7 天即可饮用。每晚睡前服用 10~15 毫升。

【功用】理气散寒，化痰止咳。

【主治】适用于肺脾不和，痰湿久蕴而引起的喘咳痰多。每逢感寒久咳不愈者，辅饮此酒。长年慢性支气管炎、哮喘病患者之寒湿偏盛者适于服用。

【注意】每次不可多饮，否则反助湿邪。

名医点评

橘红，味辛、苦，性温，归肺、脾经，《本草纲目》谓"橘红，苦能泻能燥，辛能散，温能和。”健脾理气，燥湿化痰。“脾为生痰之源，肺为贮痰之器”，肺脾不和，脾脏功能失常，健运无力，痰湿内生，上犯于肺，而致咳嗽反复发作，咳声重浊，痰多，粘稠。橘红入肺、脾二经，健脾燥湿化痰而咳自止。

雪梨酒（民间验方）

【组成】雪梨500克，白酒1 000克。

【用法】将雪梨洗净去皮核，切小块，放入酒坛内，倒入白酒后密封。每2日搅拌1次，浸泡7日后即成。口服不拘时，随量饮用(一般1次约30毫升)。

【功用】生津润燥，清热化痰。

【主治】适用于咳嗽、烦渴、黄痰而量少、噎膈、便秘者。

【注意】脾胃虚寒者忌服。

名医点评

清热自可护阴，润燥以利化痰，雪梨酒制，以防其寒。

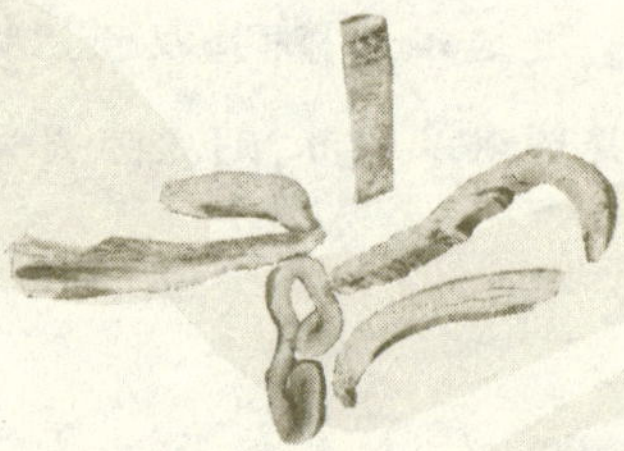

桑白皮酒（《证治准绳》）

【组成】桑白皮200克，米酒1 000克。

【用法】将桑白皮切碎，浸入米酒中封口，置于阴凉处，每日摇动1~2次，7天后开封即成。每日3次，每次饮用15~20毫升。

【功用】泻肺平喘。

【主治】适用于肺热咳喘痰多者。

【注意】肺寒咳嗽者忌服。

名医点评

桑白皮，味甘，性寒，归肺、脾经，清肺泄热，利水消肿。《药品化义》谓“桑白皮，散热，主治喘满咳嗽，热痰唾血，皆由实邪郁遏，肺窍不得通畅，借此渗之散之，以利肺气，诸症自愈。故云泻肺有余，非桑皮不可。”肺为“娇脏”，热邪中于肺，则宣降失常，肺气上逆而为咳喘，桑白皮以泻肺降气为长，清肺火，散郁热，则肺热咳喘痰多可痊。

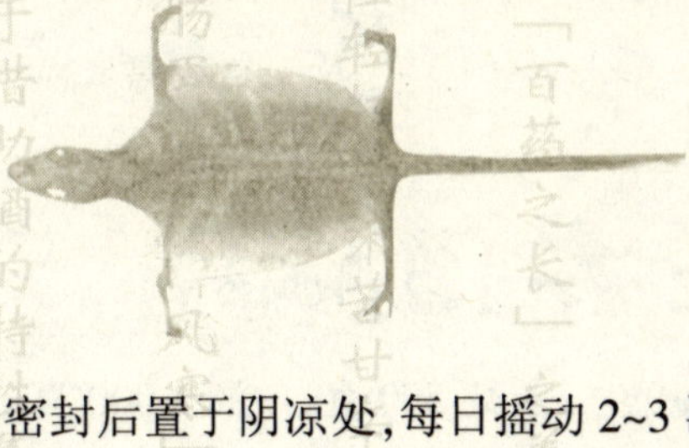

蛤蚧定喘酒（民间验方）

【组成】蛤蚧一对，白酒 1 000 克。

【用法】将蛤蚧去头、足、鳞，切成小块，浸入酒中，密封后置于阴凉处，每日摇动 2~3 次，30 天后即成。每日服用 2 次，每次 15~20 毫升。

【功用】补肺益肾，纳气定喘。

【主治】适用于久病体虚的慢性虚劳喘咳，动则气喘，迁延不愈，咳嗽少气者；慢性支气管炎属肾阳虚者。

【注意】风寒及实热性喘嗽者忌服。

名医点评

蛤蚧，味咸，性平，归肺、肾经，《本草纲目》谓“蛤蚧，补肺气，益精血，定喘止嗽。”久病体虚，动则气喘，迁延难愈，肺肾双亏，“肺为气之主，肾为气之根”，蛤蚧为血肉有情之品，补肺益肾，肺、肾皆得以所养，则虚劳咳喘自除。

蜜膏酒（《备急千金要方》）

【组成】蜂蜜、饴糖各 250 克，生姜汁、生百部 125 克，杏仁、枣泥各 75 克捣泥，橘皮末 60 克。

【用法】先将杏仁泥和生百部汁加 1 000 毫升水，煮至 500 毫升，去渣，再加入蜂蜜、生姜汁、饴糖、枣泥、橘皮末等文火再熬取 1 000 毫升即可。每日 3 次，每次用温酒调服 1~2 汤匙，细细含咽。

【功用】疏风散寒，止咳平喘。

【主治】适用于肺气虚寒、风寒所伤的声音嘶哑和咳喘及寒邪郁久化热等症。

名医点评

杏仁，味苦，性微温，归肺、大肠经。味苦能降，且兼疏利开通之性，降肺气之中兼有宣肺之功而达止咳平喘，为治咳喘之要药。百部，归肺经，润肺止咳。橘皮味辛、苦，性温，归脾、肺经，理气健脾，燥湿化痰。生姜，辛温发散，温肺散寒，且有温胃之功，生姜汁偏于化痰止咳。《名医别录》谓"主伤寒头痛鼻塞，咳逆上气，止呕吐。"大枣补脾，饴糖甘温质润入脾，益脾气且养脾阴，诸药合用，疏散风寒，止咳化痰，培土生金，用于肺气虚寒所致的咳嗽，痰多等症。

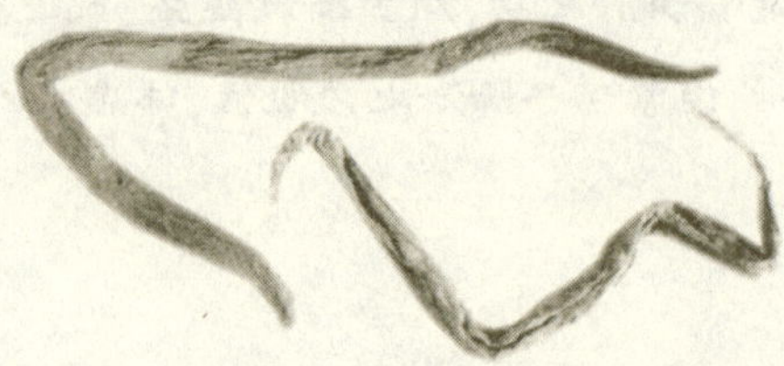

百部酒（《本草纲目》）

【组成】百部 1 000 克，白酒 1 000 克。

【用法】将百部切成小片，略炒后与白酒同置于容器中，密封浸泡 7 天即成。频频饮之，但勿令醉。

【功用】润肺止咳，杀虫。

【主治】适用于一切新、久咳嗽。

【注意】忌食辛辣、鱼虾等刺激性食物。

名医点评

百部，味甘、苦，性平、微温，归肺经，《本草经疏》谓"百部，苦而下泄，故善降，肺气升则咳喘，故善治咳嗽上气，能散肺热，故《药性论》主润肺。其性长于杀虫。"本品润肺止咳，对一切新久咳嗽均有一定疗效。

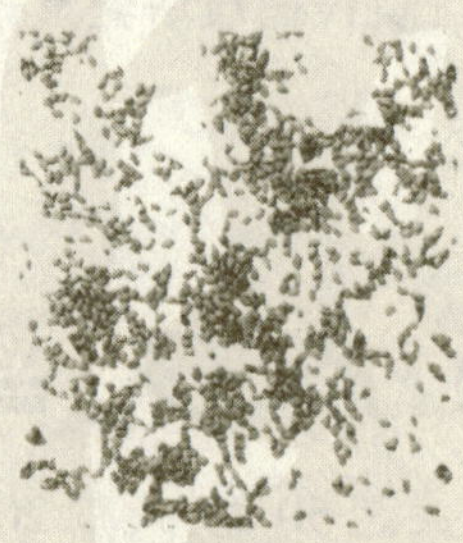

葶苈子酒（《本草纲目》）

【组成】葶苈子 200 克，米酒 5 000 克。

【用法】将葶苈子微火炒后研碎，以绢袋盛之，扎紧口，放入小坛内，注入米酒封固，7 天后开封，弃去药袋即成。每日 2 次，每次饮服约 20 毫升，以小便利为度。

【功用】泻肺定喘，行水消肿。

【主治】适用于肺壅喘息、痰饮咳嗽、水肿胀满，或遍体气肿，或单面肿，或足肿等症。

【注意】肺气不足、体质虚弱者慎用。

名医点评

葶苈子，味辛、苦，性寒，归肺、心、脾、膀胱经，泻肺定喘，行水消肿。《神农本草经百种录》谓“葶苈华润而香，专泻肺气，肺如水源，故能泻肺即能泻水。凡积聚寒热从水气来者，此药主之。”葶苈子辛散苦降，入肺、膀胱经，功专降泄肺气，以宣上窍而通下窍，有泻肺行水，定喘消肿之功，用于痰涎壅盛，气逆喘咳，或肺气闭塞，水道不通之面目浮肿，小便不利等。但葶苈子降泄之力峻猛，体虚之人应慎用之。

映山红酒(吉林验方)

【组成】映山红 15 克，白酒 500 克。

【用法】夏季采集映山红，阴干后切碎，与白酒置入容器中，密封浸泡 5 天即成。每日早、晚各 1 次，每次饮服 20 毫升。

【功用】祛痰止咳。

【主治】适用于支气管炎、痰浊咳嗽、喘息等症。

名医点评

杜鹃花开映山红。烈香杜鹃味苦性寒，可清热解毒，止咳平喘，健胃消肿，其祛痰作用尤为突出。现代药理研究显示，其主要药效成分为黄酮类化合物。

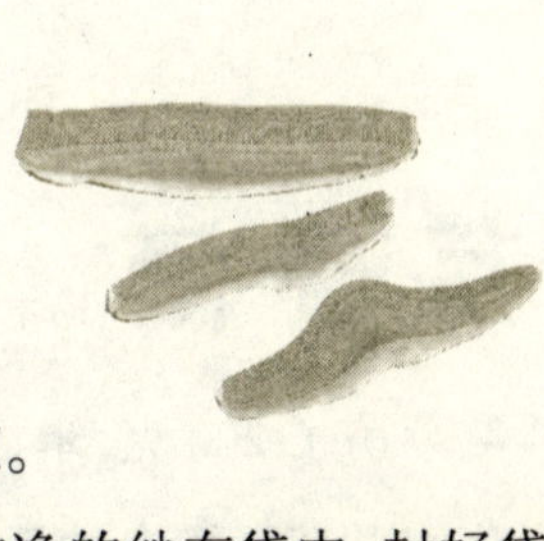

灵芝人参酒(民间验方)

【组成】灵芝 50 克，人参 20 克，冰糖 500 克，白酒 1 500 克。

【用法】将灵芝、人参洗净，切薄片，晾干，与冰糖同装入洁净的纱布袋中，封好袋口，放入酒坛，加入白酒，封口密闭浸泡 10 天后，将布袋取出，搅拌后再静置 3 天，取上清液饮服。每日2次，每次饮服15~20毫升。

【功用】益肺气，利口鼻，强志壮胆。

【主治】适用于肺痨久咳、痰多、肺虚气喘及消化不良、失眠等症。

【注意】不宜多饮。

名医点评

灵芝，味甘，性平，归肾、肝、心、肺经，《神农本草经》谓灵芝"主耳聋，利关节，保神，益精气，坚筋骨，好颜色。"人参，味甘、微苦，性温，归肺、脾经，大补元气，《神农本草经》谓人参"主补五脏安精神，止惊悸，除邪气，明目，开心益智。"二者皆谓《本经》上品，灵芝配人参，功善补气培元，纳气平喘，安神定志。肺虚不能呼气，肾虚不能纳气，肺肾气虚，发为虚喘，症见久咳难愈，气短不足以息，动则喘息尤甚，治宜肺肾双补，纳气平喘，二者上补肺之气阴，使能下荫于肾，下补肾之真元，固本纳气于上，肺气肃降，肾气摄纳，气道通畅，呼吸均匀。

寒凉咳嗽酒（《全国中药成药处方集》）

【组成】全紫苏60克，杏仁、瓜蒌皮、浙贝母、半夏、枳壳、百部、桔梗、桑白皮、枇杷叶、茯苓各15克，陈皮、干姜各30克，细辛，豆蔻仁、五味子各7.5克，甘草1.5克，白酒2 500克。

【用法】上药共捣碎装入细纱袋中，扎紧口，置入容器中，倒入白酒浸泡，密封，隔天振摇1次，12天以后开封，弃去药渣，过滤即成。每日早、晚各1次，每次饮服30~50毫升。

【功用】祛风散寒，止嗽平喘。

【主治】适用于寒凉咳嗽，症见咳嗽气喘、鼻塞流清涕、喉痒声重、痰稀色白、头痛发热、恶寒或恶风等。

【注意】咳嗽属阴虚，久咳痰少，痰中带血丝，口燥咽干者忌服。

名医点评

紫苏，辛散温通，归肺经，发汗解表，宣肺止咳；"肺苦气上逆，急食苦以泄之"，杏仁、杷叶味苦以降肺气；百部温而不热，润而不寒，止咳化痰；桔梗、枳壳一升一降，以复肺气之宣降，增加诸药化痰之力；半夏辛温性燥，善燥湿化痰，陈皮理气燥湿，豆蔻仁行气化湿，气顺则痰自消；干姜、细辛温肺化饮，且解表；五味子酸收敛气，以防过用辛温发散，耗伤肺气；瓜蒌皮、浙贝、桑白皮均为性寒之品，用于大队温性药物之中，以达阴阳平衡，且加强化痰之力。诸药合用，祛风散寒，止嗽平喘，用于治疗寒凉所致的咳嗽气喘，鼻流清涕，咽痒声重等症确有良效。

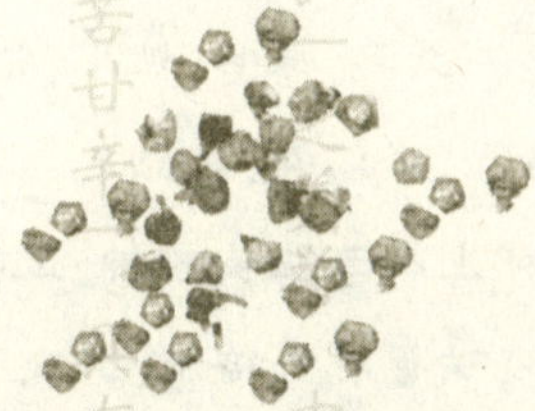

桑皮生姜吴萸酒(《肘后备急方》)

【组成】 桑白皮 150 克(细切)，生姜 9 克，吴萸 15 克，白酒 1 000 克。

【用法】 将以上 3 味药，加水 500 毫升、白酒 1 000 克，文火取 1 000 毫升，去渣待用。每日两次，每次饮服 30 毫升。

【功用】 泻肺平喘，理气化痰。

【主治】 适用于咳喘胀满、咳吐痰饮。

名医点评

桑白皮，味甘，性寒，归肺经，善于清泄肺热，止咳平喘；吴萸，味辛、苦，性热，散寒温中。《神农本草经》谓“主温中下气，止痛，咳逆寒热……”生姜，味辛，性温，温肺止咳。《名医别录》谓“主伤寒头痛鼻塞，咳逆上气，止呕吐。”诸药伍用，用于治疗肺热所致的咳喘胀满。

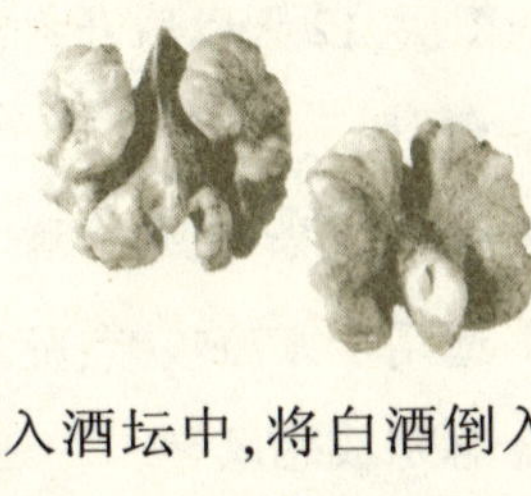

核桃酒(民间验方)

【组成】 核桃仁 50 克，白酒 500 克。

【用法】 将核桃仁挑选干净，除去皮及杂质，捣粗碎，放入酒坛中，将白酒倒入，拌匀，盖上盖，封严，每 2 日搅拌 1 次，浸泡 15 天过滤即成。每日 3 次，每次饮服 15 毫升。

【功用】 补肾养血，止喘纳气。

【主治】 适用于肾虚喘嗽、腰痛脚软、阳痿遗精、大便燥结等症。

名医点评

核桃营养丰富，含多种微量元素，蛋白质含量高达15%，脂肪含量达40%~63%，且以不饱和脂肪酸为主。核桃味甘性温，具补肾助阳，补肺敛肺，润肠通便之功。《神农本草经》列为上品，《开宝本草》言其"补气养血，润燥化痰，益命门，利三焦，温肺润肺，"是药膳食疗的常用之品。

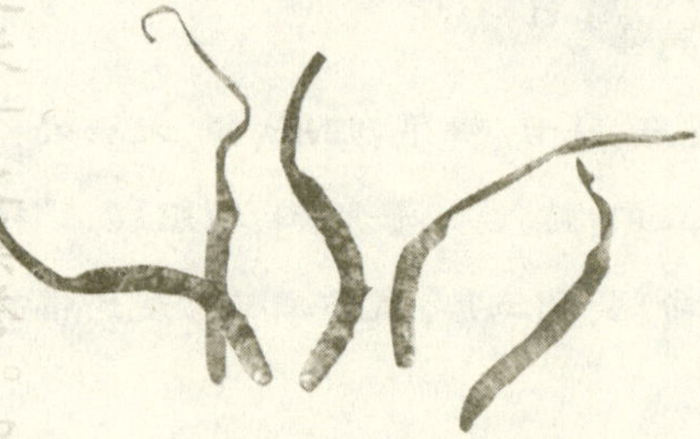

虫草酒（《中药大辞典》）

【组成】冬虫夏草20克，白酒1 000克。

【用法】取冬虫夏草数枚(约20克)，研碎，浸入白酒中，封瓶口，每日摇晃1~2次，15天后取服。每日1次，每次10~15毫升。

【功用】滋肺益肾，止咳化痰。

【主治】适用于阳痿遗精，劳嗽痰血、盗汗之肺结核，年老衰弱之慢性咳喘，病后久虚不复等，久服效佳。

【注意】饮完药酒后，可再续加白酒浸泡。

名医点评

冬虫夏草，味甘，性温，归肾、肺经，益肾阳，补肺，止血化痰，补虚损。《药性考》谓"秘精益气，专补命门。"本品入肾经，温补命门之火，用于命门火衰，肾阳不足之阳痿遗精，腰脊酸痛等。《本草从新》谓"保肺益肾，止血化痰，已劳嗽。"本品入肺经，既补肺阴，又有止血化痰之功，对于肺气亏损，肺阴耗伤而久咳虚喘，劳嗽痰血，用之有效，既补肺治本，又止血化痰治标，标本兼顾。本品甘温平补，不峻不燥，益肾补肺，阴阳并举，精气同助，故可补虚损劳伤，用于病后久虚不复，但其药力缓和，久服方能见效。

芝麻核桃酒（民间验方）

【组成】黑芝麻25克，核桃仁25克，白酒500克。

【用法】将黑芝麻、核桃仁洗净，放入酒坛内，再倒入白酒拌匀，加盖密封，置阴凉处，浸泡15天即成。每日2次，每次15~20毫升。

【功用】补肾纳气平喘。

【主治】适用于肾虚咳嗽、腰痛脚弱、阳痿遗精、大便干燥等症。

名医点评

黑芝麻，味甘，性平，归肝、肾、大肠经，补益精血，润燥滑肠。《神农本草经》谓“主伤中虚羸，补五内，益气力，长肌肉，填脑髓。”核桃味甘性温，《开宝本草》言其“补气养血，润燥化痰，益命门，利三焦，温肺润肺，”是药膳食疗的常用之品。二者相伍，可收相需相合之效。

玉液酒（《民间百病良方》）

【组成】生猪板油50克，蜂蜜10~20克，白酒500克。

【用法】将猪板油切碎，置容器中，加入白酒和蜂蜜，盖好，置文火上煮数百沸，取下待温，过滤去渣，备用。每次空腹温服20毫升，日服3次。

【功用】润肺生律、泽肤美发。

【主治】老年人肺虚久咳、肌肤粗糙、毛发枯黄等症。

【注意】痰湿内停者慎用。

名医点评

蜂蜜，甘，平，归肺脾、大肠经，《本经》：“安五脏诸不足，益气补中，止痛，解毒，除众病，和百药。”《本草纲目》：“蜂蜜入药有五：清热也；补中也；解毒也；润燥也；止痛也。生则性凉，故能清热；熟则性温，故能补中；甘而和平，故能解毒；柔而润泽，故能润燥；缓可去急，故能止心腹、肌肉、疮疡之痛；和可以致中，故能调和百药而与甘草同功。”

小芥子酒方（《外台秘要》）

【组成】小芥子（捣碎）1 000克。

【用法】以绢袋盛，好酒2 000克浸之7日。空腹温服3合，日服2次，渐渐加之，以知为度，酒尽添之，无所忌。

【功用】利气平喘。

【主治】疗气喘。

名医点评

白芥子有利气豁痰、散结消肿之效，多配伍苏子、萝卜子。

猪胰酒（《外台秘要》）

【组成】猪胰(细切)3具，大栗30个。

【用法】以酒3 000克浸，秋、冬浸3日，夏浸1日，春浸2日，密封，以布绞去渣。空腹温服。

【功用】补肾化痰，纳气平喘。

【主治】治老人上气喘，坐卧不安。

【注意】忌食热物。

名医点评

猪胰甘平、无毒，归脾、肺二经。可健脾胃，助消化，养肺润燥，泽颜面色。主治脾胃虚弱、消化不良、消渴(糖尿病)、肺虚咳嗽、吐血等疾病。

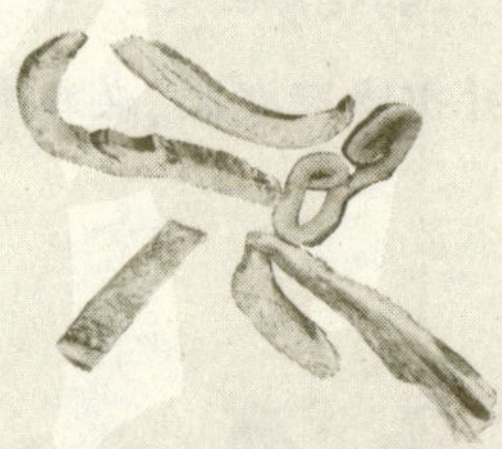

桑根白皮酒（验方）

【组成】桑白皮250克，吴茱根皮150克，黄酒1 500克。

【用法】将上药细切，用酒煮至500克，去渣，收储备用。上药酒分作3服，每日空腹时饮1服。

【功用】宣肺止咳化痰。

【主治】肺热咳喘、痰多而黄、身热口渴、甚者吐血。

名医点评

桑白皮,味甘,性寒,归肺、脾经,清肺泄热,利水消肿。《药品化义》谓“桑白皮,散热,主治喘满咳嗽,热痰唾血,皆由实邪郁遏,肺窍不得通畅,借此渗之散之,以利肺气,诸症自愈。故云泻肺有余,非桑皮不可。”

红葵酒(《新医药学杂志》)

【组成】天天果4.5千克,千日红花2千克,白酒(60度)30千克。

【用法】采用冷浸法,两种药要分别浸于酒中,天天果浸入15千克酒,放一容器,千日红花浸入15千克酒,放另一容器,一个月后,压榨,过滤,取上两种浸酒的澄清液合并在一起,加0~15%的单糖浆,装瓶密封即成。每次10~20毫升,每日3次,或每晚1次。对于不习惯饮酒者,亦可用开水稀释后使用。服药后一般10~20分钟,喉胸有热感,以后气喘渐平稳,痰容易咳出,渐有舒适感。

【功用】宣肺止咳化痰。

【主治】寒喘型的支气管哮喘,在易发作季节来临之前,服用此酒,有防止或减轻发作的作用。

名医点评

天天果即龙葵子。龙葵子性寒味苦,具清热解毒,活血化淤之效;千日红花是苋科植物千日红的花。性味甘,平。有清肝、散结、止咳、定喘之功效,长期饮用,有调理情志,改善疲劳,并有降脂减肥、延缓衰老之功效。二者相合,则有宣肺止咳化痰之功。

苏子酒(《费氏食养三种》)

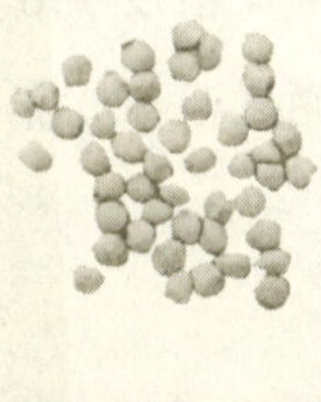

【组成】苏子(炒香研末)。

【用法】以绢袋盛,浸好酒中。每日少饮。

【功用】宣肺止咳化痰。

【主治】主消痰下气，润肺止咳。

名医点评

紫苏子是唇形科紫苏的干燥成熟果实，味辛，性温，无毒，具有降气消痰，平喘，润肠等功效，临床多用于痰壅气逆、咳嗽气喘和肠燥便秘等疾病。现代药理研究显示，紫苏子具有止咳、平喘，降血脂，抗衰老，抗过敏，增强记忆等作用。制酒常用，是健身去疾之佳品。

第二节 心悸胸痹

养神酒（《同寿录》）

【组成】大熟地45克，甘枸杞、白茯苓、山药、莲子肉、当归身各30克，酸枣仁、续断、薏苡仁、麦冬各15克，丁香3克，大茴香、木香各7.5克，桂圆肉125克，白酒5 000克。

【用法】将茯苓、山药、苡仁、莲肉制为细末，其余各药制饮片，一起装入细绢袋内，放入坛中，倒入白酒浸泡，加盖封固，隔水加热至药材浸透，取出静置数日后即可饮用。每日2次，每次饮服15~20毫升。

【功用】补益心脾。

【主治】适用于心脾两虚、精血不足的神志不安、心悸失眠等症。平素气虚血弱者，亦可服用。

名医点评

熟地，滋阴补肾；山药、莲子肉，补脾气、益脾阴；甘枸杞、当归，益阴养血柔肝，补肾益精，养肝明目；茯苓、薏苡仁，益气健脾利湿；枣仁，酸甘养阴血，且安神；续断，补肝肾，强筋骨；麦冬，养阴益血；丁香、木香疏肝理气，使补而不滞。诸药合用，大补肝肾之阴，益心脾之气，用于心脾两虚，气虚血弱，症见神志不安，心悸失眠等。

莲子酒(《大众四季饮膳》)

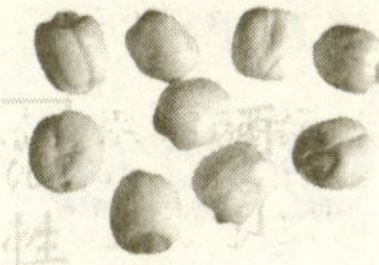

【组成】莲子50克,白酒500克。

【用法】将莲子去皮、心,洗干净,装入酒坛内,再将白酒倒入浸泡,加盖封严,每日振摇1~2次,15天后开封即可饮服。每日2次,每次饮服15~20毫升。

【功用】养心安神,益肾固涩,健脾止泻。

【主治】适用于心悸、失眠脾虚腹泻、肾虚遗精、带下等症。

名医点评

莲子,味甘涩,性平,归脾、肾、心经,养心安神,益肾固精止带,补脾止泻。《本草纲目》谓"交心肾,厚肠胃,固精气,强筋骨,补虚损……止脾泄久痢,赤白浊,女人带下崩中诸血病。"莲子味甘涩,养心血,敛心神,交通心肾,用于虚烦,心失所养而致的心悸失眠。《神农本草经》谓"养神,益气力。"味涩入肾入脾,固肾、涩肠、止带,味甘能益脾气,可用于肾虚遗精、带下,脾虚食少、久泻。

定志酒(《普济方》)

【组成】朱砂10克,人参30克,远志、菖蒲各40克,茯苓、柏子仁各20克,白酒1 500克。

【用法】将朱砂研末备用,其余各药粗加工使碎,用细纱布袋盛好,扎紧,再将白酒倒入坛内,放入药袋,封严,置阴凉处,每日振摇数次,2周后去掉药袋,用细纱布过滤一遍后,撒入朱砂细粉搅匀即成。每日早、晚各1次,每次空腹饮服10~15毫升。

【功用】补心安神,养肝明目。

【主治】适用于体倦神疲、食欲不振、眠差多梦、心悸健忘及不能远视等症。

【注意】不宜长期或过量饮服,以病愈而止。

名医点评

朱砂,味甘,性寒,质重,专入心经,重镇安神;人参补气,气旺则血自生,且又宁心安神，远志、茯苓养心安神，且交通心肾，柏子仁养心血，安心神，石菖蒲芳香走窜，开心窍，醒神志，诸药伍用，补血安神，适用于血虚之体倦神疲眠差等症。然朱砂有毒，应病终而止，不可过量饮服。

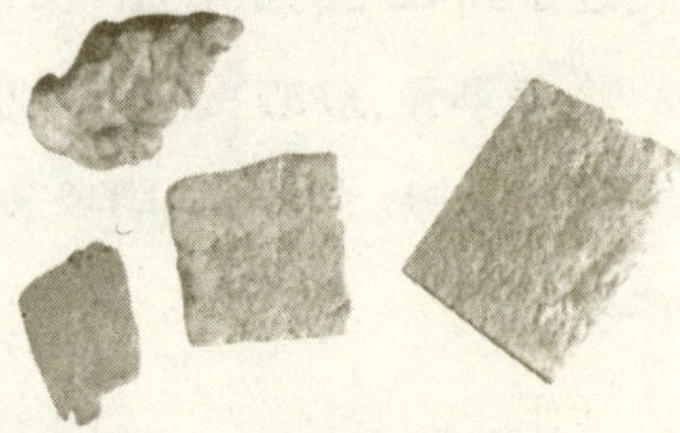

长生酒(《惠直堂经验方》)

【组成】枸杞子、茯苓、生地黄、熟地黄、山萸肉，牛膝、远志、五加皮、石菖蒲、地骨皮各18克，白酒1 500克。

【用法】将上药切成小块，装入纱布袋里与白酒共置入容器中，密封浸泡14天即成。每日早、晚各1次，每次10~15毫升。

【功用】养精补血，养心安神。

【主治】凡是体质虚弱者均可服用。

【注意】服用期间，忌食萝卜、葱白、韭菜、薤白等物。

名医点评

熟地，滋阴益肾，以填真阴；生地甘寒，养阴生津；山萸肉，养肝滋肾；山药，补脾益阴，滋肾固精；枸杞子，补肾益精，养肝明目；茯苓，淡渗脾湿，助山药之健运；牛膝，益肝肾，强腰膝；五加皮，补肝肾，强筋骨；远志，交通心肾，开心气而宁心安神，通肾气而强志不忘；石菖蒲，开窍宁心；地骨皮，甘寒清润，生津且清肝肾之虚热；诸药伍用，养精补血，宁心安神，用于体质虚弱或大病之后的恢复期。

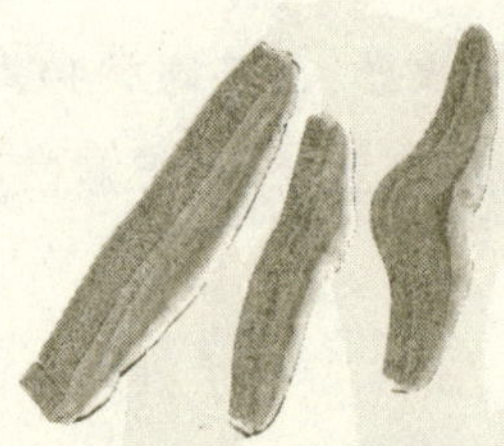

灵芝酒(民间验方)

【组成】灵芝30克，白酒500克。

【用法】将灵芝切碎，置瓶中，加入白酒(或黄酒)封口，放置7日后即得。每日2次，每次10~20毫升。

【功用】养血安神，益精悦颜。

【主治】适用于神经衰弱、失眠、消化不良、咳嗽气喘、老年慢性支气管炎等症。

名医点评

灵芝，味甘，性平，归肾、肝、心、肺经，养血安神，益精悦颜。《神农本草经》谓灵芝"保神，益精气，坚筋骨，好颜色。"各种原因引起的精亏神伤，气血虚弱，逐渐发展，久虚不复，出现各种虚损症候，如失眠、纳差、久咳等，可用灵芝，以其甘平无毒，大补五脏精气，有滋补强壮之效。

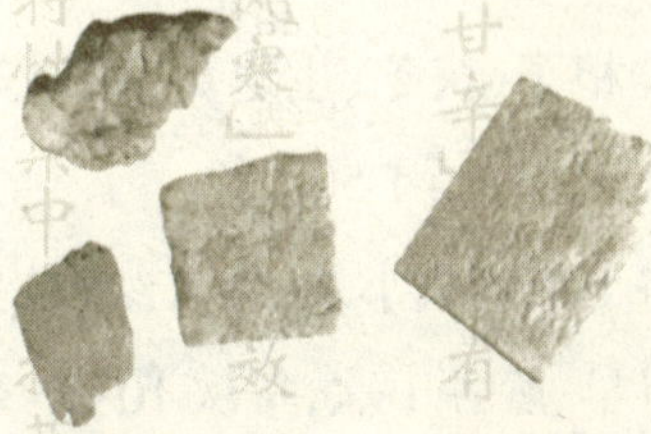

茯苓酒（《本草纲目》）

【组成】茯苓60克，白酒500克。

【用法】将茯苓切成碎块，装入净瓶中，倒入白酒，封固，浸至7天后即可饮用。每日早、晚各1次，每次10~15毫升。

【功用】健脾和中，宁心安神，补虚益寿。

【主治】适用于脾虚所致的肌肉麻痹、身体瘦弱、惊悸失眠、健忘等症。

【注意】服用期间，忌食米醋等酸性食物。

名医点评

茯苓，味甘、淡，性平，归心、脾、肾经，健脾和胃，宁心安神，利水渗湿。《日华子本草》谓"补五劳七伤……暖腰膝，开心益智，止健忘。"茯苓健脾和胃，《药品化义》谓"主治脾胃不和。"胃为水谷之海，脾主运化精微，脾胃受病，则中阳不健，运化无权，水谷精微不能濡养肌肉，则身体瘦弱，茯苓健脾和胃，运化得健，肌肉得以濡养。茯苓甘能补，补益心血；淡能渗，以渗其热；补益肾水，上能济心，升水降火，则心悸可除。

宁心酒（《寿世保元》）

【组成】龙眼肉250克，桂花60克，白糖120克，白酒2 500克。

【用法】将龙眼肉、桂花、白糖共置坛内，倒入白酒，加盖密封，愈久愈佳，其味清美香甜。每日2次，每次饮服15~20毫升。

【功用】安神定志，宁心悦颜。

【主治】适用于神经衰弱、面色憔悴、心悸、记忆力减退，以及健忘失眠等症。

【注意】糖尿病患者忌服。

名医点评

龙眼肉，味甘，性温，归心、脾经，补益心脾，养血安神，《得配本草》谓"益脾胃，葆心血，润五脏，治怔忡。"《药品化义》谓其"大补阴血。"思虑太过，内伤心脾，心伤则阴血暗耗，心神不守，脾伤则食少纳呆，生化乏源，营血亏虚，不能上荣于心，以致心神不安，症见心悸怔忡，健忘失眠，纳差神倦等，龙眼肉补益心脾，养血安神，则诸症可痊。合桂花、白糖，则可美其味而益其功。

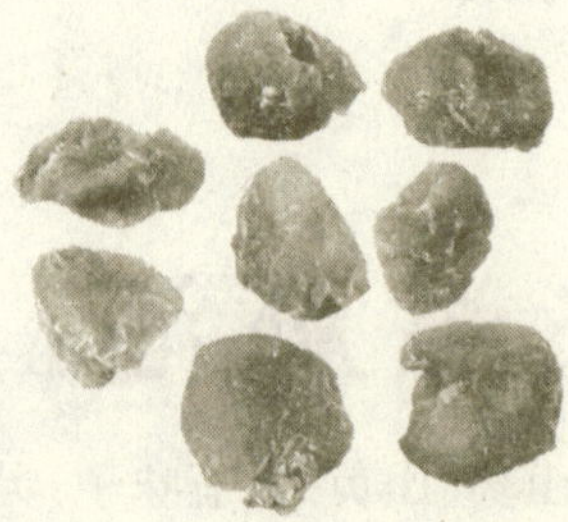

龙眼酒(《万氏家抄方》)

【组成】龙眼肉 250 克，白酒 1 500 克。

【用法】将龙眼肉置入净坛中，倒入白酒，加盖密封，置阴凉处，经常摇动数下，1 个月后开封即可饮用。每日早、晚各 1 次，每次饮服 15~25 毫升，或随量饮服。

【功用】益心脾，补气血，安心神。

【主治】适用于虚劳羸弱、惊悸怔忡、健忘失眠、脾胃虚弱、食欲不振、精神萎靡等症。

名医点评

龙眼肉，味甘，性温，归心、脾经，补益心脾，养血安神，《得配本草》谓"益脾胃，葆心血，润五脏，治怔忡。"《药品化义》谓其"大补阴血。"思虑太过，内伤心脾，心伤则阴血暗耗，心神不守，脾伤则食少纳呆，生化乏源，营血亏虚，不能上荣于心，以致心神不安，症见心悸怔忡，健忘失眠，纳差神倦等，龙眼肉补益心脾，养血安神，则诸症可痊。

补心酒(验方)

【组成】麦冬 30 克，柏子仁、白茯苓、当归、龙眼肉各 15 克，生地 22 克，白酒 2 500 克。

【用法】将上药切碎，盛于绢袋中，放入坛里，倒入白酒浸泡，密封。置于阴凉处，7天后开封，去掉药袋，过滤澄清即成。每日2次，每次饮服10~15毫升。

【功用】滋阴安神。

【主治】适用于阴血不足，心神失养所致的心烦、心悸、睡眠不安、精神疲倦、健忘等症。

名医点评

生地，味甘性寒质润，滋阴养血，生津润燥；麦冬，甘寒养阴；柏子仁，甘润，养心血安心神；当归，甘温质润，补血润燥；茯苓，益心脾而宁心安神；龙眼肉甘温，补益心脾，养血安神；诸药伍用，滋阴养血，宁心安神，用于阴血不足，心神失养所致的心悸失眠、神倦健忘等症有良效。

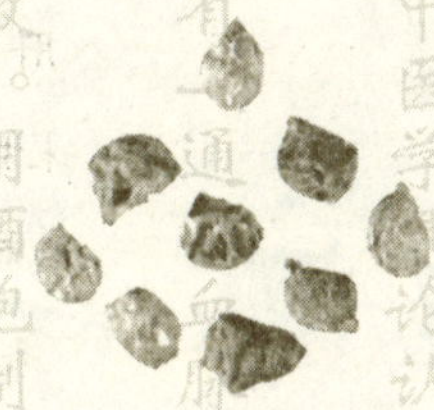

四味滋补酒（验方）

【组成】山药、山萸肉、五味子、灵芝各25克，米酒1 000克。

【用法】将上药加工粗碎，浸于米酒中，封口，置于阴凉处，每日摇晃1次，7天后过滤即成。每日2次，每次饮服10~15毫升。

【功用】益肝肾，补心脾。

【主治】适用于体虚或神经衰弱、失眠者，或肝脾肾虚、遗精、尿频、白带多等症者，均可长期服用。

名医点评

灵芝，甘平无毒，大补五脏精气，有滋补强壮之效，《神农本草经》谓灵芝"主耳聋，利关节，保神，益精气，坚筋骨，好颜色。"山药甘平，平补气阴，补脾肺之气，益肺肾之阴，《本草正》谓"山药能健脾补虚，滋阴固肾，治诸虚百损，疗五劳七伤。"山萸肉，酸微温质润，性温而不燥，补而不峻，既补肾益精，又温肾助阳，为补益肝肾之要药。五味子，酸甘益阴，补益肝肾之阴，又宁心安神，诸药合用，益肝肾，补心脾，用于阴血亏虚，心神不安之失眠、健忘，或肝脾肾虚之遗精、便数等。

养心安神酒（《中国中医独特疗法大全》）

【组成】枸杞子 45 克，酸枣仁 30 克，五味子 25 克，香橼 20 克，何首乌 18 克，大枣 15 枚，白酒 1 000 克。

【用法】将上药共捣粗碎，装入细纱布袋，扎紧口，放入坛内，倒入白酒，封严。置阴凉处，7 天后开封，弃药袋，以纱布过滤，取滤液即成。每晚睡前饮服 20~30 毫升。

【功用】养心和血，养肝安神。

【主治】适用于心肝血虚所致心烦失眠、多梦、健忘、神经衰弱等症。

名医点评

酸枣仁，味甘性平，入肝肾之经，养血补肝，宁心安神；五味子，酸甘益阴，补益肝肾之阴，又宁心安神；枸杞子，味甘性平，补肝肾，益精血，《本草经集注》谓"补益精气。"制首乌，甘而微温，补血养肝，益精固肾，宁心安神，《本草纲目》谓"养血益肝，固精益肾，健筋骨，乌鬓发，为滋补良药。"香橼，味辛微苦，辛行苦降以理气宽中，使诸药补而不滞；大枣，补中益气，养血安神；诸药伍用，养心和血，补肝安神，用于心肝血虚之心烦健忘、失眠多梦、神经衰弱等症。

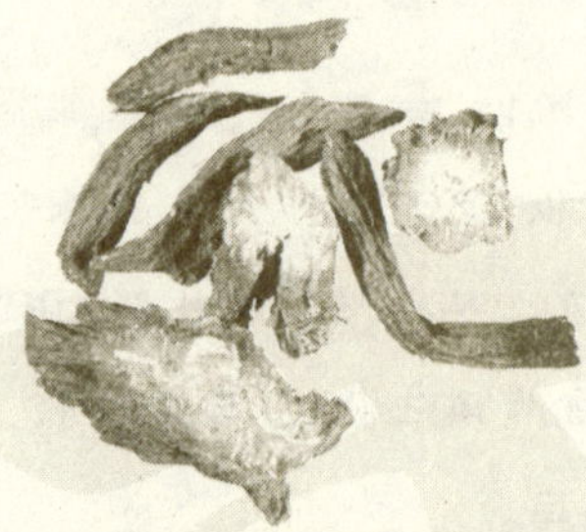

灵芝丹参酒（《大众四季饮膳》）

【组成】灵芝 30 克，丹参、三七各 5 克，白酒 500 克。

【用法】将三七、丹参、灵芝洗净切片，装入酒坛内，注入白酒，加盖密封，置阴凉处。每日摇晃数下，浸泡 15 天，开封过滤即成。每日 2 次，每次饮服 20~30 毫升。

【功用】治虚弱，益精神。

【主治】治神经衰弱、失眠、头昏、冠心病等症。

名医点评

灵芝，味甘，性平，归肾、肝、心、肺经，养血安神，益精悦颜。《神农本草经》谓灵芝"保神，益精气，坚筋骨，好颜色。"丹参，凉血安神，活血化淤，"一味丹参散，功同四物汤"，《日华子本草》谓"养神定志，通利关脉。"三七，止血散淤，民间尚有"参三七"之称，言其有滋补之功，实验研究证明，三七能改善心功能，消除疲劳，增强体质。二药合用，能补虚损，益精神。对于神经衰弱，失眠，头昏等有较好的疗效。同时丹参活血凉血，三七散淤止痛，对血瘀胸痹心痛，疗效显著。

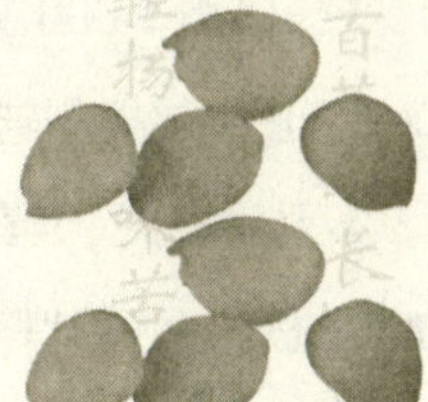

桃仁朱砂酒（《太平圣惠方》）

【组成】桃仁 100 克，朱砂 10 克，醇酒 500 克。

【用法】将桃仁烫浸去皮尖，麸炒微黄细碎，朱砂细研后，用醇酒 500 克浸桃仁于净器中，封口煮沸，取下候冷，再放入朱砂细末，搅动令匀即成。每日早、晚各 1 次，每次温饮 10~15 毫升。

【功用】活血安神。

【主治】适用于心悸怔忡、面色不华、筋脉牵挛急痛等症。

【注意】勿食羊血。不可过量或持续服用。

名医点评

桃仁，味苦、甘，性平，归心、肝、大肠经，活血祛淤。《本草经疏》谓"桃仁，性擅破血，散而不收，泻而不补。"本品味苦而入心肝血分，擅泻血滞，祛淤力强。朱砂，味甘，性寒，归心经，镇心安神，《本草从新》谓"泻心经邪热，镇心定惊。"朱砂甘寒质重，专入心经，寒能清热，重能镇怯，既可重镇安神，又可清心安神。二药伍用，活血安神，用于心悸怔忡，面色不华等症。

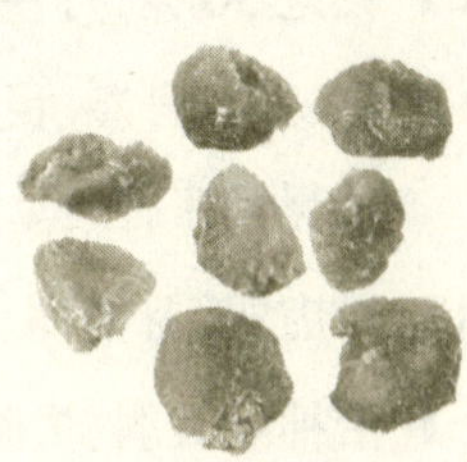

桂圆补血酒（《药用果品》）

【组成】桂圆肉、鸡血藤、何首乌各 125 克，白酒 1 500 克。

【用法】将鸡血藤、何首乌切成小块，与桂圆、白酒一起置入容器中，密封浸泡 10 天过滤即成。早、晚各 1 次，每次 20 毫升。

【功用】补血填精，养心宁神。

【主治】适用于贫血、容颜憔悴、须发早白、神经衰弱、健忘、失眠多梦等症。

名医点评

桂圆肉，味甘，性温，归心、脾经，补益心脾，养血安神，为性质和平的滋补良药。《得配本草》谓"益脾胃，葆心血，润五脏，治怔忡。"《药品化义》谓"桂圆，大补阴血。"何首乌，甘而微温，补血养肝，益精固肾，宁心安神，《本草纲目》谓"养血益肝，固精益肾，健筋骨，乌鬓发，为滋补良药。"大有补血宁神之功。鸡血藤，味甘、苦，性温，归肝经，活血补血，舒筋活络。《饮片新参》谓"去瘀血，生新血，流利经脉。"鸡血藤既能活血，又能补血，对血瘀、血虚之症均适用。三药伍用，养血填精，养心宁神，用于贫血，神经衰弱，健忘失眠等症。

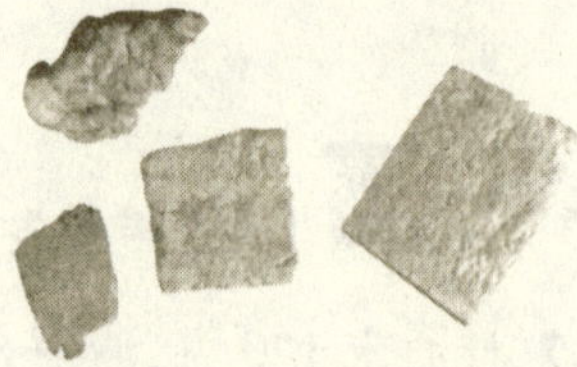

治怔忡药酒（《神验良方急要》）

【组成】茯苓、柏子仁（去油）、归身各 30 克，生地黄 45 克，酸枣仁 15 克，麦门冬、龙眼肉各 60 克，白酒 3 000 克。

【用法】将 7 味药装入纱布袋内，与白酒一起置入容器中，密封浸泡 15 天以上。密封浸泡期可加温 2~3 次，以利有效成分析出。早、晚各 1 次，每次饮服 15 毫升。

【功用】养心安神。

【主治】适用于心悸怔忡、倦怠乏力、面神不华、烦躁、失眠、多梦易醒等症。

【注意】脾胃虚弱，肠鸣腹痛者慎用。

名医点评

酸枣仁，甘平，入心肝经，养血补肝，宁心安神；茯苓，通阴，宁心安神；柏子仁，养心定志；甘温质润，为补血之要药；熟地，滋阴养血；麦冬，养阴；龙眼肉，补益心脾，养血安神，诸药合用，养心安神，用于心悸怔忡，倦怠乏力，失眠多梦等症。

灵脂酒（《奇效良方》）

【组成】五灵脂（去砂石，炒）、延胡索、没药（炒）各 30 克，白酒 1 000 克。

【用法】上为细末，置容器中，加入白酒，密封，浸泡 14 日后过滤去渣即成。

【功用】活血化淤,通络止痛。

【主治】热气乘心作痛的高血脂、冠状动脉硬化患者。

名医点评

五灵脂甘温,善入肝经血分,通利血脉而散瘀血止痛;延胡索,苦降辛散温通,行气活血止痛;没药,苦辛平,散瘀血止痛;诸药伍用,活血化淤,通络止痛,对于热气乘心作痛有较好的疗效。

桂心酒(《食治养老方》)

【组成】桂心末 120 克,清酒 800 克。

【用法】上温酒令热,即下桂心末调之。频服,一、二服效。

【功用】活血化淤,散淤止痛。

【主治】老人冷气心痛、气闷。

名医点评

桂心,即为桂枝,为樟科植物肉桂的嫩枝,辛甘而温,归心、肺、膀胱经,具有发汗解、温经通脉、助阳化气等功效,现代药理研究显示,桂枝具有解热镇痛、抗惊厥、抗过敏、抗病原微生物和改善微循环、抑制血小板聚集等作用。唯桂枝辛散而温,久用易于伤阴,阴虚者且需配伍养阴药物。

心痛酒方(《本草纲目》)

【组成】东引桃枝 1 把(切)。

【用法】以酒 1 000 克,煎至 500 克。顿服大效。

【功用】通络止痛。

【主治】卒得心痛。

名医点评

枝蔓之属，多有通络之效。桃枝可温阳通络，祛寒散湿，以酒浸服，可增其温阳通络之功，对于卒得心痛，肢体麻木有一定的治疗作用。

侧金盏酒（《陕甘宁青中草药选》）

【组成】侧金盏花30克，白酒500克。

【用法】浸泡7日后服用。每服5~10毫升，日服2次。

【功用】养心安神。

【主治】心悸，充血性心力衰竭，心脏性水肿。

名医点评

侧金盏花，又名福寿草，是一种强心苷含量较高的毛茛科侧金盏花属一年生植物，具有强心作用、血管收缩作用、利尿作用和中枢镇静作用，对不同原因引起的心衰均具有一定的治疗作用。

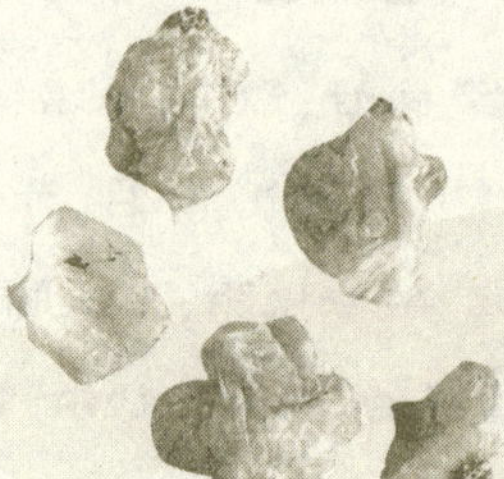

瓜蒌薤白酒（《金匮要略》）

【组成】瓜蒌25克，鲜薤白200克，白酒500克。

【用法】将前2味药洗净捣碎，置容器中，加入白酒，密封，浸泡14天后，过滤去渣即成。每次服20毫升，每晚服1次。

【功用】通阳散结，活血祛痰。

【主治】喘息、咳喘、胸痹刺痛、心痛血滞等。

名医点评

瓜蒌，味甘、微苦，性寒，有清化痰热，宽胸散结之功。《名医别录》谓其"主胸痹"。薤白，味辛、苦，性温，有通阳散结，行气导滞之功。《本草纲目》谓其"治胸波刺痛，下气散血。"诸阳受气于胸中而转行于背，胸中阳气不振，津液不得输布，凝聚为痰，痰阻气机，则胸中闷痛，痰浊内阻，肺失宣降，则咳喘。瓜蒌理气宽胸，涤痰散结，薤白通阳散结，行气止痛，佐以白酒行气活血，使胸中阳气宣通，痰浊消而气机畅，则胸痹喘息诸症可除。

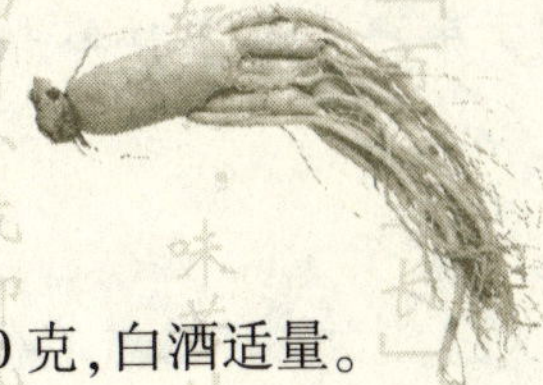

人参五味子酒（《辽宁省药品标准》）

【组成】生晒参 45 克，人参 10 克(每支 7~10 克)，五味子 200 克，白酒适量。

【用法】将五味子研碎，生晒参切片，混匀，按渗渡法，用白酒浸渍 72 小时，以每分钟 3~5 毫升的速度渗渡，用白酒将渗油液调至 4 500 毫升，分装 10 瓶，每瓶放入鲜人参 1 支(先洗刷干净)，密封，浸泡，备用。每次服 20~30 毫升，日服 2 次。

【功用】补气强心、滋阴致开。

【主治】虚劳体倦、心悸气短、汗多肢倦、头晕心悸、健忘、少寐、面色少华、舌淡苔白、脉细弱者。

【注意】实热病症忌服，感冒时停服。验之临床，每收良效。

名医点评

人参，味甘、微苦，性温，归肺、脾经，大补元气，《神农本草经》谓人参“主补五脏安精神，止惊悸，除邪气，明目，开心益智。”五味子，味酸、甘，性温，归肺、心、肾经，酸能收敛，性温而润，酸甘化阴，上敛肺气，中宁心神，下滋肾阴。陈修园谓五味子大具开和升降之妙。冉雪峰的《大同药物学》谓五味子“以益气始，以益精终，而以强阴为其中之枢纽”，“能收他药所不能收，亦能开他药所不能开。”人参甘温，益气生津以补肺，肺气旺则四脏之气皆旺；五味子酸甘养阴，二者配伍，补气强心，滋阴致开，用于治疗气阴两虚所致的心悸、失眠、健忘诸症。

第三节　失眠健忘

巨胜酒（《寿亲养老新书》）

【组成】薏苡仁 100 克，黑芝麻、生地黄各 125 克，白酒 3 000 克。

【用法】将黑芝麻煮熟晒干，薏苡仁炒至略黄。两药合起略捣烂后与切成小块的生地黄共装入纱布袋里，与白酒一起置入容器中，密封浸泡 12 天即可服用。每日 1~2 次，每次饮服 20~30 毫升。

【功用】补肝肾，润五脏，填精髓，祛湿气。

【主治】适用于体质虚弱、神衰健忘、记忆减退、失眠多梦、心悸怔忡等症。

名医点评

黑芝麻，又名巨胜子，味甘，性平，归肝、肾、大肠经，补益精血，润燥滑肠。《神农本草经》谓“主伤中虚羸，补五内，益气力，长肌肉，填脑髓。”薏苡仁，味甘、淡，性微寒，归脾、胃、肺经，利水渗湿，健脾。《本草纲目》谓“薏苡仁，阳明药也，能健脾益胃。”生地，味甘、苦，性寒，归心、肝、肺经，清热凉血，养阴生津；《珍珠囊》谓“凉血，生血，补肾水真阴。”三药伍用，补肝肾，润五脏，填精髓，祛湿气。用于肝肾阴血亏虚，体质虚弱所致的神衰健忘，心悸失眠等症。

远志酒（《三因方》）

【组成】远志 10 克，白酒 500 克。

【用法】将远志加工研末，浸入白酒中封固瓶口，置阴凉处，每日摇晃 1 次，7 天后即可饮用。每日 1 次，每次饮服 10~20 毫升。

【功用】安神益智，消肿止痛。

【主治】适用于惊悸失眠、迷惑善忘、痈疽肿毒等症。

名医点评

远志，味苦、辛，性微温，归心、肾、肺经，安神益智，消散痈肿。《名医别录》谓“定心气，止惊悸，益精。”远志主入心肾，既能开心气而宁心安神，又能通肾气而强志不忘，为交通心肾，安神定志之佳品。用于治疗心肾不交所致的惊悸失眠，迷惑善忘等症。且本品苦泄温通，疏通气血之壅滞而消痈散肿，对于一切痈肿，不问寒热虚实，均有一定疗效。

三仙酒(《种福堂公选良方》)

【组成】龙眼肉250克,桂花60克,白糖120克,白酒2 500克。

【用法】将以上2味药与白糖、白酒共置入容器中,密封静置浸泡。浸泡时间愈久愈佳。每日1~2次,每次饮服20~30毫升。

【功用】益心脾,补气血,养颜。

【主治】适用于思虑过度、面色不华、精神萎靡、健忘、记忆力减退、失眠多梦、心悸怔忡等症。

名医点评

《寿世保元》称宁心酒。龙眼肉味甘,性温,归心、脾经,补益心脾,养血安神;《得配本草》谓"益脾胃,葆心血,润五脏,治怔忡。"《药品化义》谓其"大补阴血"。伍以桂花,静中寓动,阴阳相合,可增其效。

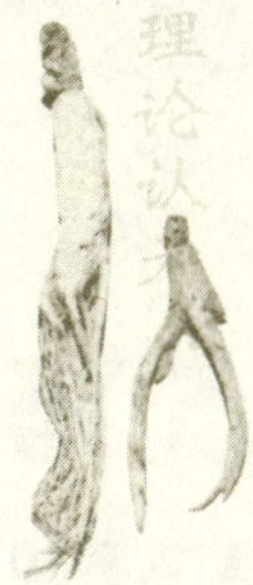

益智酒(《千金方》)

【组成】人参36克,猪板油360克,醇酒4 000克。

【用法】将人参捣成碎末备用,再将猪板油置于锅内,用文火炼熬,待温,与白酒倒入坛内,放入人参末和匀,加盖密封,置阴凉处,21天后开封即可饮服。每日1~2次,每次饮服10~20毫升。

【功用】开心益智,聪耳明目。补骨髓,润肌肤,强记性。

【主治】适用于早衰健忘、心悸失眠、面色无华等症。

【注意】服药期间忌食萝卜、莱菔子、生葱、蒜等;反藜芦。

名医点评

人参味甘、微苦,性温,归肺、脾经,大补元气;《神农本草经》谓人参"主补五脏安精神,止惊悸,除邪气,明目,开心益智。"猪板油味甘,性微寒,有解毒利尿,润肺通肠,去湿除热等功效,民间常用于治疗大便燥结、无名肿毒、久咳失音等病症。人参合猪油补而不燥,润而不腻,久服可聪耳明目,养心益智。

松叶酒(验方)

【组成】松叶150克,竹叶75克,蜂蜜90克,白酒1 500克。

【用法】将松叶、竹叶洗净,切碎,晾干,与蜂蜜同放入白酒中,搅拌均匀,加盖密封浸泡30天即成。每日1~2次,每次饮服10~25毫升。

【功用】消除疲劳,提神醒脑。

【主治】适用于惊悸失眠、迷惑善忘、头目昏沉等症,对动脉硬化有辅助治疗作用。

名医点评

松叶味苦,性温,无毒,入心脾二经,可祛风除湿、杀虫、止痒,治疗风湿痹痛、跌打损伤、失眠、浮肿、湿疮、疥癣等疾。《名医别录》言:"松叶,味苦温,主治风湿痹气,生毛发,安五脏,守中,不饥,延年。"竹叶,味甘、辛、淡,性寒,归心、胃、小肠经,清热生津除烦。蜂蜜,味甘,性平,补中缓急。三药相伍,补中寓清,静中有动,适量服用自可提神醒脑,消除疲劳。

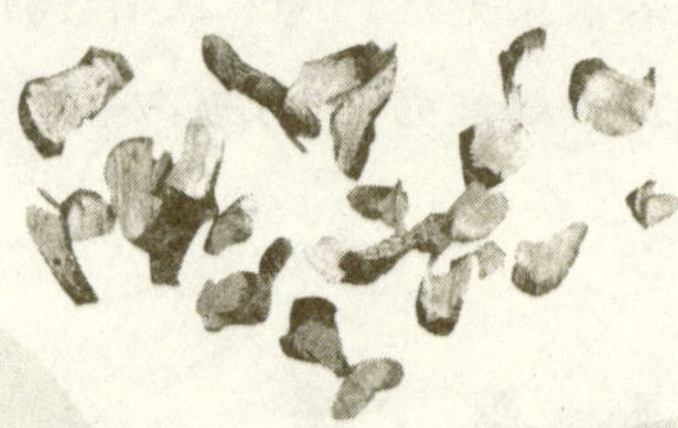

菖蒲酒(《太平圣惠方》)

【组成】石菖蒲、白术各250克,白酒1250克。

【用法】将石菖蒲切碎蒸透,白术切细,共盛入绢袋,与白酒同置入容器中,密封浸泡,夏、秋7天,春、冬14天便可服用。每日3次,每次饮服20~40毫升。

【功用】化湿开窍,健脾养胃。

【主治】适用于中老年人心脾两虚,表现为早衰健忘、视力减退、耳鸣、耳聋、心悸、食欲不振、腹胀便溏等。

【注意】阴虚火旺者,症见烦躁易怒,潮热颧红,盗汗失眠,口干舌红者忌服。

名医点评

味辛、苦,性温,归心、胃经,开窍宁神,化湿和胃。《本草从新》谓"辛苦而温,芳香而散,开心孔,利九窍,明耳目,发声音,祛湿除风,逐痰消积,开胃宽中。"菖蒲,辛开苦燥温通,芳香走窜且化湿,开窍宁神,化湿和胃。白术,味苦、甘,性温,归脾、胃经,补气健脾,燥湿利水。《本草汇言》谓"白术,乃扶植脾胃,散湿除痹,消食除痞之要药。脾虚不健,术能补之；胃虚不纳，术能助之。”二药合用，化湿开窍，健脾养胃，用于心脾两虚之症。

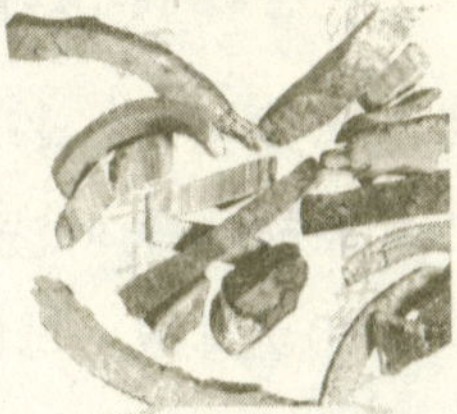

合欢皮酒(验方)

【组成】合欢皮(即绒花树皮)100 克，黄酒 500 克。

【用法】将合欢皮掰碎，浸于黄酒中，密闭置阴凉处。每日摇动 1~2 次，14 天后开封过滤即成。每日 2 次，每次饮服 15~20 毫升。

【功用】安神健脑，止痛消肿。

【主治】适用于健忘、神经衰弱、失眠头痛、跌打摔伤、伤口疼痛等症。

名医点评

合欢皮，味甘，性平，归心、肝经，安神解郁，活血消肿。《神农本草经》谓“主安五脏，和心志，令人欢乐无忧。”《本草纲目》谓“和血，消肿，止痛。”本品安神健脑，止痛消肿，用于失眠健忘，神经衰弱，跌打损伤等症。

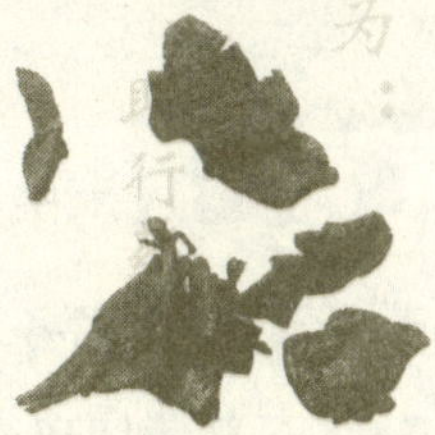

读书丸酒(《浙江中医药》)

【组成】远志、熟地、菟丝子、五味子各 36 克，石菖蒲、川芎各 24 克，地骨皮 48 克，白酒 1 200 克。

【用法】将上药加工粗碎，装入纱布袋扎紧口，放入坛内，倒入白酒，加盖封固，置阴凉处，不时振摇。7 天后开封过滤即可。早、晚各 1 次，每次 15~30 毫升。

【功用】补益心肾，益智健脑。

【主治】适用于健忘、注意力不集中、失眠多梦、心悸怔仲、头昏目眩、耳鸣、腰膝酸软等症。

名医点评

远志主入心肾，既能开心气而宁心安神，又能通肾气而强志不忘，为交通心肾，安神定志之佳品；熟地，滋阴益肾，以填真阴；菟丝子，益肝肾，坚筋骨；五味子，酸能收敛，性温而润，酸甘化阴，上敛肺气，中宁心神，下滋肾阴；石菖蒲，开窍宁神，化湿和胃；川芎为血中之气药，活血行气；地骨皮，甘寒养阴，清虚热，诸药合用，补益心脾，益智健脑。用于健忘，注意力不集中等症。

缬草酒（《陕甘宁青中草药选》）

【组成】缬草50克，白酒500克。

【用法】浸泡48小时后服用。分7日服。

【功用】安神理气。

【主治】神经衰弱，心悸。

名医点评

缬草为败酱科植物缬草的根及根茎，性平味辛，具有镇静安神、解痉止痛的功效，研究表明，缬草属植物所含的缬草酯类化合物和倍半萜类化合物具有发展成新型抗抑郁和镇静药物的潜力。临床多用于治疗神经衰弱、失眠等病症。

人头七酒（《陕甘宁青中草药选》）

【组成】人头七(即人参果)100克，白酒500克。

【用法】浸泡10~15日后服用。每服10~20毫升，每日服2次。

【功用】补肝肾，益精血，安神志。

【主治】神经衰弱、头昏、失眠，肾虚所致的须发早白、不思饮食、烦躁不渴、月经不调。

名医点评

人参果又称甘果、人头七、开口箭，是五加科植物人参的圆形小浆果，7、8月间种子成熟时果实呈鲜红色。近代药理研究证实人参果的作用与人参相似。人参果浸酒，小量常服，是补肝肾，益精血，安神志的佳品。

手掌参酒（《陕甘宁青中草药选》）

【组成】手掌参、党参各20克，黄精50克，白酒500克。

【用法】浸泡1个月后服用。每服10~20毫升，日服2次。

【功用】养血安神，补益心脾。

【主治】神经衰弱、身体虚弱、阳痿、久泻。

名医点评

手掌参是兰科植物手掌参的块茎，为常用中药和常用蒙、藏药，中医临床用于补肾益精、生津止渴、消淤和理气止痛；党参具有补中益气、养血补肺、生津止渴等功效；黄精药性甘平，归脾、肺、肾经，具有健脾、润肺、益肾等功效。三药并用，共奏养血安神、补益心脾之功，对于偏阳气虚者尤为适合。

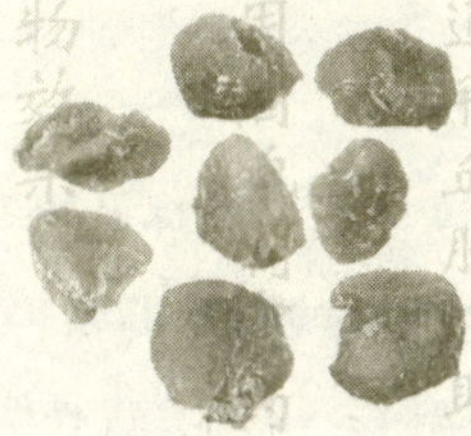

桂圆酒（《偏方大全》）

【组成】桂圆肉250克，白酒400克。

【用法】将桂圆肉切碎，装入磁瓶中，以酒浸泡15~20天即成。每日2次，每次10~20毫升。

【功用】补肝肾，益精血，安神定志。

【主治】神经衰弱、失眠、健忘、心悸等症。

名医点评

桂圆肉，味甘，性温，归心、脾经，补益心脾，养血安神，《得配本草》谓"益脾胃，葆心血，润五脏，治怔忡。"《药品化义》谓其"大补阴血"。本品补肝肾，益精血，安神定志，用于神经衰弱，失眠健忘等症。

五味子酒（一）（《药膳食谱集锦》）

【组成】五味子50克，白酒500克。

【用法】将五味子洗净，装入玻璃瓶中，加入酒浸泡，瓶口密封，浸泡期间，每日振摇1次，浸足半个月后即可饮用。每次饮3毫升，每日3次。

【功用】镇静，强壮，安神。

【主治】神经衰弱、失眠、头晕、心悸、健忘、烦躁等症。

名医点评

五味子，味酸、甘，性温，归肺、心、肾经，酸能收敛，性温而润，酸甘化阴，上敛肺气，中宁心神，下滋肾阴。陈修园谓五味子大具开和升降之妙。冉雪峰的《大同药物学》谓五味子"以益气始，以益精终，而以强阴为其中之枢纽"，"能收它药所不能收，亦能开它药所不能开。"本品镇静，强壮，安神，用于神经衰弱、失眠健忘、心悸头晕等症。

五味子酒（二）（《陕甘宁青中草药选》）

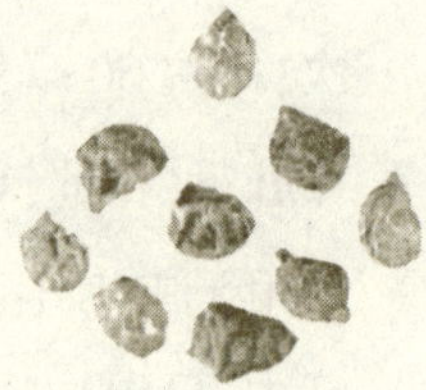

【组成】五味子200克，白酒400克。

【用法】浸泡7日后服用。每服10毫升，日服2次。

【功用】养血安神。

【主治】治失眠。

安神酒（《中药制剂汇编》）

【组成】黄精、肉苁蓉各250克，50度白酒1 000克。

【用法】将前2味捣碎，置容器中，加入白酒，按冷浸法制成药酒1 000毫升。每次服5~10毫升，日服3次。

【功用】补肾安神。

【主治】神经衰弱。

名医点评

黄精，味甘，性平，归脾、肺、肾经，滋肾润肺，补脾益气。《本草正义》谓"微甘而厚腻"，

“补血补阴而养脾胃是其专长”。肉苁蓉，味甘、咸，性温，归肾、大肠经，补肾阳，益精血，润肠。《本草汇言》谓“养命门，滋肾气，补精血之药也，”“此为平补之剂，温而不热，补而不峻，暖而不燥，滑而不泄，故有从容之名。”二药伍用，补肾安神，用于神经衰弱有良效。

第四节 头晕头痛

仙酒（《三因极—病证方论》）

【组成】枸杞子、苍术(蒸烂)各100克，牛蒡根、牛膝各50克，秦艽、鼠粘子，防风、蚕沙、火麻仁、桔梗、羌活各10克，白酒2 500克。

【用法】将上药物切碎，与白酒一起置入容器中，密封浸泡，不时振摇，7天即成。每日3次，每次30毫升，温服。

【功用】补肝肾，祛邪气。

【主治】适用于中老年人肝肾不足，邪痹经脉，症见头昏目眩、视物不明、腰膝酸软、肢体麻木、风湿痹痛等。

名医点评

菟丝子，补肾益精，养肝明目；川牛膝，益肝肾，强腰膝，健筋骨；秦艽，祛风通经活络；牛蒡子、防风、羌活，祛风散邪；火麻仁，养阴柔筋；诸药合用，补肝肾，祛风邪，用于肝肾不足，邪闭经络之头昏目眩，视物模糊，腰膝酸软，肢体麻木等症。

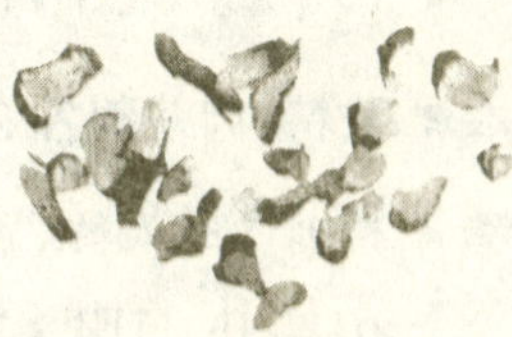

慈禧酒（《慈禧光绪医方选议》）

【组成】鲜石菖蒲、鲜木瓜、九月菊各18克，桑寄生30克，小茴香6克，白酒1 500克。

【用法】将上药加工轧碎，用布袋盛储扎紧口，放入净坛内，倒入白酒浸渍，加盖密封，经7天后取出药袋，澄清药液即成。每晨饮15~20毫升。

【功用】清心柔肝补肾。

【主治】适用于眩晕耳鸣、消化不良等症。

【注意】腿痛可加川牛膝10克浸入。

名医点评

石菖蒲，开窍宁神，化湿和胃。《本草从新》谓"辛苦而温，芳香而散，开心孔，利九窍，明耳目，发声音，祛湿除风，逐痰消积，开胃宽中。"木瓜，舒筋活络，除湿和胃；菊花，疏散风热，清利头目；桑寄生，补益肝肾；小茴香，辛散理气和中，诸药合用，清心神，柔肝补肾，用于肝肾两虚，湿邪阻滞之眩晕耳鸣，消化不良有效。

怡神酒（《奇方类编》）

【组成】糯米糖、绿豆各500克，木香3克(为末)，烧酒500克。

【用法】将上药置入坛中，用烧酒浸入3周即成。每日早、晚各服1次，每次15~30毫升。

【功用】补精益神。

【主治】适用于头晕耳鸣、视物昏花、精神不振、饮食减少、全身乏力等症。

名医点评

木香性温，味辛苦，具有行气止痛，温中和胃之功；糯米、绿豆皆为食、药两用之品，其中糯米可补脾肺，暖脾胃，止腹泻，绿豆甘寒无毒，可清热解毒，祛暑止渴，利水消肿，明目退翳，美肤养颜。三药均从中焦脾胃入手，脾胃和，气血调，则精旺神足。

松花酒（《鸡鸣录》）

【组成】松花粉100克，陈酒1 000克。

【用法】于4~5月马尾松开花时，将雄球花摘下，晒干，搓下花粉，除去杂质，蒸熟，用绢包裹，与酒同置入容器里，密封浸泡10天后即成。早、晚各1次，每次20毫升，温服。

【功用】祛风益气，润肺养心。

【主治】适用于体质虚弱、头昏目眩、中虚胃痛、皮肤时作麻木不适等症。

名医点评

松花粉又名松花、松黄，为鲜黄或淡黄色细粉，甘平无毒，《神农本草经》将其列为上品，《本草纲目》言其具"润心肺，益气除风止血"之功。药理研究证实松花粉含有蛋白质、核酸、磷脂、维生素、游离氨基酸、矿物质、微量元素等多种营养物质，具有降血脂、抗衰老、美肌肤等多种作用。

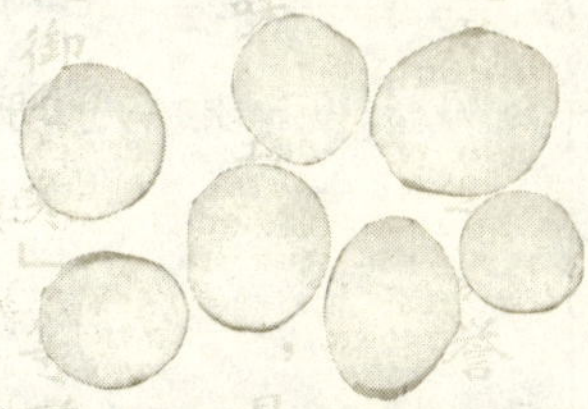

薯蓣酒（《本草纲目》）

【组成】薯蓣 100 克，山茱萸 30 克，五味子、人参各 10 克，白酒 1 250 克。

【用法】将上药加工粗碎与白酒同置入容器中密封浸泡 15 天后过滤即成。早、晚各 1 次，每次饮服 15~30 毫升。

【功用】益精髓，健脾胃。

【主治】适用于体质虚弱，出现头昏目眩、心悸怔忡、失眠多梦、遗精、早泄、盗汗等症。

【注意】外感发热者勿服。

名医点评

薯蓣，即山药，甘平，平补气阴，补脾肺之气，益肺肾之阴，《本草正》谓"山药能健脾补虚，滋阴固肾，治诸虚百损，疗五劳七伤。"山茱萸，养肝滋肾涩精；五味子，酸能收敛，性温而润，酸甘化阴，上敛肺气，中宁心神，下滋肾阴；人参，大补元气，诸药伍用，补肝肾，益精髓，健脾胃，先后天双补，用于体质虚弱之眩晕心悸、失眠多梦、遗精盗汗等症。

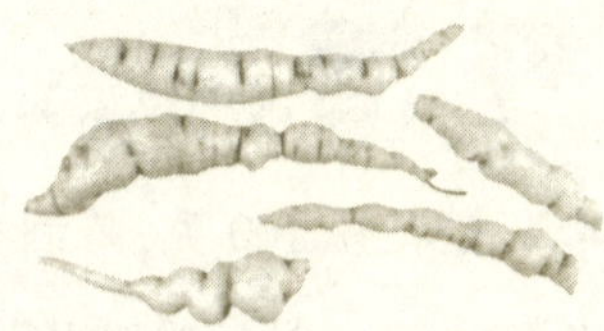

地黄醴（《景岳全书》）

【组成】熟地黄 125 克，沉香 2.5 克，枸杞子 60 克，高粱酒 1 750 克。

【用法】将熟地黄晒干，与枸杞子、沉香、高粱酒同置入容器中，密封浸泡 10 天即成。每天晚上睡前服 15~30 毫升。

【功用】补肝肾，益精血。

【主治】适用于肝肾阴亏或精血不足，症见头昏目眩、目暗多泪、面色不华、腰膝酸软、耳聋耳鸣、遗精、失眠多梦等。

【注意】脾虚有湿，症见痰多，食欲不振，大便溏泻者忌服。此外，服药期间不要食用萝卜、葱白、韭白，薤白等。

名医点评

熟地黄，味甘，性微温，归肝、肾经，补血滋阴，益精填髓。《珍珠囊》谓“主补血气，滋肾水，益真阴。”《本草纲目》谓“填精髓，长肌肉，生精血，补五脏内伤不足，通血脉，利耳目，黑须发。”枸杞子，补肾益精，养肝明目；沉香，辛香性温，既行气，又纳气；诸药伍用，补肝肾，益精血，用于肝肾阴亏，精血不足之症。

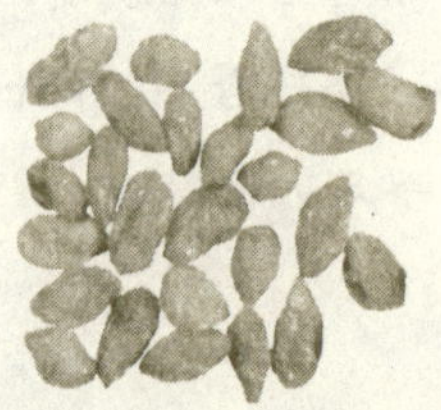

枸杞酒(《备急千金要方》)

【组成】枸杞子 120 克，白酒 1 000 克。

【用法】将枸杞子洗净晾干，与白酒共置入容器，密封浸泡 7 天以上便可服用。早、晚各 1 次，每次饮服 20 毫升。

【功用】滋肾润肺，补肝明目。

【主治】适用于肝肾阴亏或精血不足所致的头昏目眩、视物不明、目暗多泪、五心烦热、遗精、失眠多梦、腰膝酸痛、舌红少津等。

名医点评

枸杞子，味甘，性平，归肝肾经，兼入肺经。补肝肾，明目。《本草经疏》谓“枸杞子，润而滋补，兼能退热，而专于补肾，润肺，生津，益气，为肝肾真阴不足，劳乏内热补益之要药。”本品滋肾润肺，养肝明目，用于肝肾阴亏，精血不足之症。

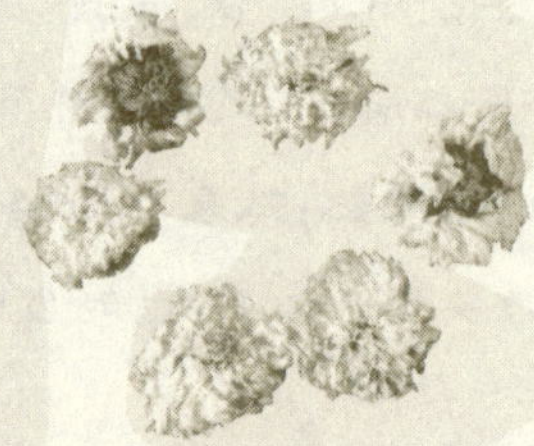

菊花酒(一)(《本草纲目》)

【组成】甘菊花 500 克，生地黄 300 克，枸杞子、当归各 100 克，糯米 3 000 克，酒曲适量。

【用法】将上 4 味药物加水煎煮取浓汁，用纱布过滤。再将糯米煮半熟后沥干，与药汁混匀后再蒸熟，待凉后拌上酒曲，装入瓦坛中发酵，味甜后即成。早、晚各 1 次，每次饮服 20~30 毫升。

【功用】养肝明目，滋阴清热。

【主治】适用于肝肾不足之头痛、头昏目眩、耳鸣、腰膝酸软、手足震颤等症。

名医点评

甘菊花，疏散风热，平肝明目，清热解毒。生地，质润，甘寒养阴，寒能清热，为清热凉血养阴生津之要药。枸杞子，补肝肾，明目。《本草经疏》谓"枸杞子，润而滋补，兼能退热，而专于补肾，润肺，生津，益气，为肝肾真阴不足，劳乏内热补益之要药。"当归，甘温质润，为补血之要药。诸药合用，养肝明目，滋阴清热，用于肝肾阴亏，虚风内生之头痛，眩晕耳鸣，腰膝酸软，手足颤动等症。

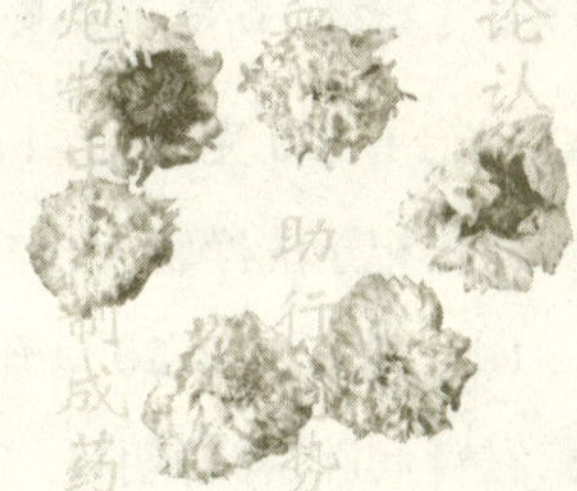

白菊花酒（《苏颂图经》）

【组成】白菊花 150 克，白酒 1 500 克。

【用法】将菊花盛于洁净的纱布袋中，扎紧袋口，与白酒一起置入容器中，密封浸泡 7 天即可。早、晚各 1 次，每次 15~20 毫升。

【功用】清肝明目，疏风解毒。

【主治】适用于头痛日久不愈，时发时止、视物昏花、头发干落、心胸烦闷等症。

名医点评

菊花，味辛、甘、苦，性微寒，归肺、肝经，疏散风热，平肝明目，清热解毒。《本草便读》谓"平肝疏肺，清上焦之热邪，治目祛风，益阴滋肾。"菊花体轻达表，气清上浮，微寒清热，长于疏散风热；性寒入肝经，能清热平肝；甘寒养阴，又滋补肝肾，益阴明目。故单用菊花可治疗头痛日久不愈，时发时止，视物昏花等症。

菊花首乌酒(《大众药膳》)

【组成】甘菊花 2 000 克,何首乌 1 000 克,当归、枸杞子各 500 克,大米 300 克,酒曲适量。

【用法】将菊花、何首乌、当归、枸杞子入锅中,加水煮汁,用纱布过滤待用。再将大米煮半熟沥干,和药汁混匀蒸熟,再拌适量酒曲,装入瓷器中,四周用棉花或稻草保温发酵,直到味甜即可。每日早、晚饭时,取上浓药膏 20 克,用开水冲服 。

【功用】养肝肾,益精血,抗早衰。

【主治】适用于肝肾不足、目视昏花、头晕失眠、须发早白、腰膝酸软等症。

名医点评

菊花,甘寒养阴,滋补肝肾,益阴明目;何首乌,甘而微温,补血养肝,益精固肾,宁心安神,大有补血宁神之功。当归,甘温质润,为补血之要药。枸杞子,润而滋补,兼能退热,而专于补肾,润肺,生津,益气,为肝肾真阴不足,劳乏内热补益之要药。诸药伍用,养肝肾,益精血,抗早衰,适于肝肾不足之症。

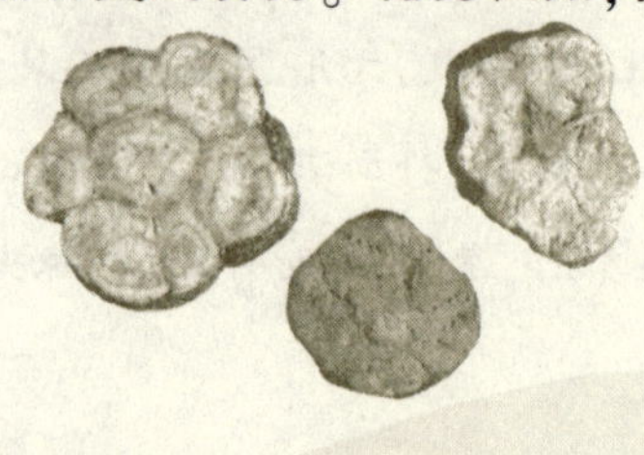

枸杞菊花酒(民间验方)

【组成】枸杞子 125 克,甘菊花 10 克,麦冬 25 克,曲糯米 2 000 克。

【用法】将以上 3 味药,同煮烂,取汁和曲糯米,如常法酿酒。酒熟后压去糟,收储备用。每日早、晚各 1 次,每次饭前饮服 15~20 毫升。

【功用】补肾益精,养肝明目,止泪。

【主治】适用于头目昏暗、视物模糊、阳痿遗精、肾虚消渴、腰背疼痛、足膝酸软、肺燥咳嗽等症。

名医点评

枸杞子,润而滋补,兼能退热,而专于补肾,润肺,生津,益气,为肝肾真阴不足,劳乏内热补益之要药。菊花体轻达表,气清上浮,微寒清热,长于疏散风热;性寒入肝经,能清热平肝;甘寒养阴,又滋补肝肾,益阴明目。麦冬,养阴润肺,益胃生津,清心除烦。诸药伍用，补肾益精，养肝明目，止泪。适于头目昏暗、视物模糊等症。

菊花清明酒(验方)

【组成】菊花、枸杞子各20克，当归、熟地黄各9克，白酒1 000克。

【用法】将菊花去蒂、洗净，当归、熟地黄洗净，晾干表面水分，连同枸杞子装入洁净的纱布袋中，封好袋口，投入广口酒瓶，加入白酒，密封浸泡7天即可饮用。每日2次，每次饮服10~15毫升。

【功用】清头明目。

【主治】适用于阴血不足，肝脉失养所致的头晕目眩、身疲力倦、多梦等症。

名医点评

枸杞子，补肝肾，明目。《本草经疏》谓"枸杞子，润而滋补，兼能退热，而专于补肾，润肺，生津，益气，为肝肾真阴不足，劳乏内热补益之要药。"菊花，疏散风热，平肝明目，清热解毒。熟地，补血滋阴，益精填髓。当归，甘温质润，为补血之要药。诸药伍用，清头明目，养血柔肝，适于阴血不足，肝脉失养之症。

明目枸菊酒(验方)

【组成】枸杞子60克，菊花12克，白酒1 000克。

【用法】将枸杞子、菊花去杂质同放入白酒中搅拌均匀，加盖密封，浸泡3天即可饮用。每日2次，每次饮服10~15毫升。

【功用】滋补肝肾，明目。

【主治】适用于目眩、目昏多泪等症。

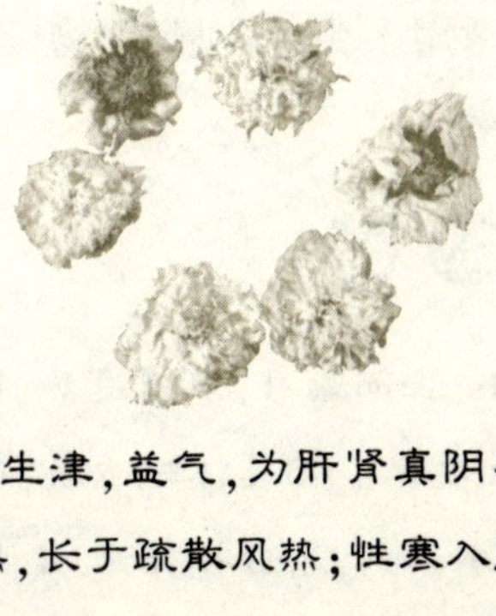

名医点评

枸杞子，润而滋补，兼能退热，而专于补肾，润肺，生津，益气，为肝肾真阴不足，劳乏内热补益之要药。菊花体轻达表，气清上浮，微寒清热，长于疏散风热；性寒入肝经，能清热平肝；甘寒养阴，又滋补肝肾，益阴明目。《神农本草经》谓“主诸风头眩，肿痛，目欲脱，泪出。”二药合用，滋补肝肾，明目，适于目眩，多泪等症。

山蓣苁蓉酒(验方)

【组成】山蓣25克，肉苁蓉60克，五味子35克，炒杜仲40克，川牛膝、菟丝子、白茯苓、泽泻、熟地黄、山萸肉、巴戟天、远志各30克，醇酒2 000克。

【用法】上药共加工捣碎，用绢袋或细纱布盛之，放入净瓷坛或瓦罐内，倒入醇酒浸泡，封口。春、夏5日，秋、冬7日，即可开封，取去药袋，过滤澄清即成。每日早、晚各1次，每次空腹温饮10~15毫升。

【功用】滋补肝肾。

【主治】适用于肝肾亏损、头昏耳鸣、耳聋、怔忡健忘、腰脚软弱、肢体不温等症。

名医点评

山蓣、肉苁蓉、五味子、炒杜仲、川牛膝、菟丝子、熟地黄、山萸肉、巴戟天等药物皆具有补益肝肾的作用；远志安神益智，祛痰止咳，既能助心阳，益心气，又可交通心肾；白茯苓可养心健脾，利水消肿；泽泻可利水、渗湿、泻热。诸药配伍，即可滋补肝肾，又可祛湿泻浊，补中寓泻，静中有动，可防过补生邪。

枸杞石决明酒(《医心方》)

【组成】枸杞根白皮、石决明各75克，白酒1 500克。

【用法】将石决明捣碎，枸杞根白皮细切，装入纱布袋，与白酒同放入容器中，密封，浸泡7天即可饮服。随量饮用，多少不拘，但勿至醉。

【功用】清肝明目。

【主治】适用于感受实邪，引起肺火亢盛侵犯肝经，上攻头部导致头痛，目赤翳痛，或者肝肾阴虚有热而致视物昏花等症。

【注意】脾胃虚寒，便溏者忌服。

名医点评

枸杞根白皮，即地骨皮，味甘、淡，性寒，归肺、肝、肾经，凉血退蒸，清肺降火。《汤液本草》谓"泻肾火，降肺中伏火，去胞中火，退热，补正气。"石决明咸寒清热，质重潜阳，专入肝经，有平肝阳、清肝热之功，为凉肝、镇肝之要药。肝开窍于目，石决明清肝火而明目退翳。二药伍用，清肝明目，适于火邪侵犯肝经，上攻头目，导致头痛，目赤等症。

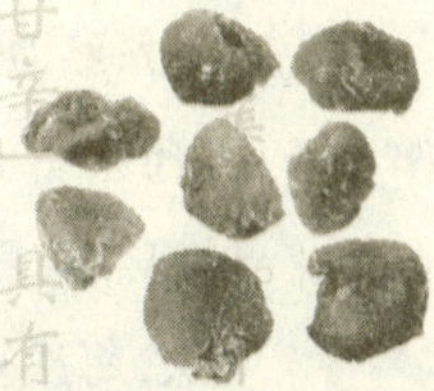

补益杞圆酒（《中国医学大辞典》）

【组成】枸杞子、龙眼肉各 60 克，好白酒 500 克。

【用法】将上药浸入酒中，封固，7 天后即可饮用。每次饮 1 小杯，每日 1~2 次。

【功用】滋肾益肝。

【主治】头晕目眩、目昏多泪、腰酸肢倦、健忘、失眠、神志不宁等症。无明显症状者亦可饮用，有滋补营养之功效。

名医点评

枸杞子，味甘，性平，归肝、肾经，补肝肾，明目。《本草经疏》谓"枸杞子，润而滋补，兼能退热，而专于补肾，润肺，生津，益气，为肝肾真阴不足，劳乏内热补益之要药。"桂圆，味甘，性温，归心、脾经，补益心脾，养血安神，《得配本草》谓"益脾胃，葆心血，润五脏，治怔忡。"《药品化义》谓其"大补阴血"。二药伍用，滋肾益肝，适于眩晕，目昏多泪，失眠健忘等症。

百灵藤酒（《太平圣惠方》）

【组成】百灵藤 5 千克，糯米 3 千克，神曲 260 克，水 10 千克。

【用法】将药和水煎汁取 3 000 毫升，入糯米煮饭候冷，拌神曲炒末 260 克，同入瓮中，如常酿酒，经 3~5 日，更炊糯米冷投之，待熟澄清。每温饮一小盏，服后浑身汗出为效。

【功用】养血祛风。

【主治】头风脑痛。

名医点评

百灵藤善治风痹，配伍糯米可补脾、肺，暖脾、胃，止腹泻，神曲以消食、和胃、健中，三药合用，可起到标本兼治，养血祛风之效。

菊花酒（二）（《本草纲目》）

【组成】甘菊花500克，地黄、当归、枸杞各200克，米1 000克，曲适量。

【用法】将菊花、地黄、当归、枸杞煎汁，滤渣；米煮半熟沥干；曲压成粉。再将米、曲入汁内搅匀，装坛内，周围保温，令发酵，7日后可服用。每服20~30毫升，每日服2次。

【功用】滋阴平肝，养血祛风。

【主治】头风、耳鸣、耳聋、目眩、痿痹、有消百病之功。

名医点评

甘菊花，疏散风热，平肝明目，清热解毒。生地，质润，甘寒养阴，寒能清热，为清热凉血养阴生津之要药。枸杞子，补肝肾，明目。《本草经疏》谓“枸杞子，润而滋补，兼能退热，而专于补肾，润肺，生津，益气，为肝肾真阴不足，劳乏内热补益之要药。”当归，甘温质润，为补血之要药。诸药伍用，滋阴平肝，养血祛风，适于头风、耳鸣、目眩等症。

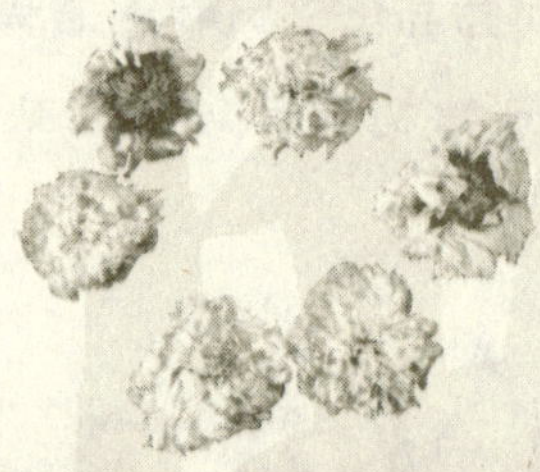

菊花醪（验方）

【组成】甘菊花10克，糯米适量。

【用法】洁净的甘菊花剪碎，与糯米酒酿适量放在小铝锅内拌匀，煮沸。顿食，每日2次。

【功用】滋阴平肝，养血祛风。

【主治】肝热型高血压、眩晕等症食之甚宜。

名医点评

甘菊花，味辛、甘、苦，性微寒，归肺、肝经，疏散风热，平肝明目，清热解毒。《本草便读》谓"平肝疏肺，清上焦之热邪，治目袪风，益阴滋肾。"菊花体轻达表，气清上浮，微寒清热，长于疏散风热；性寒入肝经，能清热平肝；甘寒养阴，又滋补肝肾，益阴明目。用于肝阳上亢型高血压，眩晕有效。

延年不老菊花酒（《太平圣惠方》）

【组成】白菊花、白茯苓各 500 克，白酒 3 000 克。

【用法】将前 2 味捣碎，置容器中，加入白酒，密封，浸泡 7 天后，过滤去渣即可。每次服 15~30 毫升，每日服 3 次。

【功用】散风清热，平肝明目，调利血脉，延年不老。

【主治】眼目昏花、头痛眩晕、目赤肿痛。

名医点评

菊花，味辛、甘、苦，性微寒，归肺、肝经，疏散风热，平肝明目，清热解毒。《本草便读》谓"平肝疏肺，清上焦之热邪，治目袪风，益阴滋肾。"菊花体轻达表，气清上浮，微寒清热，长于疏散风热；性寒入肝经，能清热平肝。茯苓，味甘、淡，性平，归心、脾、肾经，健脾和胃，宁心安神，利水渗湿。《日华子本草》谓"补五劳七伤……暖腰膝，开心益智，止健忘。"茯苓健脾和胃，《药品化义》谓"主治脾胃不和。"二药合用，散风清热，平肝明目，调利血脉，延年不老，适于眼花目昏，头痛眩晕等症。

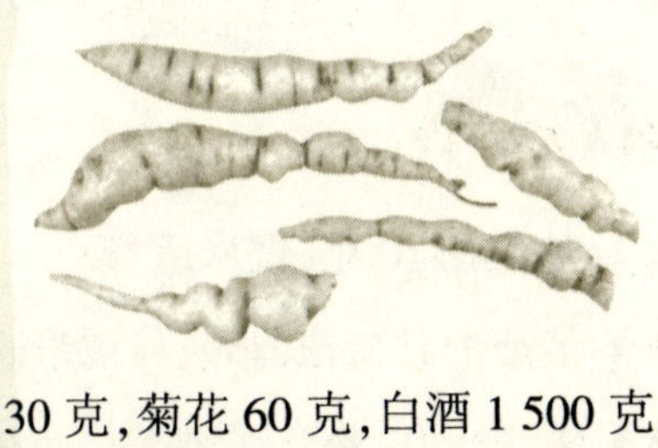

五味沙苑酒（《药酒汇编》）

【组成】枸杞子 60 克，沙苑子、山茱萸、生地黄各 30 克，菊花 60 克，白酒 1 500 克。

【用法】将前 5 味捣碎，入布袋，置容器中，加入白酒，密封，隔日摇动数下，浸泡 7 天后去渣即成。每次服 10~20 毫升，每日服 2 次。

【功用】滋补肝肾,清热明目。

【主治】肝肾不足、腰膝酸软、头晕眼花、目视不明等症。

名医点评

沙苑子,补肾阳,益肾阴,补肾固精,养肝明目。《本草纲目》谓"补肾,治腰痛泄精,虚损劳乏。"枸杞子,补肝肾,明目。《本草经疏》谓"枸杞子,润而滋补,兼能退热,而专于补肾,润肺,生津,益气,为肝肾真阴不足,劳乏内热补益之要药。"生地质润,甘寒养阴,寒能清热,为清热凉血养阴生津之要药。菊花体轻达表,气清上浮,微寒清热,长于疏散风热;性寒入肝经,能清热平肝;甘寒养阴,又滋补肝肾,益阴明目。诸药合用,滋补肝肾,清热明目,适于肝肾不足之症。

第五节　耳鸣耳聋

磁石酒(《本草纲目》)

【组成】磁石 15 克,木通、石菖蒲各 250 克,白酒 1 000 克。

【用法】将磁石捣碎,石菖蒲以米泔水浸 1 日切焙。以上 3 味药捣碎,用白夏布包之,置于净器中,用酒 1 000 克浸之,封口,夏 3 日,冬 7 日,去渣备用。每食后饮 1~2 杯。

【功用】开窍,纳气潜阳。

【主治】适用于肝肾虚所致的耳聋、耳鸣。

名医点评

磁石,味咸,性寒,归心、肝、肾经,镇惊安神,平肝潜阳,聪耳明目,纳气定喘。《本草纲目》谓"治肾家诸病,而通耳明目。"石菖蒲,味辛、苦,性温,归心、胃经,辛开苦燥温通,芳香化湿走窜,开窍宁神,化湿和胃;木通,性善通窍,利血脉通关节,诸药伍用,开窍,纳气潜阳,适于肝肾阴亏所致的耳聋耳鸣。

泡酒方（《慈禧光绪医方选议》）

【组成】小茴香 10 克，鲜石菖蒲、九月菊、鲜木瓜各 20 克，桑寄生 30 克，白酒 1 500 克。

【用法】上药用纱袋装，悬于净器中，倒入白酒浸之，经 7 天取用。每日早晨温饮 10~15 毫升。

【功用】清心柔肝，补肾。

【主治】适用于肝肾虚损引起眩晕耳鸣、消化不良、行走无力等。

名医点评

桑寄生，味甘、苦，性平，归肝、肾经，祛风湿，益肝肾，强筋骨。《日华子本草》谓“助筋骨，益血脉。”石菖蒲，味辛、苦，性温，归心、胃经，辛开苦燥温通，芳香化湿走窜，开窍宁神，化湿和胃；木瓜，味酸，性温，归肝、脾经，舒筋活络，除湿和胃；菊花，疏散风热，平肝明目，清热解毒；小茴香，散寒止痛，理气和中，使补而不滞。诸药伍用，柔肝补肾，适于肝肾虚损所致的眩晕耳鸣等症。

白石英酒（《千金翼方》）

【组成】白石英、磁石各 30 克，白酒 500 克。

【用法】将白石英碎如大麻粒，磁石火煅令赤，醋淬，共 5 遍，再将 2 药捣筛为精末，生白布袋储，置净瓶中，倒入白酒浸之，封口，经 7 天后开取。早、晚各 1 次，每次 20 毫升，温服。

【功用】温肾纳气，镇静安神。

【主治】适用肾虚耳聋，表现为耳聋耳鸣日久不愈，伴有畏寒肢冷、腰膝酸软、遗精阳痿、倦怠乏力等症。

名医点评

白石英可温肺肾，安心神，利小便；磁石可潜阳纳气，镇惊安神。二药合用，共奏温肾纳气，镇静安神之功。

益肾明目酒（民间验方）

【组成】覆盆子 50 克，巴戟天、肉苁蓉、远志、川牛膝、五味子、续断各 35 克，山萸肉 30 克，醇酒 1 000 克。

【用法】将上药共捣为粗末，用夏白布袋盛之，置于净坛中，注酒浸之，密封口，春、夏 5 日，秋、冬 7 日，然后添冷开水 1 000 毫升，合匀备用。每日早、晚各 1 次，每次空腹温饮 10~15 毫升。

【功用】益肾补肝，养心，聪耳明目，悦容颜。

【主治】适用于肝肾虚损、耳聋目昏、腰酸腿困、神疲力衰等症。

名医点评

覆盆子，味甘、酸，性微温，归肝、肾经，益肾，固精，缩尿。《本草备要》谓"益肾脏而固精，补肝虚而明目。"肉苁蓉，补肾阳，益肾精；巴戟天，温肾壮阳益精；牛膝、续断，补肝肾，强筋骨；远志主入心肾，既能开心气而宁心安神，又能通肾气而强志不忘；五味子，宁心神，滋肾阴；诸药伍用，益肾补肝，聪耳明目。

苍耳愈聋酒（《普济方》）

【组成】苍耳子、防风、牛蒡子、大生地、黄芪、白茯苓、独活各 30 克，木通、薏苡仁各 20 克，人参 15 克，肉桂 12 克，白酒 1 000 克。

【用法】将牛蒡子炒后，将以上 11 味药捣碎，用白夏布包储，置于净器中，用白酒 1 000 克浸之，封口，须 7 日后开取。每日空腹饮，初次饮 1~2 小杯，以后可量性加至 2~3 小杯。

【功用】除热，补虚。

【主治】适用于骨痛，耳聋。

名医点评

苍耳子，温和疏达，味辛散风，苦燥湿浊，通窍止痛。《神农本草经》谓"主风，头寒痛，风湿周痹，四肢拘挛痛。"防风，辛温发散，气味俱升，以辛为用，功善疗风；牛蒡子，疏散风热；独活，祛风湿散寒；生地、木通，养阴清热；黄芪、人参，益气补虚；茯苓、苡仁健脾，诸药伍用，补虚，除热，用于骨痛、耳聋等症。

四味秦椒酒(民间验方)

【组成】秦椒、白芷、旋覆花各60克，肉桂25克，醇酒2 000克。

【用法】将秦椒去目并闭口者微炒出汗后，将以上4味药捣至碎细，置净器中，倒入醇酒浸泡，密封经5天后开取。每日早、晚各1次，每次空腹温服10~20毫升。

【功用】补肾温阳，祛风和血。

【主治】适用于肾虚耳鸣、咳逆喘急、头目昏痛等。

名医点评

秦椒辛、温，有小毒，可温中止痛，燥湿杀虫，益火平喘；白芷性味辛温，可祛风散寒，燥湿排脓，止痛，止带；旋覆花苦、辛、咸，微温，主降气，消痰，行水，止呕；肉桂功善补益肾阳，长于引火归原。诸药配伍，可补肾温阳，祛风和血。

菖蒲桂心酒(《圣济总录》)

【组成】石菖蒲2克，木通1克，桂心、磁石各15克，防风、羌活各30克，白酒500克。

【用法】将石菖蒲以米泔水浸一宿后烘焙，桂心去粗皮。将以上6味药共捣碎，白夏布包之，置于净器中，倒入白酒浸7天即成。每日早、晚各1次，每次空腹温饮10~15毫升。

【功用】开窍祛风，纳气潜阳，安神。

【主治】适用于耳聋、耳鸣。

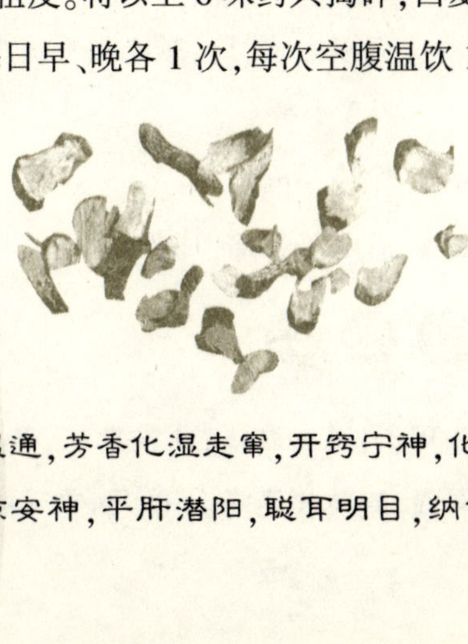

名医点评

石菖蒲，味辛、苦，性温，归心、胃经，辛开苦燥温通，芳香化湿走窜，开窍宁神，化湿和胃；木通，性善通窍，利血脉通关节；磁石咸寒，镇惊安神，平肝潜阳，聪耳明目，纳气；桂心，温通经脉；防风、羌活，祛风；诸药伍用，开窍祛风，纳气潜阳，安神。

胡桃滋肾酒（验方）

【组成】胡桃肉、胡桃夹、磁石、菖蒲各 20 克，黄酒 1 500 克。

【用法】将上药捣碎，置于瓷坛中，倒入黄酒浸泡，密封。15 天后经过滤即成。每日 1~2 次，每次饮服 20 毫升。

【功用】益肾补脑。

【主治】适用于肾亏所致的耳鸣耳聋等症。

名医点评

胡桃肉性温味甘，可温肾纳气，滋阴润燥，强腰膝，用于肺肾不足之虚喘、肾虚腰痛。胡桃夹，又称分心木，即胡桃果隔，可治噎膈，腰痛。磁石，味咸，性寒，归心、肝、肾经，镇惊安神，平肝潜阳，聪耳明目，纳气定喘。菖蒲辛、温、无毒，《本经》谓其“主风寒湿痹，咳逆上气，开心孔，补五脏，通九窍，明耳目，出音声。”诸药并用，可益肾健脑，通淤开窍，可用于治疗肾亏所致的耳鸣耳聋等病症。

聪耳磁石酒（《圣济总录》）

【组成】磁石 30 克，木通、石菖蒲各 20 克，白酒 1 700 克。

【用法】将磁石捣碎，用纱布袋包裹；石菖蒲用米泔水浸 2 日后切碎，微火烤干。把 3 味药装入纱布袋里，与白酒同置入容器中，密封浸泡 7 天即可服用。每日 2 次，每次饮服 20~30 毫升。

【功用】通窍，聪耳。

【主治】适用于肝肾阴虚所致之耳鸣、耳聋等症。

名医点评

磁石，味咸，性寒，归心、肝、肾经，镇惊安神，平肝潜阳，聪耳明目，纳气定喘。《本草纲目》谓“治肾家诸病，而通耳明目。”石菖蒲，味辛、苦，性温，归心、胃经，辛开苦燥温通，芳香化湿走窜，开窍宁神，化湿和胃；木通，性善通窍，利血脉通关节；诸药伍用，通窍，聪耳，适于肝肾阴虚所致的耳聋耳鸣。

铁酒（《圣济总录》）

【组成】铁1块，白酒30克；另备磁石1块。

【用法】将铁烧红，急投酒中，去铁取汁备用。将磁石塞耳中，随意饮铁酒。

【功用】开窍。

【主治】耳聋。

名医点评

此方古籍虽有记载，笔者临床未曾应用。其方意颇牵强，令读者知晓，好事者不妨一试，唯制酒时须注意安全。

桑椹桂圆酒（民间验方）

【组成】桑椹、桂圆肉各20克，莲子肉15克，白酒500克。

【用法】将上药置容器中，加入白酒，密封，浸泡7天后即可取用。每次服20毫升，每日服3次。

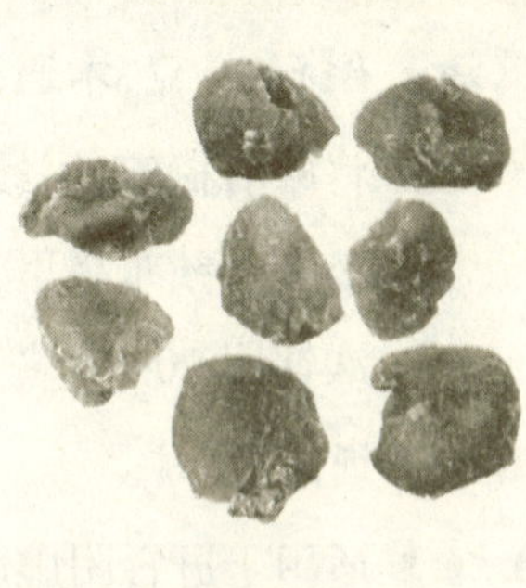

【功用】滋阴养血安神。

【主治】耳聋目眩、心悸失眠、体弱少力等症。

【注意】凡大便稀溏者忌服。

名医点评

桑椹，甘寒，滋阴补血，生津止渴。《滇南本草》谓"益肾藏而固精，久服黑发明目。"桂圆，补益心脾，养血安神，《得配本草》谓"益脾胃，葆心血，润五脏，治怔忡。"《药品化义》谓其"大补阴血"。莲子肉，养心益肾，《本经》谓"主补中，养神，益气力。"诸药伍用，滋阴养血安神。亦可用于体弱力少者。

第六节　下痢腹泻

生姜芍药酒(民间验方)

【组成】生姜30克(捣碎),炒白芍15克,白酒70克。

【用法】将上药用白酒70克煮沸1分钟,去渣后待用。1次顿服。

【功用】温通气血。

【主治】适用于下痢不止、腹痛转筋难忍。

【注意】不善饮酒者,可用黄酒代之。

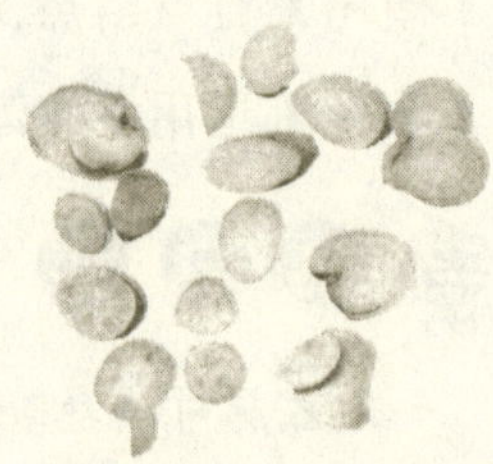

名医点评

芍药,苦酸微寒,柔肝理脾,调和气血,《本草纲目》谓"止下痢腹痛后重。"生姜,辛散温通,以温中调气。刘河间云"调气则后重自除,行血则便脓自愈。"二药合用,温通气血,下痢自除。

楂糖酒(民间验方)

【组成】山楂、红糖各60克,白酒30克。

【用法】文火将山楂炒至略焦,离火加酒搅拌,再加水200毫升,煎15分钟,去渣加红糖备用。每日1剂,趁温1次服下。

【功用】止痢。

【主治】适用于急性细菌性痢疾。

名医点评

山楂性温,味酸、甘,归脾、胃、肝经,具有消食化积、活血化淤等功效;现代药理研究显示,山楂可增加胃中消化酶的分泌和活性,山楂醇提液对受刺激的大鼠胃平滑肌活动有双向调节作用,山楂尚具有抗菌、降压、降脂、抗心绞痛等作用。红糖性温味甘,具有益气缓中、助脾化食、补血破淤、散寒止痛等作用。二药合制,可温胃止痢,对虚寒痢疾尤为契合。

地瓜酒(《中药大辞典》)

【组成】地瓜藤500克,烧酒1 000克。

【用法】将地瓜藤捣碎入烧酒浸泡,经5~7天开取。每日2次,每次饮服30~50毫升。

【功用】行气清热,除湿,活血。

【主治】适用于腹泻、痢疾、消化不良、黄疸、白带、痔疮。

名医点评

地瓜藤可清热利湿,行气活血,制酒常服,可治疗腹泻、痢疾、消化不良、痔疮等疾病。

杨梅酒(验方)

【组成】杨梅50枚,白酒500克。

【用法】杨梅浸入酒中盖严,浸3天即可。每日2次,每次食杨梅1~2枚,饮酒10~15毫升。

【功用】止泄泻,涤肠胃。

【主治】适用于痢疾、腹泻、呕吐。

名医点评

杨梅,味酸、涩,性平,涩肠止泻。《本草纲目》谓"敛肺涩肠,止久嗽泻痢。"单用本品止泄泻,涤肠胃。适于痢疾腹泻之轻症。

蒜酒(民间验方)

【组成】独头蒜1个,红糖、烧酒适量。

【用法】将蒜以红糖、烧酒煮后备用。每日1~2次,每次照上法煮服。

【功用】祛风止泻。

【主治】适用于风泻。因感受风邪、症见恶风、自汗、头痛发热、泄泻如水。

名医点评

大蒜,味辛性温,辛散温通,辛能散风邪,温能通调气血,有较好的解毒止痢的作用,《本草纲目》谓"治泄泻暴痢。"大蒜祛风止泻,适于感受风邪,导致的风泻,症见恶风、头痛、泄泻。

荔枝酒(验方)

【组成】鲜荔枝肉(连核)500~1 000克,陈米酒1 000克。

【用法】将鲜荔枝肉置入净坛中,倒入米酒,放入阴凉处,待浸泡7天后即可饮用。每日早、晚各1次,每次饮服20~30毫升。

【功用】益气健脾,养血益肝。

【主治】适用于脾虚中气不足所致泄泻、食欲不振、妇女子宫脱垂等症。

【注意】饮用量不宜多,小儿禁用。

名医点评

荔枝肉,甘温,补中益气,健脾养血;荔枝核,辛苦疏泄,疏肝理气,行气散结。荔枝入米酒,健脾益气,养血益肝,适于脾虚中气不足所致的泄泻,纳差等症。

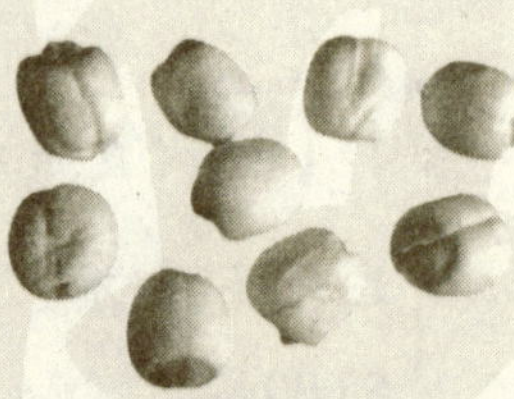

莲子山药酒(经验方)

【组成】莲子、山药(炒)各50克,白酒800克。

【用法】将莲子去皮、心,连同山药洗干净,装入酒坛内,再将酒倒入酒坛中,拌匀,盖上盖,封严,每隔2天搅拌1次,浸泡15天即成。每日2次,每次饮服15~20毫升。

【功用】养心补脾,益肾涩精。

【主治】适用于脾虚腹泻、遗精、白带等症。

名医点评

莲子，味甘、涩，性平，归脾、肾、心经，养心安神，益肾固精止带，补脾止泻。《本草纲目》谓“交心肾，厚肠胃，固精气，强筋骨，补虚损……止脾泄久痢，赤白浊，女人带下崩中诸血病。”山药，健脾养阴益气。二药伍用，养心补脾，益肾涩精，适于脾虚泄泻、遗精、带下等症。

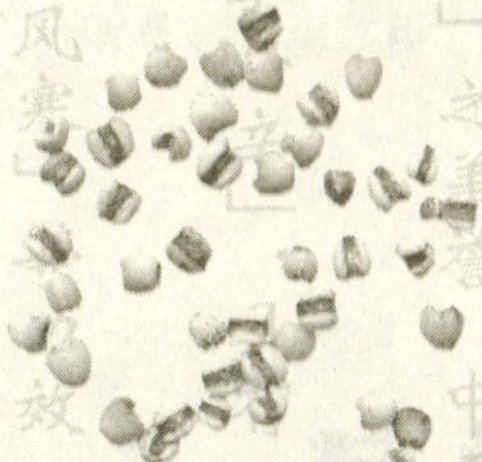

薏苡仁酒（《本草纲目》）

【组成】薏苡仁 2 500 克，曲、米适量。

【用法】将薏苡仁磨成粉，同曲、米适量按常法酿酒(或袋盛煮酒)，去渣备用。每日 3 次，每次饮服 2~3 杯。

【功用】健脾，利水渗湿，清热。

【主治】适用于腹胀、泄泻、水肿、小便不利、脚气足肿、四肢痹痛拘挛、肌肤麻木不仁、肺痈咳吐脓痰。

名医点评

薏苡仁，味甘、淡，性微寒，归脾、胃、肺经，利水渗湿，健脾。《本草纲目》谓“薏苡仁，阳明药也，能健脾益胃。虚则补其母，故肺萎、肺痈用之。筋骨之病，以治阳明为本，故拘挛筋急、风痹者用之。土能胜水除湿，故泄泻、水肿用之。”适于泄泻、四肢拘挛、肺痈等症。

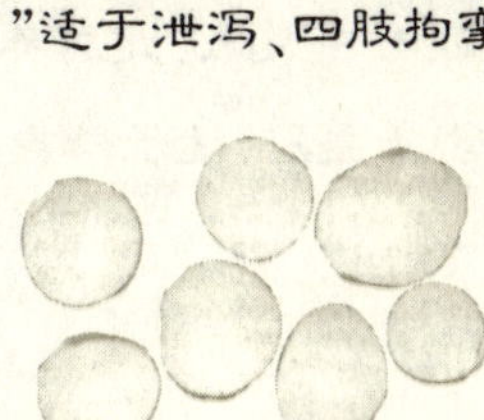

白药酒（《良朋汇集》）

【组成】白茯苓、白术、天花粉、山药、芡实、牛膝、薏苡仁各 15 克，白豆蔻 9 克，白酒 5 000 克。

【用法】将上药加工破碎成粗末，装入细纱布袋里扎紧口。然后将白酒倒入净坛内，再放入药袋，加盖密封，隔天摇动数下，经 14 天后开封，去掉药袋，静置澄明即可取饮。每日早、晚各 1 次，每次饮服 15~20 毫升。

【功用】健脾燥湿。

【主治】适用于脾虚食少、食后腹满、小便不利、大便溏者等。

【注意】为了矫味，饮服时可加适量白蜜。

名医点评

茯苓、白术益气健脾渗湿；山药健脾养阴；花粉甘寒，清胃热，养胃阴；薏苡仁，健脾益气，利水渗湿；芡实，甘涩收敛，健脾除湿，收敛止泻；牛膝，性善下行，使补而不滞，诸药伍用，健脾燥湿，适于脾虚诸症。

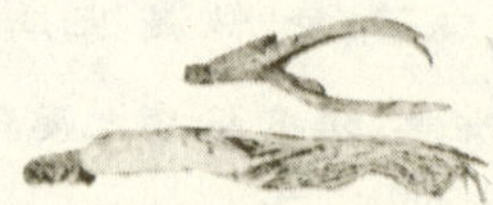

参术酒(验方)

【组成】人参(或党参30克)、生姜各20克，炙甘草、大红枣各30克，白茯苓、炒白术各40克，黄酒1 000克。

【用法】将上药共碎，装入净坛中，倒入黄酒封口，3天后，去渣待用。每日早、晚各1次，每次饮服10~15毫升。

【功用】甘温益气，健脾养胃。

【主治】适用于脾胃虚弱症、中气不足所致的食少便溏、面色萎黄、语声低微、四肢无力等症。

【注意】如湿痰较重，加法半夏30克，陈皮20克。兼有呕吐痞满、胃脘痛者再加木香20克，砂仁25克。

名医点评

人参味甘、微苦，性温，归肺、脾经，大补元气，《神农本草经》谓人参"主补五脏，安精神。"白术苦温，健脾燥湿；茯苓甘淡，健脾渗湿；甘草、生姜、大枣益气调中，诸药伍用，甘温益气，健脾养胃，适于脾胃虚弱，中气不足之症。

苓术酒(验方)

【组成】白术500克，白茯苓250克，黄酒2 250克。

【用法】将白术、白茯苓捣碎，装入净坛中，注入黄酒，加盖密封，经7~14天开封去渣备用。每日3次，每次饮服10~15毫升。

【功用】健脾利湿。

【主治】适用于脾虚不运、痰饮咳嗽、食少腹胀、消化不良、大便泄泻、水肿、小便不利等症。

【注意】阴虚火旺者不宜用。

名医点评

茯苓，味甘、淡，性平，归心、脾、肾经，健脾和胃，利水渗湿。《药品化义》谓"主治脾胃不和。"白术，味苦、甘，性温，归脾、胃经，补气健脾，燥湿利水。《本草汇言》谓"白术，乃扶植脾胃，散湿除痹，消食除痞之要药。脾虚不健，术能补之；胃虚不纳，术能助之。"二药合用，健脾利湿，适于脾虚不运，纳差、泄泻等症。

党参酒(民间验方)

【组成】老条党参1条，白酒500克。

【用法】选粗大之连须党参，将参拍出裂缝，置净器中，以酒500克浸泡，密封，经7日后开取。随量饮之，佐膳更佳，酒尽后再添，味薄取参食之。

【功用】补中益气，健脾止泻。

【主治】适用于脾虚泄泻、四肢无力、食欲不佳、脾虚气喘、血虚萎黄、头晕心慌。

【注意】表证未解(即感冒发热)，中满邪实者勿用。

名医点评

党参，味甘，性平，归脾、肺经，益气，生津，养血。《本草正义》谓"补脾养胃，润肺生津，健运中气"，"健脾而不燥，滋胃阴而不湿，润肺而不犯寒凉，养血而不偏滋腻，鼓舞清阳，振动中气而无刚燥之弊。"适于脾虚诸症。

猪呕酒(《普济方》)

【组成】猪肚1具、青蒿叶适量。

【用法】取猪肚1具细切，青蒿叶相和，以无灰酒1 000克，微火温之，乘热内猪肚和蒿叶，相共暖使消尽，又取桂心30克，别捣为末，内酒中。每日早晨空腹取水一盏服之，午时夜间各再一服，甚验。忌热面、油腻。

【功用】温脾止泻。

【主治】《疗冷痢久不瘥方》云：此是脾气不足，暴冷入脾，故舌上生疮，饮食无味，吃食下还吐，小腹雷鸣，时时心闷，干皮细起，膝胫肉酸痛，两耳不绝声，四肢沉重，日渐瘦劣，重成气块，及妇人血气冲逆，胸中忧烦，行常无力，四肢不举，丈夫痃癖，两肋虚胀变为水气，服之皆效验。

名医点评

猪肚性味甘温，有益脾胃，助消化，止腹泻的作用；青蒿叶性味苦寒，可化湿热，退虚热。猪肚、青蒿配伍，气味平和，久服可温脾健胃，又可避免猪肚化生湿热。

地榆附子浸酒方（《普济方》）

【组成】天地榆500克，附子30克。

【用法】以上药用酒1 000克渍五宿。饮10毫升，每日服3次，服尽更作，忌猪肉、冷水。

【功用】温脾止泻。

【主治】疗休息痢。

名医点评

地榆，苦寒而酸，有凉血泄热，收敛止血之功。《本草求真》谓“其性主收敛，既能清降，又能收涩，则清不虑其过泄，涩亦不虑其或滞，实为解热止血药也。”附子，辛甘大热，峻补元阳之火。二药伍用，温脾止泻，适于休息痢。

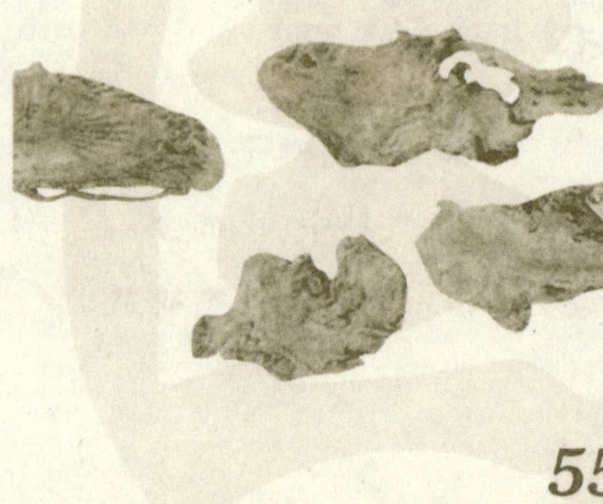

第七节 大便秘结

硝黄酒(《肘后备急方》)

【组成】朴硝 10 克(或芒硝代之),大黄 30 克,白酒 100 克。

【用法】将上 2 药捣碎,用白酒 100 克,煮取 50 克,去渣备用。将上药酒 1 次尽服。

【功用】开结,消食,通便。

【主治】适用于食积不化,留滞中焦,腹部满闷,按之疼痛之消化不良。

【注意】凡年老体弱,孕妇及平素体质虚寒者忌用。

名医点评

大黄,苦寒长于泻下攻积,祛瘀通便,荡涤肠胃邪热积滞;朴硝,咸寒泻热,软坚润燥通便,二药相需为用,一攻下,一软坚,有开结,通便之功。适于食积不化,腹部胀满疼痛等症。

蜂蜜酒(验方)

【组成】蜂蜜 500 克,红曲 50 克。

【用法】将蜂蜜加水 1 000 毫升,再加入红曲(研末),混匀装入干净的瓶中,用牛皮纸封口,发酵 1 个半月,经过滤后便可饮用。随量饮之。

【功用】滑肠通便,润肺补中,缓急解毒。

【主治】适用于肠燥便秘,肺虚久咳,特别适用于老年人,长期饮用对身体大有裨益。

名医点评

蜂蜜,味甘,性平,归肺、脾、大肠经,补中缓急,润燥,解毒。《神农本草经》谓"安五脏诸不足,益气补中,止痛,解毒。"蜂蜜甘平润养,润肠通便,润肺补中,缓急解毒,长期饮用对于老年人便秘者大有裨益。

合和酒(经验方)

【组成】甜杏仁、蜂蜜各 60 克。地黄汁 150 克,大枣 30 克,生姜汁、花生油各 40 克,白酒 1 500 克。

【用法】取鲜生地按用量榨取汁,备用;将大枣洗净去核,同甜杏仁捣烂成泥备用;再取生姜榨取汁,倒入瓷坛,加入白酒和花生油搅匀;最后将蜂蜜炼熟,乘热同大枣、杏仁泥装入药坛内搅匀,置文火上煮鱼眼沸离火,待冷后倒入生地黄汁,加盖密封,置阴凉干燥处。每日摇晃几次,经 7 天后开封,过滤饮服。每日 3 次,每次可随量饮服,以勿醉为度。

【功用】补脾益气,调中和胃,养阴生津,润肺滑肠,养身益寿。

【主治】适用于脾胃不和、气机不舒、食欲不振、肺燥干咳、肠燥便秘等症。

名医点评

生地黄汁,味甘、苦,性寒,归心、肝、肺经,清热凉血,养阴生津。《珍珠囊》谓"凉血,生血,补肾水真阴。"生地质润,甘寒养阴,寒能清热,养阴生津,润燥通便;甜杏仁,甘平,含油脂而质润,故能润肠通便;花生油、蜂蜜均有质润滑肠之能,诸药伍用,养阴生津,润肺滑肠,适于肠燥便秘。

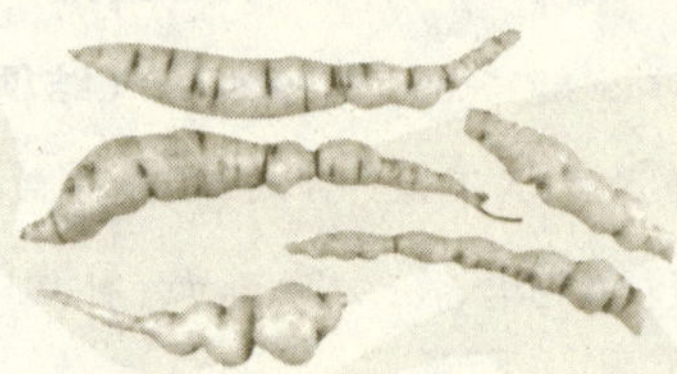

地黄羊脂酒(《古今录验方》)

【组成】地黄汁 70 克,生姜汁 50 克,羊脂 150 克,白蜜 75 克,糯米酒 1 000 克。

【用法】将鲜生地,鲜生姜按用量榨取汁,备用;再将糯米酒倒入坛中,置文火上煮沸,边煮边徐徐下羊脂,化尽后再倒入地黄汁、生姜汁搅匀,再煮数十沸后离火待冷。然后将白蜜炼熟,乘热倒入药酒内搅匀,加盖固封,置阴凉干燥处,经 3 天后开封,静置澄明即成。每日 3 次,每次饮服 20~30 毫升。

【功用】补脾益气,调中开胃,滋阴生津,润燥通便,养身益寿。

【主治】适用于虚劳形瘦、脾胃虚弱、食欲不振、烦热口渴、阴虚干咳、肠燥便秘等症。

【注意】凡有腹满便溏以及阳虚怕冷者不宜用。

名医点评

生地黄汁，味甘、苦，性寒，归心、肝、肺经，清热凉血，养阴生津。《珍珠囊》谓“凉血，生血，补肾水真阴。”生地质润，甘寒养阴，寒能清热，养阴生津，润燥通便；生姜汁，温中散寒；羊脂调中补虚，滋阴生津。诸药合用，适于脾胃虚弱之纳差、烦渴、便秘等症。

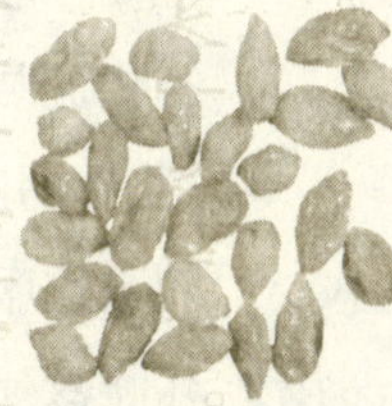

秘传三意酒(《松崖医径》)

【组成】枸杞子、火麻仁各 750 克，生地黄 450 克，白酒 4 000 克。

【用法】将以上 3 味药切碎，蒸熟，摊开晾去热气后，与白酒共置入容器中，密封浸泡 7 天后便可服用。随量饮用，但勿醉。

【功用】滋阴养血，补虚润肠。

【主治】适用于身体羸弱、肠燥便秘、面色萎黄、倦怠无力、头昏目眩、口干食少等症。

名医点评

火麻仁甘平，质润多脂，能润肠通便，兼有滋养补虚之功。《药品化义》谓“麻仁，能润肠，体润能去燥，专利大肠气结便秘。”枸杞子，润而滋补，而专于补肾，润肺，生津，益气，为肝肾真阴不足，劳乏内热补益之要药；生地质润，甘寒养阴，寒能清热，养阴生津，润燥通便；诸药合用，滋阴养血，补虚润肠，适于阴虚便秘之症。

松子酒(民间验方)

【组成】松子仁 70 克，黄酒 500 克。

【用法】将松子仁炒香，捣烂成泥，备用；再将黄酒倒入小坛内，放入松子仁泥，然后置文火上煮鱼眼沸，取下待冷，加盖密封，置阴凉处。经 3 昼夜后开封，用细纱布滤去渣，储入净瓶中备用。每日 3 次，每次用开水送服 20~30 毫升。

【功用】补气血，润五脏，止渴，滑肠。

【主治】适用于病后体虚、口渴便秘、羸瘦少气、头晕目眩、咳而痰少、皮肤干燥、心悸、盗汗等症。

【注意】大便溏泻、滑精及有湿痰者忌服。

名医点评

松子仁味甘性温，具有补心肾，养血液，润肌肤，止咳嗽，润大肠等多种功效，对年老体弱者尤其适合。

竹酒（《中国食品》）

【组成】嫩竹 120 克，白酒 1 000 克。

【用法】将嫩竹切成片状或碎屑状，与白酒一起置入容器中，密封 12 日即成。其间搅拌 2 次。或锯取保留两个竹隔的小嫩竹节，在一端竹节上开一个小孔，注入白酒，用塞子塞紧小孔，防止酒液外渗，在室温下静置 15 天即成。早晚各 1 次，每次饮服 20 毫升。

【功用】清热利窍。

【主治】适用于便秘、原发性高血压、痔疮等。

名医点评

竹子通身是宝，竹笋、竹叶、竹沥、竹实、竹茹、竹根皆可入药。嫩竹功近竹笋，性寒味甘，可消食化痰，透疹解毒，酒制后减其寒凉之性，适用于便秘、原发性高血压、痔疮等病症。

麻子酒（《备急千金要方》）

【组成】火麻仁 500 克，米酒 1 000 克。

【用法】将火麻仁研末，用米酒浸 7 天即可。每日 2 次，每次饮服 30 毫升。

【功用】润肠通便。

【主治】适用于老年或产后津伤血虚、大便干结。

名医点评

火麻仁，味甘，性平，质润多脂，能润肠通便，兼有滋养补虚之功。《药品化义》谓“麻仁，能润肠，体润能去燥，专利大肠气结便秘。凡年老血液枯燥，产后气血不顺，病后元气未复，或羸弱不能运行者皆治。”本品适于老年人或产后血虚肠燥便秘之症。

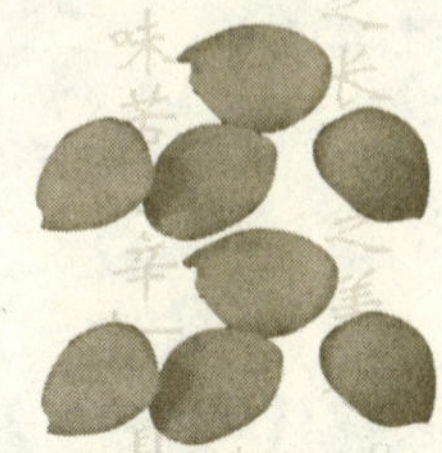

桃仁酒（《药用果品》）

【组成】桃仁 60 克，米酒 100 克。

【用法】将桃仁捣烂，用米酒浸 10 天即成。每日 2 次，每次饮服 30 毫升。

【功用】润肠通便。

【主治】适用于产后血虚便秘。

名医点评

桃仁，味苦甘，性平，归心、肝、大肠经，活化祛淤，润肠通便。《珍珠囊》谓“治血结、血秘、血燥，通润大便，破蓄血。”桃仁含油脂而质润，能润燥滑肠，适于产后血虚便秘。

双仁酒（《药酒汇编》）

【组成】火麻仁、郁李仁各 250 克，米酒 1 000 克。

【用法】将前 2 味捣碎，置容器中，加入米酒，密封，浸泡 7 天后，过滤去渣，即成。每次温服 30 毫升，每日服 2 次。

【功用】润肠通便。

【主治】产后津伤、血虚大便干结及老年性便秘。

【注意】或任选一味浸酒，效果亦佳。

名医点评

火麻仁，味甘，性平，质润多脂，能润肠通便，兼有滋养补虚之功。《药品化义》谓“麻仁，能润肠，体润能去燥，专利大肠气结便秘。凡年老血液枯燥，产后气血不顺，病后元气未复，或羸弱不能运行者皆治。"郁李仁，质润多脂，辛行苦降，能润肠且行大肠之气滞；二药合用，润肠通便，适于阴亏便泌。

第八节 关节疼痛

二风酒(民间验方)

【组成】寻骨风 100 克，防风 50 克，好白酒 750 克。

【用法】将上药洗净浸泡于酒中，密封 7 天即成。每日早、晚各 1 次，每次温饮 15~20 毫升。

【功用】祛风活络，止痛逐痹。

【主治】适用于风湿痹阻、关节肿痛、伸屈不利等症。

名医点评

寻骨风，辛苦性平，祛风湿，通络止痛。《分类草药性》谓"治跌打损伤，风湿麻木，筋骨疼痛。"防风辛温发散，微温不燥，气味俱升，以辛为用，功善疗风，既散肌表风邪，又除经络留湿，止痛功良。《本草汇言》谓"主诸风周身不遂，骨节酸痛，四肢挛急。"二药伍用，祛风活络，止痛逐痹。适于风湿痹阻，关节疼痛。

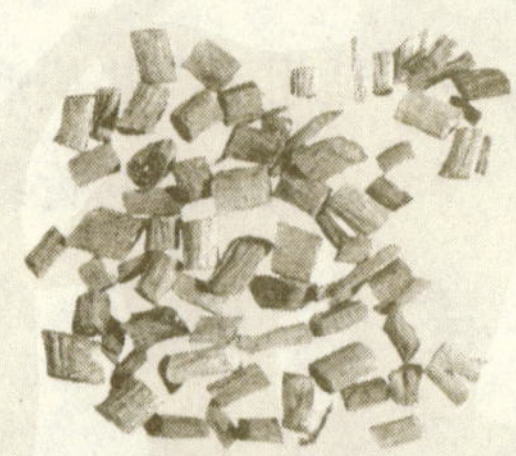

牛膝酒(《圣济总录》)

【组成】牛膝、秦艽、天门冬各 37.5 克，独活 45 克，肉桂、五加皮各 30 克，细辛、石楠叶、薏苡仁、附子、巴戟天、杜仲各 15 克，白酒 5 000 克。

【用法】将上药加工成粗末，装入绢布袋里，与白酒同置于容器中，密封浸泡 7~14 天即成。每日 3 次，每次饮服 15~30 毫升。

【功用】祛风湿，壮腰膝。

【主治】适用于关节疼痛遇寒加重，兼见肢节屈伸挛急，麻痹不仁，步履无力等。

名医点评

牛膝入足三阴经，善于补肝肾，强筋骨，“治腰膝骨痛，四肢拘挛，痿痹”，生用散瘀血，消痈肿，且能“止筋骨疼，强筋舒筋”；秦艽能活血舒筋，治筋骨拘挛，且对“久痛虚羸，血气不能营养肢体而痛”作用；独活善祛风胜湿，散寒止痛，治疗风寒湿痹，腰膝酸痛，手脚挛痛。能“治风寒湿痹，酸痛不仁，诸风掉眩，头项难伸”、“去肾间风邪，搜肝风，治项强腰背痛”；肉桂、附子、细辛温阳通脉、散寒止痛；五加皮、杜仲、巴戟天能“益气疗躄”，用于下焦风湿之缓症，疗“不能行走”；石楠辛苦平，入肝肾经，祛风，通络，益肾，能治风痹，腰背酸痛，肾虚脚弱，“主养肾气、内伤阴衰，利筋骨皮毛”，有能“润肾补肝，壮命门火”；妙在天门冬与薏苡仁二味，利湿而不伤阴，滋阴而不敛邪，补中有泻，散中有收；诸药共奏祛风湿、壮腰膝、止痹痛之效。

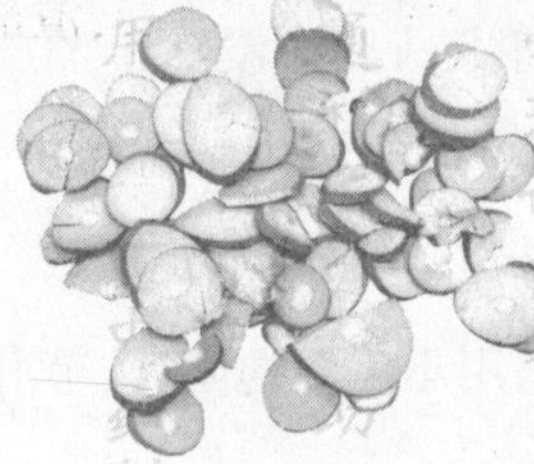

桑枝酒（《实用中医内科学》）

【组成】桑枝、黑大豆、薏苡仁、十大功劳、银花、五加皮、木瓜、黄柏、蚕沙、松仁各30克，白酒3 000克。

【用法】将上药捣碎，装入细纱布袋里扎紧口，放入小坛中，倒入白酒，密封浸泡10天以上，弃去药袋即可服用。每日3次，每次饮服30~50毫升。

【功用】祛风除湿，清热通络。

【主治】适用于湿热痹痛，症见肢体关节疼痛，痛处红肿灼热，疼痛剧烈，筋骨拘急，兼有口渴、心烦、舌红苔黄、脉滑数等症。

名医点评

桑枝苦平，归肝经，善祛风通络，《本草图经》言“疗遍体风痒干燥，脚气风气，四肢拘挛”、“功专祛风湿拘挛”；蚕沙，甘辛、温，入肝、脾经，祛风除湿，活血定痛，“治风湿遏伏于脾家，筋骨疼痛，皮肤发肿，腰腿疼痛，血瘀血少”，“为风湿之专药，凡风湿瘫缓固宜，即血虚不能养经络者，亦宜加入滋补药中”；黄柏入肾，妙在引湿热下行，令邪从下焦小便而去，乃祛邪有出路；木瓜、五加皮、薏苡仁、松仁共奏疏风除湿、通经达络的作用；十大功劳、银花二者相伍，既能清湿热又能清虚热还可疏风热，一举三得；黑大豆，性味甘平，入心、脾、肾三经，具有活血、利水、祛风、解毒功效。善长治疗风毒脚气，风痹筋挛，并能解药毒。《食疗本草》曰："主中风脚弱，产后诸疾；若和甘草煮汤饮之，去一切热毒气，善治风毒脚气；煮食之，主心痛，筋挛，膝痛，胀满"；诸药合用可达祛风除湿，清热通络之功。

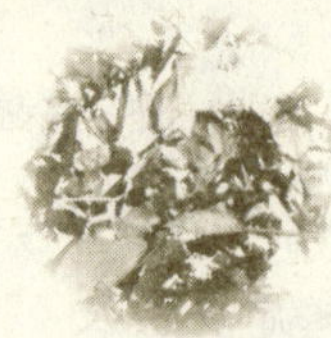

三藤酒(民间验方)

【组成】络石藤、海风藤，鸡血藤、桑寄生各 45 克，木瓜 30 克，五加皮 15 克，白酒 1 500 克。

【用法】将上药切薄片，装入绢袋，扎紧口，放入坛内，倒入白酒，加盖密封，置阴凉处。21 天后开封，弃去药袋，澄清即成。每日 2 次，每次饮服 15~25 毫升。

【功用】祛湿舒筋通络。

【主治】适用于风湿性关节炎及关节疼痛等症。

名医点评

络石藤苦微寒，归心肝经，功善祛风通络、凉血消肿。《本草纲目》云"络石藤，气味平和，其功主筋骨关节风热痈肿"，《要药分剂》言其"专于舒筋活络，凡病人筋脉拘挛，不易屈伸者，服之无不效，不可忽之也"；海风藤辛苦微温，归肝经，《本草再新》言其能"行经络，和血脉，宽中理气，下湿除风，理腰脚痛"，桑寄生祛风湿，兼能补肝肾强筋骨，祛邪与扶正同具，与络石藤、海风藤合用则祛湿通络之功相得益彰；鸡血藤活血舒筋，治腰膝酸痛，麻木瘫痪，有"去瘀血，生新血，流利血脉"之功，是强壮性补血药，适用于贫血性之神经麻痹症，如肢体及腰膝酸痛，麻木不仁等；木瓜、杜仲合用祛风湿，补肝肾，与桑寄生相须为用，诸药共奏祛湿舒筋通络之力。

松节酒(《外台秘要》)

【组成】松节 30 克，白酒 500 克。

【用法】将松节打碎，浸泡入白酒中，封紧口，置阴凉处，每日振摇 1~2 次，经 7 天后过滤即可饮用。每日2次，每次饮服15~20毫升。

【功用】祛风、燥湿、散寒、活络。

【主治】适用于风寒湿痹，关节疼痛等症。

名医点评

松节，味苦，性温，归肝、肾经，祛风湿，活络止痛。《本草汇言》谓“松节，气温性燥，如足膝筋骨，有风有湿，作痛作酸，痿弱无力者，用此立痊。”松节祛风、燥湿、散寒、活络，对于风寒湿痹，关节疼痛有良效。

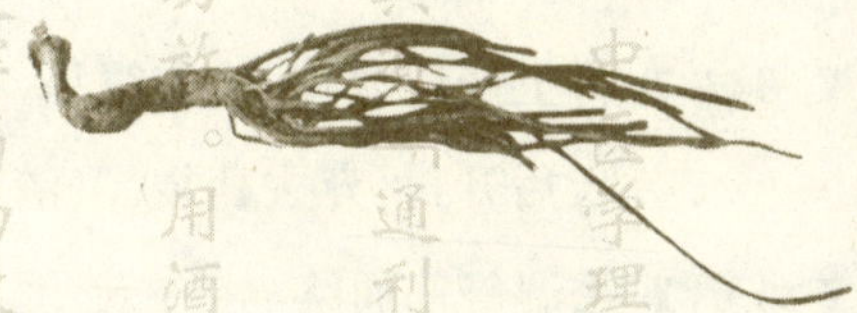

威灵仙酒（《家庭保健膳食精选》）

【组成】威灵仙250克，黄酒600克。

【用法】将威灵仙捣碎，置于酒中浸泡，加盖密封，置阴凉处，经常摇动，25~30天后开封过滤即成。每日2次，每次饮服15毫升。

【功用】祛风湿，通经络，止痛消炎。

【主治】适用于慢性风湿性关节炎等症。

名医点评

威灵仙，味辛、咸，性温，归膀胱经，祛风湿，通经络。《药品化义》谓“灵仙，性猛急，善走而不守，宣通十二经络，主治风湿痰壅滞经络中，致成痛风走注，骨节疼痛，或肿，或麻木。”威灵仙，辛散温通，性猛善走，通行十二经脉，既能祛风湿，又能通经止痹痛。凡风湿痹痛，麻木不仁，无论上下皆可用，为风湿痹痛要药。

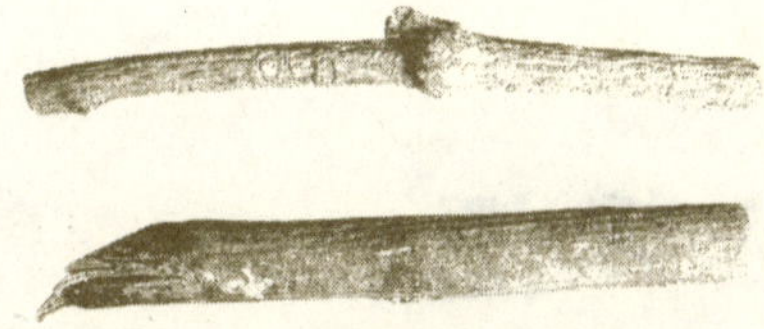

青风藤酒（《临床实用中药学》）

【组成】青风藤15克，白酒500克。

【用法】将青风藤切碎，浸入白酒中，封口，置阴凉处，每日摇晃1次，7天后即可饮用。每日2次，每次饮服15~20毫升。

【功用】祛风湿，通经络。

【主治】适用于风湿痹痛、麻木瘙痒、浮肿尿少、脚气湿肿等症。

名医点评

青风藤，药名首载《本草图经》，异名有寻风藤、清风藤、扶风藤、枫树藤等，本品为防已科植物青藤及毛青藤的干燥藤茎。性味苦平，归肝、脾经，具有祛风湿、通经络、利小便，治风湿痹痛、鹤膝风、水肿、脚气等功效，其中含青藤碱、木兰碱，四氢表小檗碱等生物碱，具有镇痛、抗炎、降压等作用。

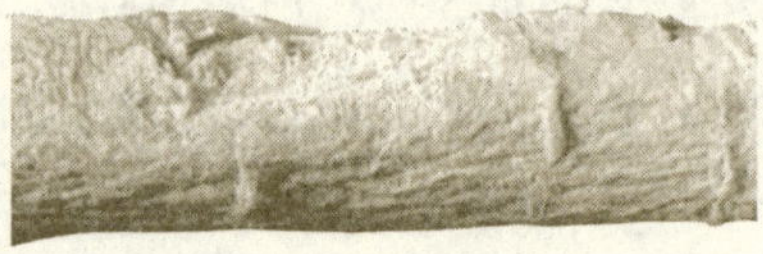

五加皮酒(验方)

【组成】南五加皮100克，白酒1 000克。

【用法】将南五加皮切碎，放入白酒中，将口密封，浸泡10天即可饮用。每日2次，每次饮服10~15毫升。

【功用】祛风湿，强筋骨。

【主治】适用于风寒湿痹、腰腿酸痛等。

名医点评

南五加皮，味辛、苦，性温，归肝、肾经，祛风湿，强筋骨。“伤于湿者，下先受之。”肝肾居下而主筋骨，故风寒湿之邪，多先犯肝肾二经。五加皮辛能散风，温能除寒，苦能燥湿，则补肝肾，强筋骨，祛风湿，通经络。用于风寒湿痹痛有良效。

寻骨风酒(《南京民间草药》)

【组成】寻骨风15克，白酒500克。

【用法】将上药粗碎，浸入白酒中，封口密闭，置阴凉处，每日摇动1次，7天后去渣备用。每日3次，每次空腹温饮15~20毫升。

【功用】祛风通络。

【主治】适用于风湿痹痛、肢体麻木、筋脉拘挛等症。凡筋骨不健者,皆可服之。

名医点评

寻骨风,辛苦性平,祛风湿,通络止痛。《分类草药性》谓"治跌打损伤,风湿麻木,筋骨疼痛。"适于风湿痹痛,肢体麻木拘挛。凡筋骨不健者,皆可用之。

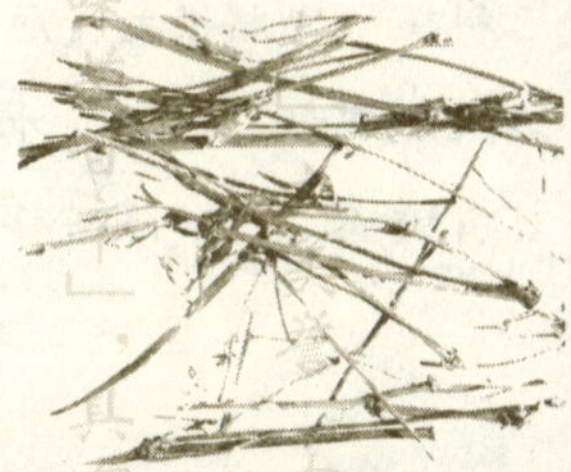

老鹳草酒(《本草纲目拾遗》)

【组成】老鹳草 50 克,白酒 500 克。

【用法】将上药加工粗碎,浸泡于白酒中,加盖密封,置阴凉处,经常振摇,经 14 天后启封,滤渣澄清即可饮用。每日 2 次,每次饮服 15~20 毫升。

【功用】祛风除湿,活血通络。

【主治】适用于风湿痹痛、拘挛麻木、跌打损伤等症。因本品能活血通经,常常饮之,自可身轻体健。

名医点评

老鹳草,味辛、苦,性平,归肝、大肠经,祛风湿,舒筋活络。《本草拾遗》谓"祛风,疏经,活血,健筋骨,通络脉,治损伤,痹证。"老鹳草祛风除湿,活血通络,适于风湿痹痛,肢体麻木拘挛等症。

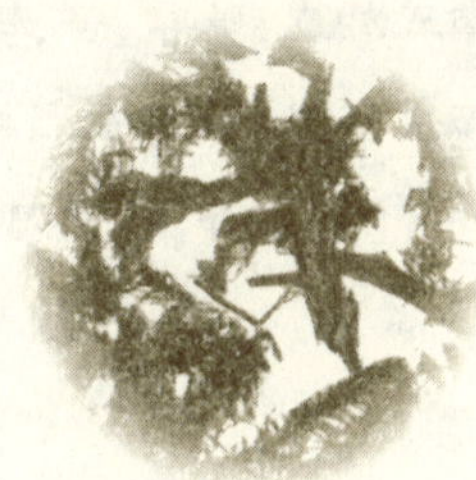

伸筋草酒(《临床实用中药学》)

【组成】伸筋草 15 克,白酒 500 克。

【用法】将上药切碎,浸泡于白酒中,封口。置阴凉处,每日摇晃 1~2 次,7 天后过滤澄清即成。每日 2 次,每次 15~20 毫升。

【功用】散寒除湿,舒筋通络。

【主治】适用于风寒湿痹、关节疼痛、肌肤麻木等症。常饮之有舒通经络、健体强身的作用。

名医点评

伸筋草，味苦、辛，性温，归肝经，祛风湿，舒筋活络。《本草拾遗》谓“主久患风痹，脚膝疼冷，皮肤不仁，气力衰弱。”伸筋草苦能燥湿，辛能散风，其性走而不守，其用沉而不浮，能祛风湿，舒筋络。适于风寒湿痹痛之症。

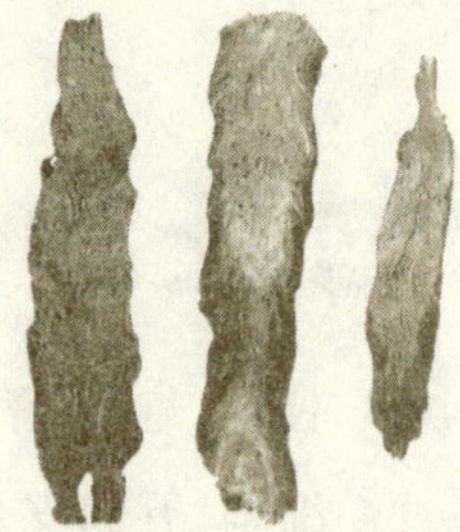

千年健酒（《临床实用中药学》）

【组成】千年健 10 克，白酒 500 克。

【用法】将上药切碎，浸泡于白酒中，封口。置阴凉处，每日摇晃 1~2 次，7 天后过滤澄清即成。每日 2 次，每次 15~20 毫升。

【功用】祛风湿，壮筋骨。

【主治】适用于风湿痹痛、筋骨无力等症。此酒最宜老人饮之。

名医点评

千年健，辛温走窜，苦燥湿邪，归肝、肾经，祛风湿，强筋骨，止痹痛。适于风湿痹痛，筋骨无力等症。

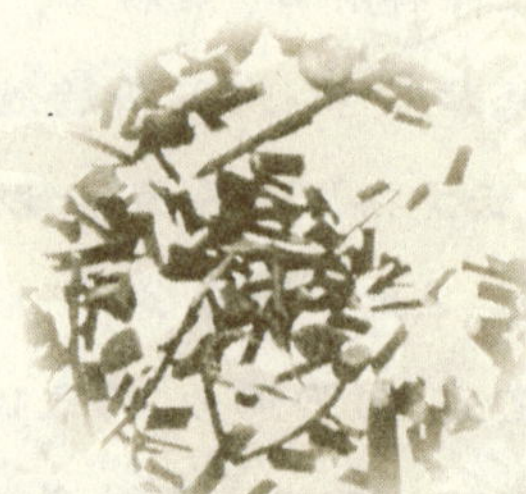

海风藤酒（《中药制剂汇编》）

【组成】海风藤、追地风各 50 克，白酒 1 000 克。

【用法】将上药捣碎，浸入白酒中，封口。置阴凉处，经常摇动数下，14 天后去渣即成。每日早、晚各 1 次，每次饮服 10 毫升。

【功用】祛风利湿，通络止痛。

【主治】适用于风湿性关节炎，重着麻痹，筋骨疼痛，亦用于支气管哮喘、支气管炎等症。

名医点评

海风藤辛苦微温，归肝经，《本草再新》言其能“行经络，和血脉，宽中理气，下湿除风，理腰脚痛”；追地风祛风湿，通经络，止痹痛，且能疗喘咳，二者合用，则祛风利湿，通络止痛之力互长，用于风湿痹痛，关节不利，筋脉拘挛，腰膝疼痛及跌打损伤疼痛。白酒性味辛热发散，颇能“通行一身十二经脉”，温通血脉，鼓舞阳气，“令寒去湿消”；三者为伍，使风疏湿去寒散，经脉通达流利。

萆薢杜仲酒（《圣济总录》）

【组成】杜仲、炮姜、萆薢、制附子、蜀椒、肉桂、川芎、羌活、防风、秦艽、炙甘草各15克，细辛、五加皮、石斛、续断、地骨皮各7.5克，桔梗17克，白酒1 500克。

【用法】将蜀椒去目闭口者炒出汗，将以上17味药捣碎细，将白酒倒入瓷瓶内浸渍之，密封口，煮2个时辰，取下候冷，开封待用。每次温服10~15毫升，不拘时，随量，常令有酒气。

【功用】温补肝肾，祛风除湿。

【主治】适用于肾脏虚冷或感受寒湿、腰脚冷痹、足胫疼痛等。

名医点评

杜仲补肝肾，强筋骨，“主腰脊痛，补中，益精气，坚筋骨，强志，除阴下湿痒，小便余沥”；萆薢苦平，归肝胃膀胱经，利湿浊，祛风湿，《本经》言其“主腰背痛强，骨节风寒周痹”、“长于祛风湿”；羌活、防风、秦艽、细辛、五加皮、续断、川芎为一组疏风散寒祛湿止痛的良药，且能补肝益肾，强筋壮骨，调气行血；附子、炮姜、肉桂、蜀椒温补下焦，温振肾阳，肾阳充盛，温煦得力，乃气化则湿化之意；石斛、地骨皮滋阴清热，取反佐之意，于诸多温性药中相反相成而不致温性太过；妙在一味桔梗，其性升提，则整组药剂中升降有序，气机调畅。

姜黄木瓜酒（《药物与方剂》）

【组成】木瓜160克，姜黄、羌活各80克，白酒1 000克。

【用法】将上药切碎，与白酒同置入容器中，密封浸泡10天后即可。每日3次，每次饮服

10毫升。

【功用】缓痉止痛。

【主治】适用于肌肉风湿挛痛。

名医点评

姜黄，辛温而苦，外散风寒湿邪，内行气血，通经止痛，尤长于行肢臂而除痹痛。《本草纲目》谓"治风痹臂痛。"木瓜，舒筋活络，缓急止痛。《本草正》谓"木瓜，用此者用其酸，酸能走筋，敛能固脱，得木味之正，故尤专入肝，益筋走血。"二药合用，缓痉止痛，适于肌肉挛痛。

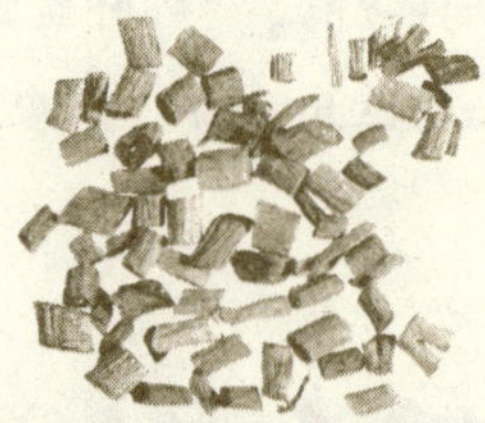

木瓜牛膝酒(验方)

【组成】木瓜35克，牛膝25克，白酒600克。

【用法】将木瓜、牛膝同放入白酒中，加盖密封，浸泡15天后即可饮用。每日2次，每次饮服10~15毫升。

【功用】舒筋活络，祛风除湿。

【主治】适用于关节僵硬、活动不便、筋骨酸痛等。

名医点评

木瓜，味酸，性温，归肝、脾经，舒筋活络，除湿和胃。《本草正》谓"木瓜，用此者用其酸，酸能走筋，敛能固脱，得木味之正，故尤专入肝，益筋走血。"牛膝苦甘酸而平，归肝肾经，补肝肾，强筋骨，活血利水，引血下行。二药合用，舒筋活络，祛风除湿，适于风湿关节僵硬疼痛。

独活杜仲酒(《圣济总录》)

【组成】独活、川芎、熟地各9克，炒杜仲、当归各18克，丹参20克，米酒2 000克。

【用法】将上药加工粗碎，装入细绢袋中，放入瓷瓶或坛内，加盖密封，浸渍5~7天(急用可隔水煮半小时，保温 1 小时)，开封，弃去药袋，过滤即成。温服，每饮 20 毫升，不拘时，常令如醉，不能饮酒者，尽自己的酒量而饮之。

【功用】祛风，散寒，利湿。

【主治】适用于腰腿冷痹、麻木疼痛等症。

名医点评

独活，味辛、苦，性微温，归肝、膀胱经，祛风湿，止痹痛。其性善下行，尤以腰膝、腿足关节疼痛属下部寒湿重者为宜。杜仲，味甘，性温，归肝、肾经，补肝肾，强筋骨。《本草汇言》谓"凡下焦之虚，非杜仲不补；下焦之湿，非杜仲不利；足胫之酸，非杜仲不去；腰膝之痛，非杜仲不除。""补肝益肾，诚为要药。"熟地滋阴补肾；当归、丹参补血活血；川芎，活血行气；诸药伍用，祛风，散寒，利湿，适于腰腿冷痹。

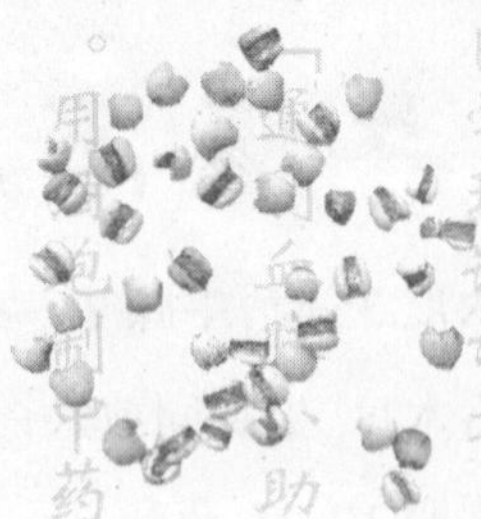

薏苡仁祛湿酒(验方)

【组成】薏苡仁 120 克，白酒 1 000 克。

【用法】将薏苡仁洗净，晾干，装入洁净的纱布袋中，封好袋口，放入酒坛中，倒入白酒，加盖密封，浸泡 1 周即可饮用。每日 2 次，每次饮服 10~15 毫升。

【功用】祛风湿，健脾胃。

【主治】适用于寒湿阻遏经脉、复受风邪而致的下肢浮肿、全身骨节疼痛沉重等症。

名医点评

薏苡仁，味甘、淡，性微寒，归脾、胃、肺经，利水渗湿，健脾。《本草纲目》谓"薏苡仁，阳明药也，能健脾益胃。虚则补其母，故肺萎、肺痈用之。筋骨之病，以治阳明为本，故拘挛筋急、风痹者用之。土能胜水除湿，故泄泻、水肿用之。"本品祛风湿，健脾胃，适于寒湿阻络，复受风邪之痹证。

樱桃酒(《药用果品》)

【组成】鲜樱桃 500 克，白酒 1 000 克。

【用法】将樱桃去杂质，洗净，置坛中，以酒浸泡，密封，每2~3日搅拌1次，泡15~20天即成。早晚各1次，每次饮服30~50毫升。

【功用】益气、祛风湿。

【主治】适用于肢体麻木及风湿性关节疼痛、冻疮等。

名医点评

鲜樱桃，味甘性温，能益气，祛风湿，善疗瘫痪、四肢不仁、风湿腰腿疼痛以及冻疮等。《别录》言其"主调中，益脾气"，《滇南本草》言其"治一切虚症，能大补元气，滋润肌肤，浸酒服之，治左瘫右痪，四肢不仁，风湿腰腿疼痛"，合酒则药势缓而持久。

骨质增生酒（《百病中医膏散疗法》）

【组成】岩马桑、钩藤根、四块瓦、见血飞各30克，野荞麦、威灵仙根、五香血藤、鹿衔草、凤仙花根、地龙、土鳖虫各40克，水冬瓜根皮、淫羊藿各60克，川红花、青藤香、三七各20克，55度白酒2 500克。

【用法】将16味药洗净，切碎，置容器中，加入白酒，密封，浸泡7~10天后即可取用。每次服15~20毫升，日服3次。

【功用】舒筋活络，散淤止痛。

【主治】增生性或肥大性关节炎。

名医点评

钩藤根，味苦涩性寒，入肝经，舒筋活络，清热消痈，善治关节痛风，半身不遂及跌打损伤等；四块瓦辛温，能祛风除湿，活血散淤，《分类草药性》言其"治跌打损伤，风湿麻木，筋骨疼痛"；见血飞辛温，祛风散寒，活血舒筋止痛，善疗"风湿麻木"，上述3药与岩马桑合用则疗风寒湿热痹痛；威灵仙善治"腰、肾、脚膝、积聚、肠内诸冷病，积年不瘥，服之效"，具有良好的祛风湿、通经络、止痹痛作用；五香血藤味甘性温活血祛风，消肿镇痛；鹿衔草甘苦而温，补虚益肾，祛风除湿，活血调经，《陕西中草药》言其"补肾壮阳，调经活血，收敛止血，治虚劳咳嗽，肾虚盗汗，腰膝无力，风湿及类风湿关节炎，半身不遂等"；凤仙花根甘平，能活血通经，软坚消肿，善疗风湿筋骨疼痛，跌扑肿痛等；与野荞麦、土鳖虫、地龙、青藤香、川红花、三七、、水冬瓜根皮、淫羊藿合用则活血通络，祛风散寒。

复方当归酒（《中药制剂汇编》）

【组成】川红花、制何首乌各 55 克，当归、鸡血藤各 80 克，白酒 1 000 克。

【用法】将药材饮片加白酒，按冷浸法浸渍 10 天后，即得。每次服 10 毫升，最大剂量不能超过 20 毫升，每日早、晚各服 1 次。

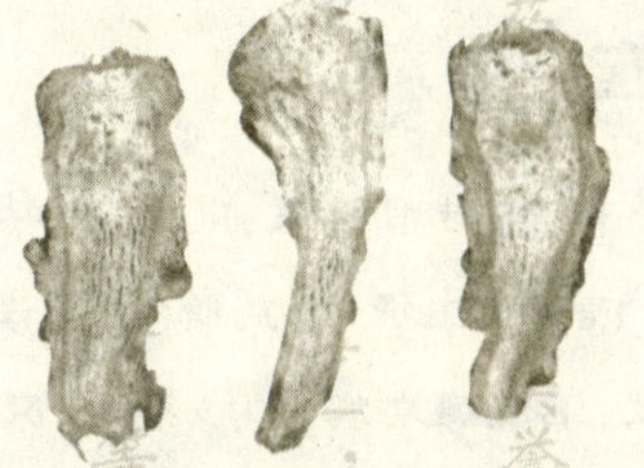

【功用】活血化淤、镇痛。

【主治】骨质增生疼痛。

名医点评

当归，其味甘而重，故专能补血；其气轻而辛，故又能行血；补中有动，行中有补，诚为血中之气药，亦血中之圣药也。鸡血藤，甘苦而温，归肝经，活血补血，舒筋活络。《饮片新参》谓“去瘀血，生新血，流利经脉。”制首乌，甘而微温，补血养肝，益精固肾。《本草纲目》谓“养血益肝，固精益肾，健筋骨，乌鬓发，为滋补良药。”红花，活血止痛。诸药合用，活血化淤止痛，适于骨质增生疼痛。

五木皮酒（《吉林医药资料》）

【组成】杨树皮、柳树皮、槐树皮、桑树皮、松树皮各 150 克，白酒 5 000 克。

【用法】将 5 味树皮，先除粗皮后，切丝，置容器中，加入白酒密封，浸泡 5 天后，过滤去渣，即成。每次服 30~50 毫升，每日服 2~3 次。

【功用】散风止痛。

【主治】大骨节病、关节炎。

名医点评

柳树皮苦寒，善祛风止痛，利尿消肿；杨树皮能祛风除湿，散淤消斑，止痛消肿；槐树皮苦平无毒，能祛风除湿，消肿止痛，治风邪外中，身体强直，肌肤不仁及热病口疮等；桑树皮甘寒，入肺脾经，能泻肺平喘，利水消肿，《本草求原》言其“治脚气痹挛，风湿麻木等”；松树皮祛风胜湿，祛瘀淤敛疮，治风湿骨痛，跌打损伤及瘀血疼痛等；五皮合用，借酒之力，缓祛风湿，通经达络。

松酒（《陕甘宁青中草药选》）

【组成】松节7 500克，红花5 500克，蘑菇750克，白酒5 000克。

【用法】将3味药捣碎，用水50千克煎至减半，过滤去渣，加入白酒拌和，即可饮用。每次服20毫升，每日服2次。

【功用】祛风通络。

【主治】大骨节病。

名医点评

松节，味苦，性温，归肝、肾经，祛风湿，活络止痛。《本草汇言》谓“松节，气温性燥，如足膝筋骨，有风有湿，作痛作酸，痿弱无力者，用此立痊。”红花，活血止痛。诸药合用，祛风通络，适于大骨节病。

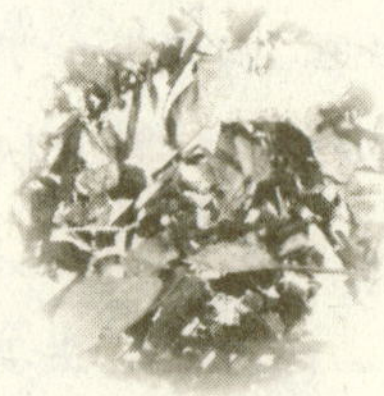

络石藤酒（验方）

【组成】络石藤60克，仙茅、川萆薢各15克，骨碎补60克，狗脊、大生地、当归身、薏苡仁各30克，白术、黄芪、玉竹、枸杞、山萸肉、白芍、木瓜、红花、牛膝、川续断、杜仲各15克，黄酒5 000克。

【用法】将上药切片，绢袋装，浸酒内，封固，隔水加热半小时，静置数日即可饮用。视酒量，每日饮1~2小杯，不可过服，所余药渣还可依法再浸1次。

【功用】补肝肾，活血通络。

【主治】肝肾不足，脾虚血弱，夹有风湿的肢体麻木、疼痛、腰膝酸软、体倦身重等症。

名医点评

络石藤苦微寒，归心肝经，功善祛风通络、凉血消肿。《本草纲目》云“络石，气味平和，其功主筋骨关节风热痈肿”，《要药分剂》言其“专于舒筋活络，凡病人筋脉拘挛，不易屈伸者，服之无不效，不可忽之也”；仙茅温肾壮阳，适用于阳痿精冷、小便不禁等，“补三焦命门之药也，惟阳弱精寒、禀赋素怯者宜之。”，与骨碎补、狗脊、山萸肉、牛膝、续断、杜仲等同用则温肾壮阳，鼓舞下元；川萆薢、薏苡仁、木瓜疏风除湿，渗湿治痹；生地、当归、白术、黄芪、玉竹、枸杞、白芍、红花则滋阴益气和血扶正；乃取疏中有收、补中有散、清补结合之意。

黄芪石斛酒（《圣济总录》）

【组成】石斛 120 克，黄芪、党参、防风各 45 克，丹参、山萸、杜仲、牛膝各 60 克，细辛 30 克，天冬 70 克，生姜 90 克，薏苡仁、杞果各 150 克，五味子、茯苓、山药、萆薢各 60 克，黄酒 3 000 克。

【用法】将上药共捣为粗末，置净瓶中，用酒浸 5 天，去渣备用。每服 2~3 杯，逐渐可加至 3~4 杯，酒力要相继，不可间断。

【功用】补气祛风，舒筋活血。

【主治】正虚风侵，腰腿痹痛，颜面麻痹。

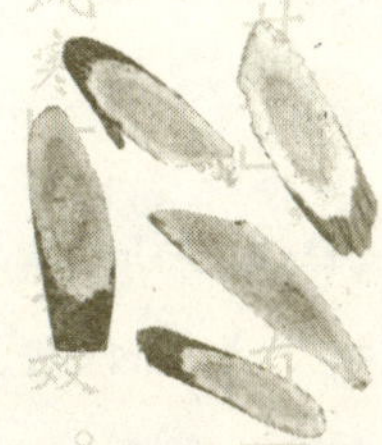

名医点评

石斛，甘寒，归胃肾经，“主伤中，除痹，下气，补五脏虚劳羸瘦，强阴，久服厚肠胃”、“主治男子腰脚软弱，补肾积精，腰痛，养肾气，益力”，兼具除痹补肾之功；黄芪味甘微温，健中益气，“补丈夫虚损，五劳羸瘦”，且能“补诸虚，不足，益元气，壮脾胃，活血生血”，合党参、云苓、山药、苡仁、生姜则健运中焦之力大增，以祛中焦之湿；丹参、牛膝活血祛淤，散淤止痛，山萸、杜仲、牛膝、杞果等药补肝肾，壮腰膝，细辛通阳祛风，萆薢利水祛湿。诸药合用，共奏补气祛风，舒筋活血之功。

乌麻浸酒（《普济方》）

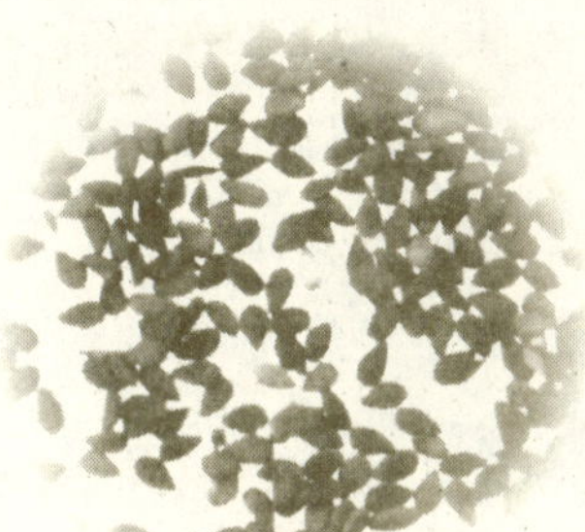

【组成】乌麻(即黑芝麻)500 克，白酒 1 000 克。

【用法】取上味，熬碎之，酒浸一宿。随量饮之。

【功用】补肝肾，通络止痛。

【主治】手脚关节酸痛兼微肿。

名医点评

黑芝麻，味甘，性平，归肝、肾、大肠经，补益精血，润燥滑肠。《神农本草经》谓“主伤中虚羸，补五内，益气力，长肌肉，填脑髓。”本品补肝肾，通络止痛，对于手足关节酸痛有一定的疗效。

草乌酒（《永乐大典》）

【组成】制草乌 20 克，当归、白芍药、黑豆各 70 克，忍冬 90 克，酒 1 500 克。

【用法】先将黑豆炒半熟，入酒中，再将另 4 味药碎细入酒中，5 日后开取。随量温饮，不拘时候。

【功用】祛寒湿，利关节，止痛。

【主治】手足风湿性疼痛。

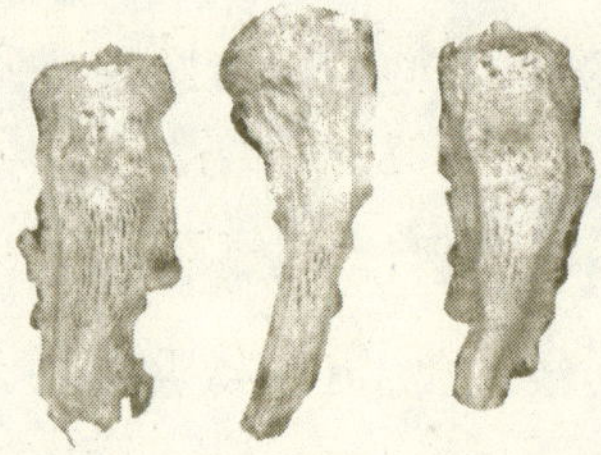

名医点评

制草乌，辛苦大热，祛风除湿，散寒止痛。《本草纲目》谓“主大风顽痹。”当归，其味甘而重，故专能补血；其气轻而辛，故又能行血；白芍，柔筋缓急止痛；忍冬藤，通经络，祛风热而止痛。诸药合用，祛风湿，利关节，止痛，适于风湿性疼痛。

槐枝酒（验方）

【组成】槐枝（切碎）1 000 克，曲 350 克，糯米 6 000 克。

【用法】将槐枝煮汁，同曲、米如常法酿酒，酒成压去糟渣。随量徐徐温饮，不拘时候。

【功用】祛风通络止痛。

【主治】风痹、肢体疼痛、痿弱无力。

名医点评

槐树枝，苦平无毒，疏风止痒、通达经络、通痹止痛，尚能治崩漏带下，心痛，目赤，痔疮，疥疮等；将槐枝煮汁，同曲、米酿酒，则温经通络之力缓而持久，且随酒力通行一身十二经络，有良好的祛风通络止痛之力，适用于风痹、肢体疼痛、痿弱无力等。

桐皮薏仁酒（《普济方》）

【组成】海桐皮、薏苡仁各 60 克，生地 100 克，川牛膝、川芎、羌活、地骨皮、五加皮各 30

克，甘草 12 克，白酒 1 500 克。

【用法】将上药共为粗末，用夏白布袋盛，以酒浸泡，封口，夏 7 日，冬 14 日后即可开封。空腹饮 15~20 毫升，每日 3 次，常令微醉。

【功用】祛湿热，通络止痛。

【主治】腰膝湿热痛甚，血脉顽痹臂痛，腿脚不遂。

名医点评

海桐皮祛风湿，通经络，《海药本草》言其“主腰脚不遂，顽痹腿膝疼痛”，且“能行经络，达病所，又入血分及祛风杀虫”；牛膝入足三阴经，善于补肝肾，强筋骨，“治腰膝骨痛，四肢拘挛，痿痹”；薏苡仁既能渗湿，又能舒筋脉，缓和挛急；妙在一味生地，可“逐血痹，填骨髓，长肌肉，做汤除寒热积聚，除痹，生者尤良。”故加用生地后，则既能除痹，又能扶正，可谓一举两得；川芎，血中之气药也，其性善散，能“破淤蓄，通血脉，解结气，逐疼痛，排脓消肿，逐血通经”；羌活，辛苦温，能“去诸骨节疼痛”，与川芎相合，则增其活血通经之力；地骨皮清热凉血，五加皮能壮筋骨，活血去淤；用白酒者，则活血温散走行之力倍增，对跌打损伤，瘀血肿痛有良好的治疗功效。

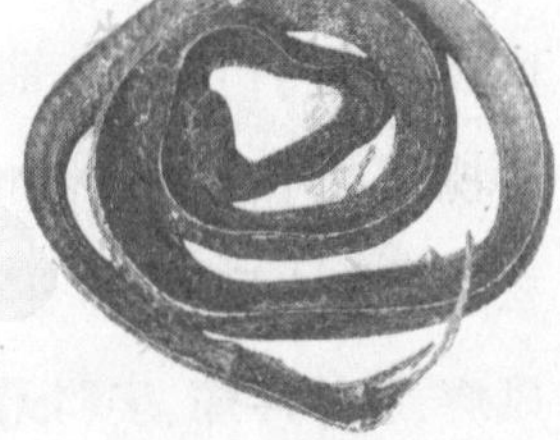

乌梢蛇酒（《本草纲目》）

【组成】乌梢蛇 1 条，好酒 500 克。

【用法】将乌梢蛇用酒浸泡 3~4 日后即成；或用乌蛇肉，袋盛，同曲置于缸底，糯饭盖之，3~7 日酒熟，去渣储酒即可。每次服 1~2 杯，每日 3 次。

【功用】祛风除湿，透骨搜络，止痛。

【主治】风湿痹痛，肌肤麻木，骨、关节结核，皮疹瘙痒。

名医点评

乌梢蛇甘平，搜风邪，透关节，除湿通络。《开宝本草》谓“主诸风瘙瘾疹，疥癣，皮肤不仁，顽痹诸风。”本品祛风除湿，透骨搜络，止痛。适于风湿痹痛，关节疼痛等症。

长松酒（《普济方》）

【组成】松根(切片)1 000 克,酒 1 000 克。

【用法】将松根九蒸九晒,用酒浸于瓶中,封口,7 日后开封取用。每于食前温饮 1~2 杯。

【功用】祛风除湿,通络止痛。

【主治】风寒湿痹,腰痛,膝弱,阳痿。

名医点评

松根,性味苦温无毒,善疗筋骨痛,且能疗损伤吐血,消虫牙疼痛。《日华子本草》言“松根白皮,补五劳,益气”,《常用中草药手册》言其“治风湿骨痛,跌打瘀痛。”白酒性味辛热发散,颇能“通行一身十二经脉”,温通血脉,鼓舞阳气,“令寒去湿消”;松根泡酒则祛风除湿,通络止痛之力大增。

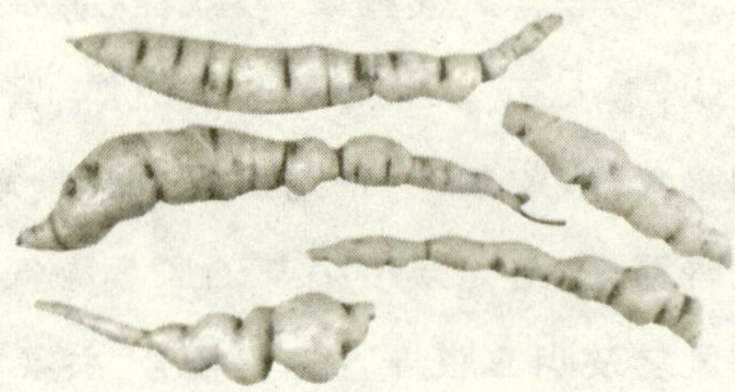

地黄酒方（《太平圣惠方》）

【组成】生干地黄 500 克,白杨树皮 250 克,生姜(切碎炒熟)100 克,大豆 250 克,白酒 1 000 克。

【用法】上诸药,用绢袋盛,以清酒于瓷瓶中浸,密封,经 7 日开。每于食前,温 1 小盏服。

【功用】活血祛风,强筋壮骨。

【主治】腰腿关节疼痛。

名医点评

药酒中生地黄清热凉血,养阴生津,有“逐血痹,填骨髓,长肌肉”之功,“治惊悸劳劣,心肺损……助筋骨”;杨树皮能祛风除湿,散瘀消斑,止痛消肿;黑大豆,性味甘平,入心、脾、肾三经,具有活血、利水、祛风、解毒功效,善长治疗风毒脚气,风痹筋挛。《本经》言“煮汁饮,止痛”,《食疗本草》“主中风脚弱,产后诸疾;若和甘草煮汤饮之,去一切热毒气,善治风毒脚气;煮食之,主心痛,筋挛,膝痛,胀满。”《纲目》言“冲酒治风痉及阴毒腹痛”;生姜温运中焦,诸药共奏活血祛风,强筋壮骨之效。

愈风酒（《随息居饮食谱》）

【组成】陈海蛇 360 克，黑大豆、嫩桑枝、松针各 120 克，陈酒 3 500 克。

【用法】将上药制成粗末，以绢袋盛，浸于酒中，封固，隔水加热，煮 1.5 小时，取出晾凉，再浸数日即可饮用。酌量饮用。

【功用】祛风除湿，凉血清热。

【主治】关节、筋骨疼痛等症。

名医点评

陈海蛇味咸平无毒，入肝脾经，善祛风定惊，《医林纂要》言其“缓肝保心，去毒热，除风湿”；桑枝苦平，归肝经，善祛风通络，《本草图经》言“疗遍体风痒干燥，脚气风气，四肢拘挛”，“功专祛风湿拘挛”；松针味苦性温，祛风燥湿，止痒杀虫，治疗风湿痿痹，跌打损伤有良效；黑大豆，性味甘平，入心、脾、肾三经，具有活血、利水、祛风、解毒功效。善长治疗风毒脚气，风痹筋挛，产后风痉、口噤，解药毒。《本经》言“煮汁饮，止痛”，《食疗本草》“主中风脚弱，产后诸疾……善治风毒脚气；煮食之，主……筋挛，膝痛，胀满。”《纲目》言“冲酒治风痉及阴毒腹痛”；诸药相合，共奏祛风除湿，凉血清热之功。

茜草酒（《陕甘宁青中草药选》）

【组成】鲜茜草根 50~100 克，白酒 2 000 克。

【用法】洗净，浸入 2 000 克好白酒中，7 日后可服用。每日 1 次，空腹热服。第 1 次喝七八成醉，盖被取汗，以后酌减。

【功用】活血祛风止痛。

【主治】关节疼痛。

名医点评

茜草根，苦寒降泄，专入肝经血分，消淤滞，通血脉，利关节。《本草纲目》谓“通经脉，治骨节风痛，活血行血。”本品浸酒，饮后取微汗，有活血祛风止痛之效，适于关节疼痛。

龟板杜仲酒（《偏方大全》）

【组成】龟板、杜仲各适量，白酒1 000克。

【用法】将上2味药浸入1 000克白酒中，约40天后可服。适量饮用。

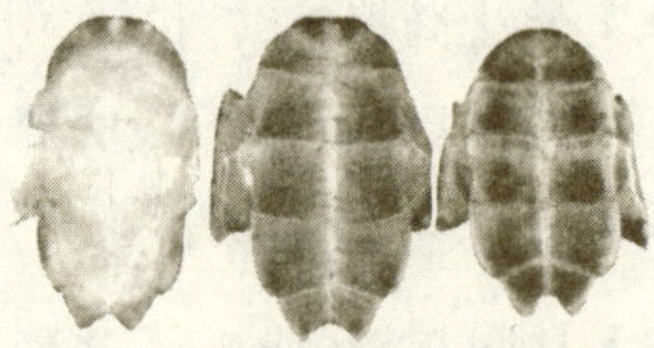

【功用】补肝肾，强筋骨。

【主治】由风湿性关节炎引起的疼痛症。

名医点评

杜仲，味甘，性温，归肝、肾经，补肝肾，强筋骨。《本草汇言》谓“凡下焦之虚，非杜仲不补；下焦之湿，非杜仲不利；足胫之酸，非杜仲不去；腰膝之痛，非杜仲不除。”“补肝益肾，诚为要药。”龟板，甘咸而寒，滋阴养血，潜阳息风，益肾健骨。二药伍用，补肝肾，强筋骨，适于患风湿痹证引起的久痛不愈。

虎杖酒（《新医药学杂志》）

【组成】虎杖根250克，白酒750克。

【用法】将上药洗净切片，置酒中浸泡，密封，半月后即可饮用，用时可加少量赤砂糖使酒着色。成人每次饮15毫升，每日2次。亦可佐餐服用。

【功用】活血祛风，通络止痛。

【主治】风湿性关节炎、类风湿、腰椎肥大、骨关节炎等。

【注意】有慢性肝病者禁用；妇女行经期停用。

名医点评

药酒中虎杖性味甘苦性辛温，因具祛风利湿、破淤通经之效而有“治风湿筋骨疼痛”，“坚肾，强阳益精，壮筋骨，增气力”之说；白酒性味辛热发散，颇能“通行一身十二经脉”，温通血脉，鼓舞阳气，“令寒去湿消”；赤砂糖色赤味甘性温入脾，能“补中益气，强力，滋肾暖胃”，且能缓急止痛，与白酒合用辛甘化阳，阳气通达四末，经络百骸疏通，则风寒湿邪俱去；如此则标本兼治，祛邪而不伤正，风湿痹痛除矣。

防风松叶酒（《太平圣惠方》）

【组成】松叶(十月初采)160 克，麻黄、防风各 30 克，制附子 15 克，独活 30 克，秦艽、肉桂各 20 克，牛膝 36 克，生地 30 克，醇酒 1 500 克。

【用法】将上药捣碎细，和匀，用纱布包盛，用酒浸于净器中，封口，春秋 7 日，冬 14 日，夏 5 日，日满开取，去渣备用。每次温饮 1 小杯(约 10 毫升)，每日 3 次。

【功用】活血祛风，通络止痛。

【主治】因风湿侵袭的关节疼痛，四肢麻木，步履艰难。

【注意】服酒期间勿食有毒、滑利、动风之物。

名医点评

药酒中防风辛甘微温，能祛风解表，胜湿止痛，“主诸风周身不遂，骨节酸痛，四肢挛急，痿痹痉痫等症。”；松叶味苦温，善祛风燥湿，为治疗风湿痹痛良药；两者相需为用，则疏风散寒之力大增；麻黄、独活辛温宣散水气，麻黄善行上，独活善走下，则周身疼痛俱适用，“两足寒湿，浑不能动止，非此不能治。”；肉桂“治沉寒痼冷之药也。能壮命门之阳，植心肾之气”，附子为“回阳气，散阴寒，逐冷痰，通关节之猛药也。”二者温补肾阳，肾阳温煦，气化有力，内湿自除；秦艽、牛膝、生地乃性凉之药，具除风湿、补肝肾、滋肾阴之功效，与诸多温热药同用防止燥伤气阴；更用醇酒引达诸经，则药性随醇酒到达病所而除邪。

长宁风湿酒（《新医药学杂志》）

【组成】当归 120 克，土茯苓 90 克，生地 120 克，防风 60 克，威灵仙 90 克，防己、红花各 60 克，木瓜 30 克，高粱酒 1 500 克。

【用法】上药浸酒中，3 周后取出滤液；药渣再加水煎煮，过滤去渣，取药汁，另用蝮蛇、眼镜蛇、赤炼蛇(均用活蛇)各 500 克，分别浸酒 1 000 克，3 周后滤取酒液，等量混合成为“三蛇酒”，将药酒、药汁、三蛇酒三者等量混合即为长宁风湿酒。每次 10~15 毫升，每日 3 次。

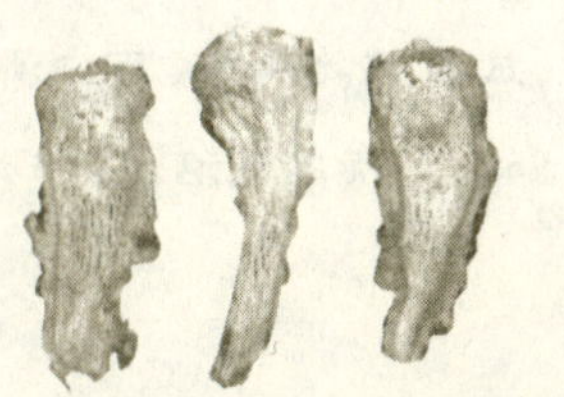

【功用】活血解毒，搜风通络。

【主治】类风湿性关节炎及其他关节炎。

名医点评

药酒中当归、红花活血和血，当归"治一切风，一切血，补一切劳，破恶血，养新血及主症癖。"有良好的活血疏风作用；防风、土茯苓、威灵仙、防己、木瓜共奏疏风除湿、通经达络的作用；妙在一味生地，可"逐血痹，填骨髓，长肌肉，做汤除寒热积聚，除痹，生者尤良。"故加用生地后，则既能除痹，又能扶正，可谓一举两得；加用诸蛇后则本方辛温走窜、舒筋活络之力增强，且其蠕动之性会大大改善关节僵硬症状。故本药酒散中有收且具轻动灵动之性，特别适用于痹症疼痛。

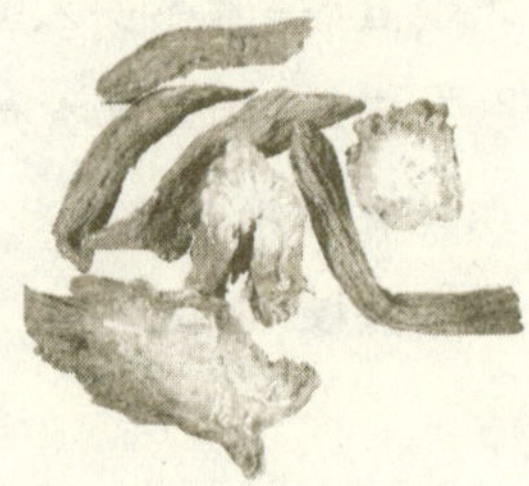

参蛇浸酒（《新中医》）

【组成】丹参 50 克，白花蛇 10~25 克，白酒(62 度)1 250 克。

【用法】将蛇剪碎，与丹参浸于酒中，泡 7 天即可饮用。每日睡前饮 10~20 毫升。

【功用】祛风除湿，活血通络止痛。

【主治】关节筋骨疼痛，往往有游走性表现者。

名医点评

药酒中丹参具良好的活血祛淤作用，可使人"腰脊强，除风邪留热，久服利人"，"渍酒饮之，疗风痹"，且能养血和血，"一物丹参，功同四物"即是指丹参具有良好的养血作用；白花蛇具有极佳的祛风湿、透筋骨、达经络作用，主治"湿痹不仁，筋脉拘急，骨节疼痛，脚弱不能久立"，能"通治诸风，通关透节，泻湿祛风"；再加上白酒之辛温通散之力，则疏风除湿、活血通络、和血止痛。

狗脊酒（验方）

【组成】金毛狗脊 150 克，黄酒 1 500 克。

【用法】将药浸于酒中，封固容器，置锅中，隔水加热煮 1.5 小时，取出埋土中 7 日退火毒，即可服用。每次饮 1 小盅，每日 3 次。

【功用】强健筋骨。

【主治】关节筋骨疼痛、腰膝无力、活动不便等症。

【注意】制备上述狗脊酒时,应去除其毛须,或燎,或刮。为了易切片,先用清水洗净,浸泡半日后,用蒸笼蒸透,再行切制。

名医点评

金毛狗脊,味苦辛,微热,入肝、肾经。有补肝肾,除风湿,健腰脚,利关节作用,主治腰背酸痛,膝痛脚弱,寒湿周痹。《本经》有言"主腰背强,机关缓急,周痹寒湿,膝痛,颇利老人",且"治男子女人毒风脚软,邪气湿痹,肾气虚弱,补益男子,续筋骨","坚肾养血,补气",因此,狗脊具有良好的扶正与祛邪双重功效;黄酒乃酒中佳品,其味醇厚,甘温益胃,同狗脊合用则既能补益先天之肾,又能补益后天之脾,如此则精血生化有源,肝肾强健,筋骨坚硬,痹证自除。

第九节　半身不遂

喇嘛酒(《随息居饮食谱》)

【组成】核桃仁、龙眼肉各100克,牛膝、杜仲各15克,豨莶草、白术、川芎、白芍、茯苓、丹皮各12.5克,枸杞子、首乌、熟地各25克,砂仁、乌药各7.5克,醇酒1 250克,烧酒3 750克。

【用法】将上药加工碎,用纱布袋装好,扎紧袋口,然后放入装有醇酒的瓷瓶内,隔水煎2小时,待冷,再加入烧酒,密封浸泡7天后即成。根据个人的酒量酌饮,早、晚各服1次,每次不超过30毫升。

【功用】养肝肾,补气血,强筋骨。

【主治】适用于精血亏损、肝肾不足的中风后半身不遂、身体虚弱之风湿筋骨痛、肢体麻木等。

名医点评

药酒中核桃仁、龙眼肉、枸杞子、首乌、熟地为一组补益药品,共奏益肾补肝、填精生髓之效；核桃仁“食之令人肥健，润肌，黑须发”；熟地能“补五脏内伤不足，通血脉，益气力，利耳目”；首乌“补肝肾，涩精，养血祛风，为滋补良药”；牛膝、杜仲、豨莶草能强筋健骨，利于骨痿偏瘫；白芍养血柔筋，能泄土中木；白术、砂仁、茯苓健脾益胃，补益后天，乃“治痿独取阳明”之意；川芎、乌药、丹皮能行血中气，气中血，令“气血流通，则百病不生”；加上两种酒类，温通经脉，则既能治疗中风后半身不遂，又可用于身体虚弱之风湿筋骨疼痛等。

治瘫痪酒（《药酒与膏滋》）

【组成】威灵仙、苍术、牛膝、桂枝、木通各 30 克，黄酒 2 500 克。

【用法】将以上 5 味药共研粗末，入黄酒内，浸泡 7 天，过滤即成。每日 2 次，每次饮服 15 毫升。

【功用】祛风除湿，温通活络。

【主治】适用于中风后遗症、半身不遂等。

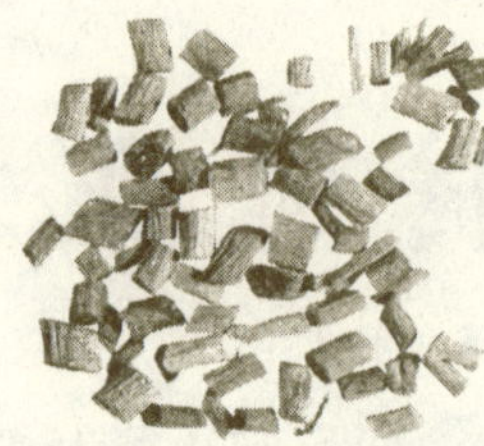

名医点评

药酒中牛膝入足三阴经，善于补肝肾，强筋骨，“治腰膝骨痛，四肢拘挛，痿痹”；威灵仙辛咸温，善治“腰、肾、脚膝、积聚、肠内诸冷病，积年不瘥，服之效”，具有良好的祛风湿、通经络、止痹痛作用；苍术“能健胃安脾，诸湿肿非此不能除”，能健运中焦，除湿化浊；桂枝能利关节，温经通脉，改善半身不遂的气血流通；川木通令湿邪走泄于下，使邪去有出路，利于邪去正复；黄酒其味醇厚，甘温益胃，乃温运中焦之品，令脾胃旺盛，水谷精微生化有源；如此则邪去正复，利于肢体不遂恢复。

白花蛇酒（验方）

【组成】白花蛇 1 条，秦艽、天麻、当归、羌活、五加皮、防风各 50 克，白酒 1 500 克。

【用法】将白花蛇去头去尾各 10 厘米，用白酒浸透，去骨刺取肉，再将其余 6 味药装入纱布里，与白酒共置入罐内，密封浸泡 15 天后取酒饮之。每日 1~2 次，每次饮服 10~15 毫升。

【功用】祛风通络，强筋健骨。

【主治】适用于中风之后半身不遂、口眼歪斜、筋骨酸痛等。

名医点评

白花蛇甘咸而温，归肝经，主治“中风湿痹不仁，筋脉拘急，口眼歪斜，半身不遂，骨节疼痛……脚弱不能久立。”，极具透骨搜风、截惊定痉之功，“其内走脏腑，外彻皮肤，无处不到也。”；天麻能治“诸风麻痹不仁，风热语言不遂”，且能“主诸风湿痹，四肢拘挛，利腰膝，强筋力”；秦艽、羌活、五加皮、防风均为祛风湿、利筋骨良药，其中五加皮能“益气疗躄”，用于下焦风湿之缓症，疗“不能行走”；当归温润养血和血，“治一切风，一切血，补一切劳，破恶血，养新血及主症癖。”有良好的活血疏风作用；诸药合用借白酒之力，祛风通络，强筋健骨。

秘传药酒（《万病回春》）

【组成】当归、白芍、生地、牛膝、秦艽、木瓜、黄柏、杜仲、防风、白芷、陈皮各30克，川芎、羌活、独活各25克，槟榔18克，肉桂、炙甘草各10克，油松节15克，白酒1 500克。

【用法】将白芍炒过，黄柏盐炒，杜仲姜炒，上药捣碎入绢袋中，倒入白酒储于瓮中，火上煮1小时，去渣备用。早、晚随量饮。

【功用】祛风活血，止痛，补肾。

【主治】适用于瘫痪腿痛，手足麻痹不能移动者。

【注意】如久痛加虎胫骨（酥炙）25克，苍术（炒）30克。

名医点评

药酒中当归、白芍、生地、川芎仿四物汤之意，补血和血，为一切血病通用之方；牛膝、杜仲既能祛风湿，又能补肝肾，壮筋骨，善治腰膝痿软；秦艽、木瓜、防风、羌活、独活、白芷、油松节皆为祛风湿之药，令风湿去则筋脉畅；黄柏盐炒则入肾，妙在引湿热下行，令邪从下焦小便而去；槟榔苦辛温，“宣散五脏六腑壅滞，破坚满气，疗风血积聚”，有破气除满之功，能行气调中，取“气化则湿化”之意；妙在肉桂一味，补火助阳，散寒止痛，温通经脉，

“壮命门之阳，植心肾之气，宜导百药，使阳长则阴自消”，取其“少火生气”之意；如加上虎骨则强筋健骨之力更强。

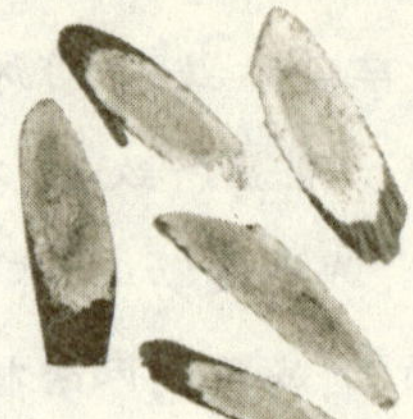

黄芪乌蛇酒（《不知医必要》）

【组成】炙黄芪60克，乌蛇肉90克，当归40克，桂枝30克，白芍25克，白酒3 000克。

【用法】将上药切碎，与白酒同置入容器中，密封隔水煮1小时，再储藏7天后可服用。每日3次，每次饮服15~30毫升。

【功用】补气活血，祛风通络。

【主治】适用于半身不遂或肌肉消瘦、肢体麻木、半身偏枯。

名医点评

药酒中黄芪味甘微温，健中益气，“补丈夫虚损，五劳羸瘦”，且能“补诸虚，不足，益元气，壮脾胃，活血生血”，因为有形之血生于无形之气，故与当归合用，取当归补血汤之意，补气生血，如此则阴生阳长，气旺血生，正气内盛；乌蛇甘咸平，治风湿顽痹，肌肤不仁，功与白花蛇同而性善无毒；桂枝温通血脉，通经达络，适用于上肢关节的麻木不仁；白芍养血柔肝，敛阴润筋，与桂枝合用既能调和营卫，又能酸甘化阴、辛甘化阳；白酒行十二经络之滞，诸药合而为酒，则气血调畅，风痹自除。

独活牛膝酒（《太平圣惠方》）

【组成】独活、牛膝、肉桂、防风、制附子各30克，大麻仁、川椒各50克(原方有天蓼木)，白酒1 500克。

【用法】将大麻仁炒香，川椒去目及闭口者炒出汗，以上7味药捣细，用净瓶盛之，以白酒浸之，密封口，3天后开取，去渣备用。每日饭前及临睡时，温1盅饮之，以药力尽为度。

【功用】温经和血，除湿止痛。

【主治】适用于中风半身不遂、骨节疼痛。

名医点评

独活，辛苦微温，善疗风湿痹痛，尤以下部之痹症最为适宜，故腰膝疼痛，两足痿痹不能行走，属于寒湿所致者，本品每持为要药，《别录》云“治诸风，百节痛风无问久新者”，“两足寒湿，浑不能动止，非此不能治”；牛膝入足三阴经，善于补肝肾，强筋骨，“治腰膝骨痛，四肢拘挛，痿痹”，两者相需合用共奏祛风湿补肝肾之意；大麻仁能润肠去燥；川椒、肉桂芳香化湿，与防风、附子合用则辛甘化阳，疏风除湿，“附子，回阳气，散阴寒，通关节之猛药也”，主治“寒湿痿痹，拘挛膝痛，不能行走。”诸药适用于风寒湿邪所致的半身不遂，骨节疼痛。

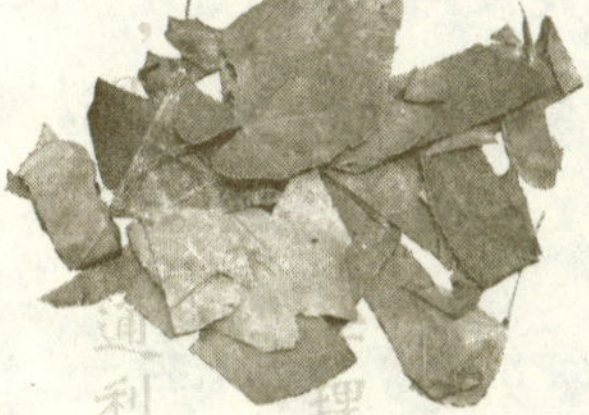

补血壮骨酒（《中国食品》）

【组成】淫羊藿、巴戟天、鸡血藤各50克，米酒（或白酒）1 000克。

【用法】将上药捣碎，浸泡于白酒中，20日后服用。每日2次，每次饮服2汤匙。

【功用】补肾强筋，活血通络。

【主治】适用于肢体麻木、瘫痪、风湿痹痛、跌打损伤等症。

名医点评

巴戟天，辛甘微温，归肾经，能补肾助阳，祛风除湿，“主大风邪气，阳痿不起，强筋骨，安五脏，补中，增志益气”，且能“去风疾，补血海”，补中兼泻，散中有收；淫羊藿，功用基本同巴戟天，能“补命门，坚筋骨，益精气”，二者相需为用，加强了温补命门之力，则阴得阳助，肾精生化有源；鸡血藤补血行血，舒筋活络，“壮筋骨，止酸痛，治老人气血虚弱，手足麻木，瘫痪等症”；三药合用，再借酒力，确实有补肾强筋，活血通络之功。

石楠防风酒（《太平圣惠方》）

【组成】独活、石楠各20克，防风15克，茵芋、制附子，制川乌、肉桂各9克，牛膝6克，白酒750克。

【用法】将川乌头炮裂去皮脐，8味药共捣细，置于净瓶中，用白酒浸之，封口，经7日后开封，去渣备用。每日2次，每次饮服10~15毫升。

【功用】温中止痛，除风湿，活血脉，壮筋骨。

【主治】适用于半身不遂、筋脉拘挛、肢体疼痛、腰脊不能俯仰、肚腹冷痛。

名医点评

药酒中独活，善疗风湿痹痛，尤以下部之痹证最为适宜，故腰膝疼痛，两足痿痹不能行走，属于寒湿所致者，本品每为要药，《别录》云"治诸风，百节痛风无问久新者"，"两足寒湿，浑不能动止，非此不能治"；石楠为通经活络之剂；防风为风中润剂，主"诸风周身不遂，骨节酸痛，四肢挛急，痿痹痉痫等病"，且能解乌头之毒；茵芋善疗"贼风，手足枯痹，四肢拘挛"，具有良好的治疗风湿痹痛作用；制附子、制川乌、肉桂皆大辛大热之品，具散寒除湿，温经通脉之力；牛膝善于补肝肾，强筋骨，"治腰膝骨痛，四肢拘挛，痿痹"；诸药合用，则寒散湿去，经络通达，气血调畅，痿痹自除。

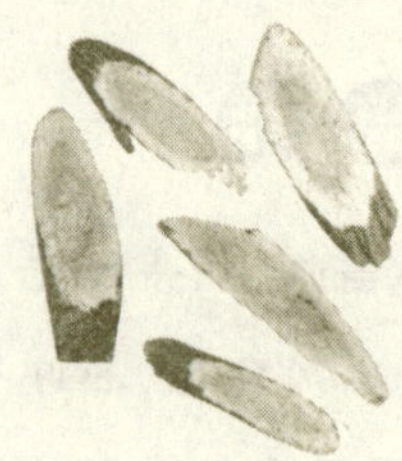

黄芪酒（《普济方》）

【组成】黄芪、独活、肉桂、蜀椒、牛膝、白术、葳根各10克，防风150克，川芎、甘草、细辛、山茱萸、附子、秦艽、干姜(炮)、当归、乌头、人参各100克。

【用法】上剉如麻豆，用生绢袋盛于1 500克醇酒内浸3日。每温服一盏，不拘时。

【功用】扶正祛邪，活血通络。

【主治】治产后中风偏枯、半身不遂、言语不利、疼痛时作。

名医点评

黄芪、白术、人参、甘草、山萸肉大补肺、脾、肾三气，其中人参重用，大补元气，治虚劳伤损，能"补五脏气不足，五劳七伤，虚损羸弱"、"养血，通血脉，补胃气"、"治阴阳不足"；当归、川芎养血和血，滋阴润中；独活、防风、葳根、细辛、秦艽、附子、乌头、牛膝祛风除湿，通达经络，温里散寒，止痛除痹；肉桂、干姜、蜀椒温暖中下焦，有少火生气之意；纵观本方，有补有散，有升有降，偏于温补，故适用于产后血虚而中风偏枯，或疼痛时作。

史国公浸酒方（《医门法律》）

【组成】当归、虎胫骨(酥油炙)、川羌活、川萆薢、防风各 10 克，秦艽 20 克，鳖甲(醋炙)30 克，川牛膝(酒浸)、松节、晚蚕沙(炒)各 60 克，枸杞子 150 克，干茄根(饭上蒸熟)250 克，苍耳子(炒，捶碎)130 克。

【用法】用绢袋盛以上 13 味药，悬于酒内，密封固。候 14 日后，开坛取酒。每饮 1 盏，勿令药力断绝。饮尽病痊，将药渣晒为末，米糊丸，梧桐子大。每服 80 丸，空腹温酒下，忌食动风辛热之物，此药可以常服。

【功用】活血通络。

【主治】治诸风五痹，左瘫右痪，口眼㖞斜，四肢疼痛。七十二般风，二十四般气，其效不可尽述。

名医点评

药酒中当归、川牛膝活血和血，通经达络；虎胫骨善治历节风痛，四肢拘挛，腰脚不遂，"治筋骨毒风挛急，屈伸不得"，"疗关节气冷，治膝胫肿痛，逐痹通关，强筋健骨，平历节疼痛，愈腰膝痿软"；鳖甲滋阴通络，"补阴补气"，"去血气，破癥结、恶血"；羌活、川萆薢、防风、秦艽、松节、晚蚕砂、苍耳子、干茄根、利湿清热、疏风散寒、通经达络；枸杞子一味滋补肾阴；合酒则有补有泻，散中有收，有活血通络作用。

豆淋酒（《本草纲目》）

【组成】黑豆(炒焦)。

【用法】用酒淋之。温饮。

【功用】活血祛风，温经通络。

【主治】破血祛风。治男子中风口㖞、阴毒腹痛及小便尿血，妇人产后一切中风诸病。

名医点评

黑大豆，性味甘平，入心、脾、肾三经，具有活血、利水、祛风、解毒功效。善长治疗风毒脚气、风痹筋挛、产后风痉、口噤，解药毒。《本经》言"煮汁饮，止痛"，《食疗本草》"主中风脚弱，产后诸疾；若和甘草煮汤饮之，去一切热毒气，善治风毒脚气；煮食之，主心痛，筋挛，膝痛，胀满。"《纲目》言"冲酒治风痉及阴毒腹痛"，故仅仅一味黑豆便有如此之功，于酒中泡后则温补之力益增，更好地发挥活血祛风、温经通络之功。

麻黄酒（《普济方》）

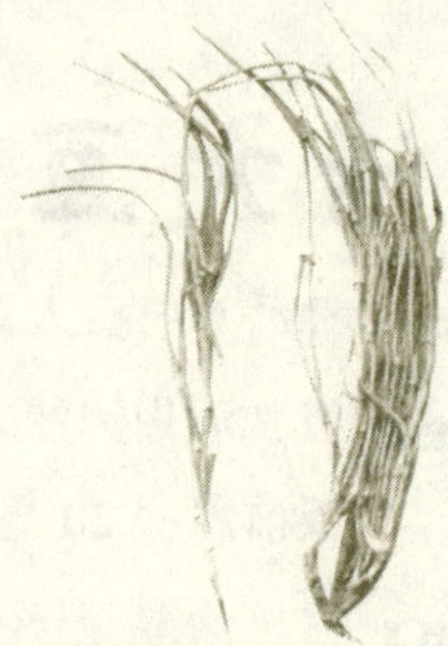

【组成】麻黄、木鳖、杏仁、大黄各30克。

【用法】上等好酒3 000克，加上药煎为300毫升。浸酒频服。

【功用】发汗，活络止痛。

【主治】诸风左瘫右痪，历节走窜疼痛。

名医点评

麻黄辛苦性温，具发汗、利水之功。治疗风水浮肿，骨节疼痛，风邪顽痹，皮肤不仁，风疹瘙痒，且能"通九窍，调血脉"，"主中风"；杏仁能"理风噤及言吮不开"；二者连用以宣通肺气，与大黄性善下行且能活血逐淤上下相应，如此则气机调、血行畅；木鳖子消肿散结，疗风湿痹痛，筋脉拘挛，"治一切寒湿郁热而为痛风瘫痪、行痹、痿痹、脚气、挛证、鹤膝"。四药合用上能宣肺发汗，中能散寒化湿，下能逐淤通络，适用于中风偏瘫无汗，或历节疼痛。

桂枝酒（《太平圣惠方》）

【组成】桂枝40克，川芎、独活、炙甘草、牛膝、薯蓣、制附子各30克，防风35克，云苓40克，杜仲、陆英根、炮姜各30克，白术35克，清酒2 500克。

【用法】将上药共捣碎细，用酒浸于净器中，7日后开封，去渣备用。每日临睡前空腹温服，随量饮用。

【功用】温经散寒，通络止痛。

【主治】四肢抽搐，肌肉疼痛，体虚乏力，关节不利，口噤，口眼歪斜，言语不清。

名医点评

药酒中桂枝、防风、独活、杜仲、牛膝温经通脉，祛风除湿，补益肝肾；川芎行气活血，乃血中气药；炙甘草、云苓、白术、薯蓣补中益气，健运脾胃，化湿燥湿；制附子、炮姜辛热散寒，化湿暖中；陆英根“主骨间诸痹，四肢拘挛痛酸，膝寒痛，阴痿，短气不足，脚肿”，“能捋风毒，脚气上冲，主水气虚肿”，用于诸痹；加上清酒，行散之力增强，则共奏温经散寒、通络止痛之效。

独活大豆酒（验方）

【组成】独活60克，大豆30克，酒1 000克。

【用法】将独活用酒渍之，并煎取500克，另炒大豆热投酒中，2小时后去渣即得。每次饭前温服20毫升。

【功用】祛风除湿，温经通络。

【主治】中风后舌强不语。

名医点评

独活，辛苦甘温，入肾、膀胱经，善祛风胜湿，散寒止痛，治疗风寒湿痹，腰膝酸痛，手脚挛痛。能“治风寒湿痹，酸痛不仁，诸风掉眩，头项难伸”，“去肾间风邪，搜肝风，泻肝气，治项强腰背痛”，“治失音不语，手足不遂，口眼歪斜”；黑大豆善长治疗风毒脚气，风痹筋挛，产后风痉、口噤，“主中风脚弱，产后诸疾……善治风毒脚气；煮食之，主心痛，筋挛，膝痛，胀满。”二者合用，既能祛风湿不伤正，又能补益肝肾。用于中风舌强不语有良效。

紫酒（《本草纲目》）

【组成】鸡屎白（炒焦）200克，白酒500克。

【用法】上药投酒中待紫色，去滓。随量饮之。

【功用】补肾活血通络。

【主治】治中风，口歪不语及角弓反张，烦乱欲死，及鼓胀不消。

名医点评

鸡屎白，苦咸性凉，入肾、膀胱经，能利水泻热，祛风解毒。可治风痹、破伤中风、筋脉挛急、鼓胀积聚及黄疸。能"治中风失音","治身体角弓反张,四肢不遂","下气,通利大小便,治心腹鼓胀,消癥瘕"。炒焦后,入脾胃经,借辛温之白酒,暖中化湿,祛风消胀,治疗卒风,口眼歪斜及角弓反张,鼓胀不消。一味药,多重用,数种功。

虎骨酒(《普济方》)

【组成】茄子根(洗净蒸过,晒干)150 克,鼠粘子(炒)、蔓荆子各 30 克,大麻子、晚蚕砂各 100 克,苍耳子、枸杞子(蒸)各 100 克,秦艽、萆薢各 60 克,生牛蒡叶一握,虎骨 30 克。

【用法】以上药用绢袋盛,放于大罐内以酒浸,封闭不令失气,14 日开启。每服 1 盏,每日 3 服。

【功用】祛风通经活络。

【主治】中风瘫痪。

名医点评

虎胫骨为起痿良药,善治历节风痛,四肢拘挛,腰脚不遂,"治筋骨毒风挛急,屈伸不得","疗关节气冷,治膝胫肿痛,逐痹通关,强筋健骨,平历节疼痛,愈腰膝痿软";茄根"治瘫痪","散热消肿,治风痹";牛蒡子、蔓荆子、牛蒡叶疏散风热;大麻子、苍耳子温润疏风;晚蚕砂、秦艽、萆薢祛风除湿,通利关节;枸杞子补益肝肾,填精益髓;上药补中有散,散中有收,寓通于补,寓补于疏。

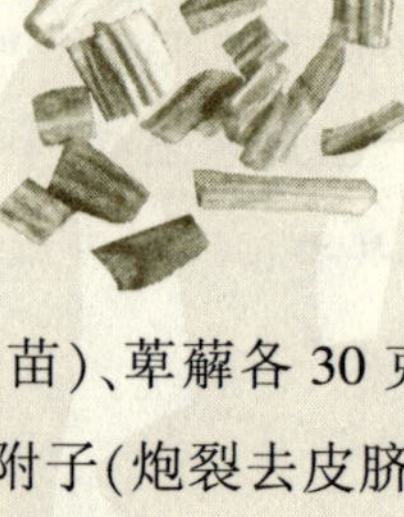

石斛浸酒方(《太平圣惠方》)

【组成】石斛(去根)、天麻、川芎、仙灵脾、五加皮、牛膝(去苗)、萆薢各 30 克,桂心 50 克,当归 30 克,鼠黏子 30 克,杜仲(去粗皮)30 克,附子(炮裂去皮脐)50 克,狗脊 30 克,丹参 30 克,川椒(去目及闭口者微炒去汗)50 克。

【用法】以上诸药均切细,以生绢袋盛,用好酒 1 000 克,于瓷瓮中浸,密封,经 7 日后服用。每日旋取 1 小盏,不计时候温饮之,常令酒气相续。其酒取 1 盏,入 1 盏,以药味薄即止。

【功用】 补肝肾，活血通络。

【主治】 治中风，手足不遂，骨节疼痛，肌肉顽麻。

名医点评

石斛，甘寒，归胃、肾经，“主伤中，除痹，下气，补五脏虚劳羸瘦，强阴，久服厚肠胃”，“主治男子腰脚软弱，补肾积精，腰痛，养肾气，益力”，兼具除痹补肾之功；天麻能治“诸风麻痹不仁，风热语言不遂”，且能“主诸风湿痹，四肢拘挛，利腰膝，强筋力”；川芎、当归、丹参活血化淤和血，防止“血不利则为水”；鼠黏子、五加皮、萆薢、桂心、牛膝、杜仲、狗脊祛风湿，强筋骨，补肝肾；仙灵脾、附子、川椒温补脾肾，取其“少火生气”之意；诸药合用补益肝肾，活血通络，于中风、痹痛有良效。

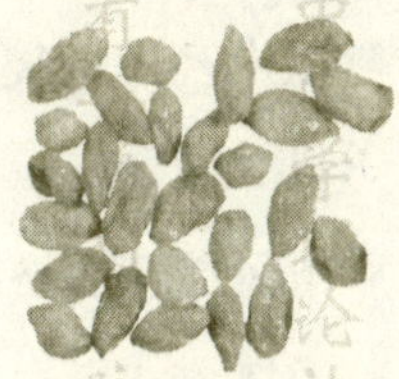

枸杞菖蒲酒（《备急千金要方》）

【组成】 枸杞根500克，菖蒲250克，白酒1 000克。

【用法】 上味切细，以生绢袋盛，用好酒1 000克，于瓷瓮中浸，密封，经7日后服用。酒熟稍稍饮之。

【功用】 活血祛淤，温经通络。

【主治】 治四肢不遂，行步不正，口噤及四体不得曲伸。

名医点评

枸杞根，即地骨皮，甘寒，入肝肾肺经，“主五内邪气，热中消渴，周痹”，“主风湿，坚筋，强阴”，治“在表无定之风邪，补正气”；菖蒲辛温，归心胃经，具豁痰、理气、活血、散风、祛湿之功，“主风寒湿痹，补五脏，通九窍”，“辛苦而温，芳香而散，祛湿除风，逐痰消积”，二者合用，共奏化湿除痹之功；白酒行血脉之痹，温通经脉，温血活血，三者泡制后则活血祛淤，温经通络。

白术酿酒方（《圣济总录》）

【组成】 白术（生用）、地骨皮、荆实（生用）各500克，菊花300克。

【用法】以上4味药，粗捣筛，以水3 000毫升同煮取1 500毫升，去滓澄清取汁酿黍米2 000克，用曲如常酿法。酒熟压去糟滓，取清酒于瓷器中收密封。每服10~20毫升，继续饮之。有能饮者，常令半醉，但勿至吐。

【功用】补虚，祛风，镇静。

【主治】治中风手足不遂，神识冒昧，补心定气。

名医点评

白术，甘苦温，入脾胃经，补脾益胃，燥湿和中，能疗“风寒湿痹”，“主大风在身面，风眩头痛，逐皮间风水结肿，利腰脐间血，益津液，暖胃，消谷嗜食”；地骨皮“主风湿，坚筋，强阴”，治“在表无定之风邪，补正气”；蔓荆子“主筋骨间寒热，湿痹拘挛，明目坚齿”；菊花疏风清热，“主诸风头眩、肿痛、目欲脱、恶风湿痹，利血气，治四肢游风”，加酒曲酿酵，则气味醇厚，效力增强。

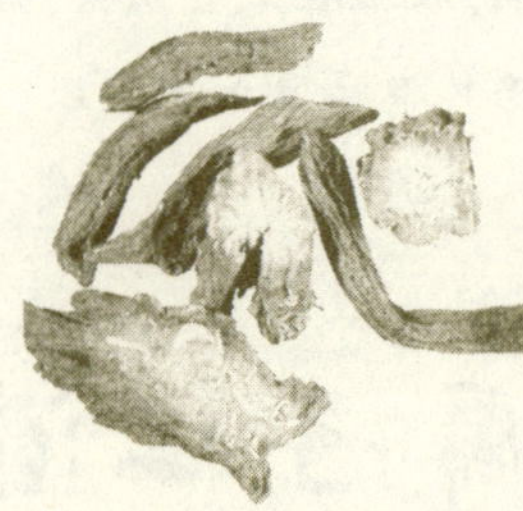

黑豆酒（《普济方》）

【组成】黑豆250克，丹参150克，黄酒2 000克。

【用法】将上药粗碎，同酒入瓶密封，用灰火煨，常令热，约至酒减半，即去火取酒。每早、午、晚及临卧时各饮1~2杯。

【功用】补虚活血通络。

【主治】中风手足不遂。

名医点评

黑大豆，甘平，入心、脾、肾三经，具有活血、利水、祛风、解毒功效。

羌活酒（《圣济总录》）

【组成】羌活、独活、川芎各15克，大麻子仁50克，黑豆50克。

【用法】前4味药，粗捣碎，以黍米酒2 000克浸，夏月3日，秋冬7日。日满更煎十余沸，炒黑豆烟起，乘热倾于酒中，绞去滓。每服10~20毫升，每日白天服2次，临睡前1次。

【功用】祛风止痉。

【主治】新患中风，神志不清，手足麻木。

名医点评

羌活，辛苦温，入膀胱肾经，散表寒，祛风湿，利关节，“治贼风，失音不语，手足不遂，口面歪斜，遍身顽痹”，“治一切风并气，筋骨拳挛，四肢羸劣，五劳七伤，虚损冷气，骨节酸痛，通利五脏”；独活辛苦甘温，入肾、膀胱经，善祛风胜湿，散寒止痛，治疗风寒湿痹，腰膝酸痛，手脚挛痛。能“治风寒湿痹，酸痛不仁，诸风掉眩，头项难伸”，“去肾间风邪，搜肝风，泻肝气，治项强腰脊痛”，“治失音不语，手足不遂，口眼歪斜”；二者相需为用，羌活偏于发散，风湿在上者为宜，独活善于治疗下部之痹痛。川芎活血行气；大豆、麻仁滋补肝肾；诸药共奏祛风止痉之效。

麻子仁酒方（《圣济总录》）

【组成】麻子仁(炒)100克，黑豆100克，垂柳枝100克(半寸长)。

【用法】先以酒2 000克煮柳枝至1 500毫升，炒麻仁、黑豆令黄，乘热便投于柳枝酒内，须臾去滓令净。每服旋取，温服2~3杯，空腹临卧各1服。

【功用】润肠活血通络。

【主治】中风后偏瘫，口面㖞斜。

名医点评

麻子仁，性味甘平，入脾胃大肠经，具润燥、滑肠、活血之功。“主中风汗出，逐水，利小便，破积血，复血脉”，“主五劳”，“下气，去风痹皮顽”；黑豆，甘平，入心、脾、肾三经，具有活血、利水、祛风、解毒功效。善长治疗风毒脚气，风痹筋挛，产后风痉、口噤，解药毒。《本经》言“煮汁饮，止痛”，《食疗本草》“主中风脚弱，产后诸疾……善治风毒脚气；煮食之，主心痛，筋挛，膝痛，胀满”；柳枝善于祛风、止痛、消肿，能“去风热，除湿痹”，“主治血凝气滞”；三者合用再加上酒力，则活血润肠、疏风通络。

独活浸酒方（《太平圣惠方》）

【组成】独活、桂心、防风(去芦头)、附子(炮裂去皮脐)各30克，大麻仁50克，牛膝30克，川椒60克。

【用法】上药都切细，以生绢袋盛，以酒1 000克，密封，浸3日后开启。每日食前及临卧时，暖酒一中盏饮之，以药力尽为度，患者不过三两剂必效。

【功用】补肾通络。

【主治】中风，偏枯不遂，骨节冷痛。

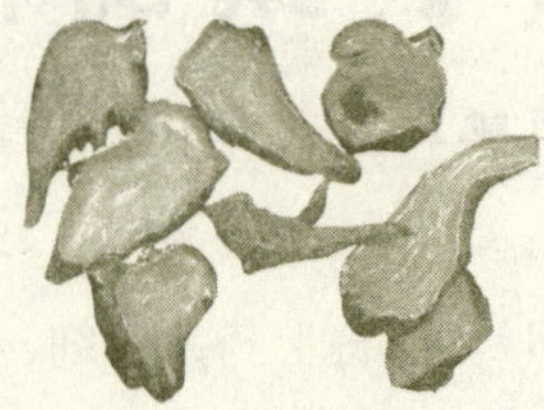

名医点评

药酒中独活、防风善祛风胜湿，散寒止痛，治疗风寒湿痹，腰膝酸痛，手脚挛痛。能“治风寒湿痹，酸痛不仁，诸风掉眩，头项难伸”，“去肾间风邪，搜肝风，治项强腰背痛”，“治失音不语，手足不遂，口眼歪斜”；桂心、附子、川椒温阳通脉；牛膝入足三阴经，善于补肝肾，强筋骨，“治腰膝骨痛，四肢拘挛，痿痹”；大麻仁具润燥、滑肠、活血之功。“主中风汗出，逐水，利小便，破积血，复血脉”，“主五劳”，“下气，去风痹皮顽”；众药共奏补肾通络、温经散寒之功。

晚蚕沙浸酒（《普济方》）

【组成】晚蚕沙500克，茄子根、牛膝(去苗)各60克，大麻子250克，羌活、秦艽、枸杞子、当归(剉微炒)、桂心各30克，鼠黏子60克。

【用法】上药切细，以生绢袋盛，用好酒2 000克，浸经7日。每日不计时候温饮1小盏，常令酒气相接为佳。

【功用】祛风化痰，活血通络。

【主治】中风偏瘫，手足挛急，顽痹不遂。

名医点评

蚕沙辛甘温，善祛风除湿，和胃化浊，该药“炒黄，袋盛浸酒，去风缓诸节不遂，皮肤顽痹，腹内宿冷，冷血，瘀血，腰脚冷痛；炒令热，袋盛热熨之，主偏风筋骨瘫痪，手足不遂，及腰膝软”；茄根、羌活、秦艽、桂心祛风湿、散寒气、温经络；牛膝、枸杞子补益肝肾，于众多发散药中补益先天之本；当归、大麻仁、鼠黏子能润燥通便，令肺气宣通，腑气顺降，气机调畅；诸药合用，长于祛风化痰，活血通络，主治中风偏枯，手足挛急，顽痹不遂。

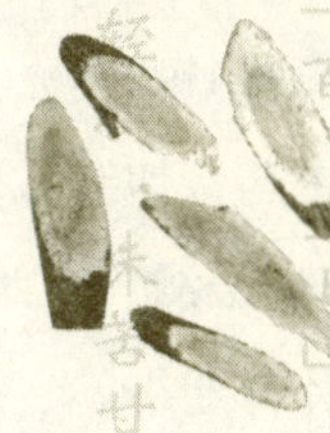

黄芪续断酒（《危亦林得效方》）

【组成】黄芪、防风、肉桂、天麻、白芍、当归、云母粉、白术各30克，木香、仙灵脾、甘草、续断各30克，好酒2 500克。

【用法】将上药共碎细，生绢袋盛，用酒浸于净瓶中，7日后开封去渣备用。每温饮1杯，不拘时候。

【功用】补虚活血，祛风通络。

【主治】手足不遂，言语謇涩，身体麻木，皮肤瘙痒，筋脉拘急，风湿痹痛。

名医点评

药酒中黄芪味甘微温，健中益气，“补丈夫虚损，五劳羸瘦”，且能“补诸虚，不足，益元气，壮脾胃，活血生血”，因为有形之血生于无形之气，故与当归合用，取当归补血汤之意，补气生血，如此则阴生阳长，气旺血生，正气内盛；白术、甘草禀黄芪补中益气之功；木香顺气理气；续断“入足厥阴少阴，为理腰肾之要药也”；防风、肉桂、仙灵脾疏风温阳，使气化则湿化；天麻善疏风化痰，通络止痛；白芍与甘草合用为经典的止痛药方；诸药合用，补虚和血，祛风通络。

第十节　跌打损伤

破血散淤酒（《李东垣方》）

【组成】羌活、防风、官桂各3克，苏木5克，连翘、当归尾、柴胡各6克，水蛭9克（炒烟尽），麝香少许，白酒1 000克。

【用法】将上药(除水蛭、麝香2味),用200毫升水煎至100毫升,去渣、对入白酒中,再把水蛭、麝香研如泥,调入酒内搅匀待用。每日早、晚各1次,每次空腹饮15~30毫升。

【功用】破血散淤,理气止痛。

【主治】适用于跌打损伤,瘀血定痛,不能饮食。

名医点评

苏木,甘咸微辛性平,善于活血通经,祛淤止痛,"治妇人血气心腹痛、月候不调及蓐劳,排脓止痛,消痈肿扑损瘀血";当归活血和血,水蛭破血,与苏木相需为用;防风、羌活疏风散寒除湿;连翘清热散结;柴胡疏肝调气,气畅则血行有利;官桂温阳散寒,通行血脉;麝香一味,"通诸窍,开经络,透肌骨……治中风、中气、中恶、痰厥、积聚症瘕","盖麝香走窜,能通诸窍之不利,开经络之壅遏,若诸风、诸气、诸痛,惊痫症瘕诸病,经络壅闭,孔窍不利者,安得不用为引导以开之通之也。"诸药合用,适用于跌打损伤,瘀血疼痛诸症。

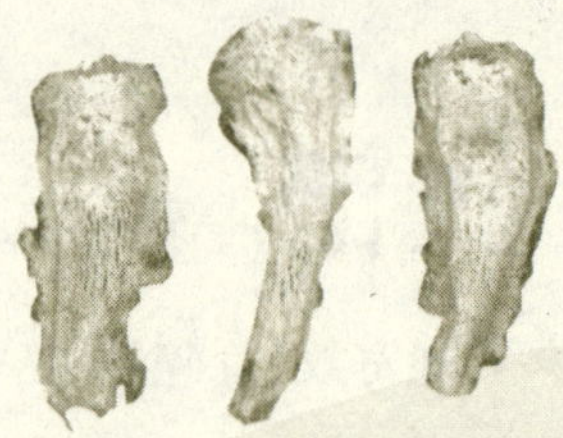

凤仙归尾酒(民间验方)

【组成】凤仙花90克,当归尾60克,白酒1 000克。

【用法】将上药与白酒共置入容器中,密封浸泡7天即成。每日饮服次数不限,每次服30~50毫升,但勿醉。

【功用】祛风活血,消肿止痛。

【主治】适用于跌打损伤筋骨肌肉,导致血脉不利。

名医点评

凤仙花,甘微苦而温,祛风、活血、消肿止痛,"活血消积,治腰胁引痛",善于治疗产后瘀血未尽,跌打损伤,及妇女经闭腹痛;当归温润养血和血,"治一切风,一切血,补一切劳,破恶血,养新血及主症癖。"有良好的活血疏风作用;白酒性味辛热发散,颇能"通行一身十二经脉",温通血脉,鼓舞阳气,"令寒去湿消";如此则既能祛风活血,又能消肿止痛,适用于跌打损伤所致的筋骨肌肉疼痛。

苏木行淤酒(民间验方)

【组成】苏木70克,白酒500克。

【用法】将苏木捣细碎,加水500毫升,和白酒煎取500毫升,备用。每日早、晚各1次,每次饮服10~15毫升。

【功用】行血祛淤,止痛消肿。

【主治】适用于跌打损伤及其肿痛。

名医点评

苏木,甘、咸、微辛,性平,善于活血通经,祛淤止痛,“治妇人血气心腹痛、月候不调及蓐劳,排脓止痛,消痈肿扑损瘀血”;白酒,甘、苦、辛温,通血脉,御寒气,行药势,善治风寒湿痹,筋脉挛急,心腹冷痛,且能“和血养气,暖胃避寒”;二者合用则活血通经、温散走行之力陡增,于跌打损伤所致疼痛肿胀有良好疗效。

寄奴酒(宁夏验方)

【组成】刘寄奴、骨碎补、延胡索各6克,白酒1 000克。

【用法】将上药切成小块,与白酒同置入容器中,密封浸泡10天以上即成。早、晚各1次,每次饮服10~15毫升。

【功用】消肿定痛,止血续筋。

【主治】适用于跌打挫伤、瘀血肿痛。

名医点评

药酒中刘寄奴苦温,破血通经,散淤止痛。“下血止痛,治产后余疾,止金创血”,“破血下胀”,治“心腹痛,下气,水胀,血气,通妇人经脉,症结”,有良好的破血消证逐淤之力;延胡索,善活血行气止痛,多用于气血凝滞所致的心腹及肢体疼痛,“除风治气,暖腰膝,破症瘕扑损瘀血”;骨碎补补肾活血,止血疗伤,善疗跌扑闪挫或金创疼痛,能“补伤折”,三药合用,再加上白酒,辛温走行,于跌打损伤所致疼痛肿胀有良好疗效。

鸡血酒（《青囊杂纂》）

【组成】鸡血 120 克，白酒 500 克。

【用法】将鸡血倒入净器中，再倒入白酒，用竹筷搅匀，加盖密封，置阴凉处。经一昼夜后，用细纱布滤去渣，储入净瓶中。每日 3 次，每次空腹温饮 20~30 毫升。

【功用】补血活血，祛风通络。

【主治】适用于跌打损伤、瘀血肿痛、筋骨折伤等症。

名医点评

鸡血，咸平之剂，入肝、肺、肾三经，有良好的祛风活血，通络止痛之功，“乌雄鸡血，主踒折骨痛及痿痹。黑雄鸡血，主中恶腹痛及踒折骨痛，乳难”、且能“利关节、通经络”，而且鸡血尚有补益作用，“鸡冠血兼理血分气分，无血可生，血多可破，气弱可补，气逆可疏，补中益肾，利水通经”；加上白酒，辛散温通，则通络止痛力增。

竹七酒（《四川中药志》）

【组成】竹七 45 克，白酒 500 克。

【用法】将竹七加工碎，置沙锅内，倒入白酒，再置火上煮鱼眼沸，取下待冷。再将竹七与酒倒入净瓶中，加盖密封，置阴凉处，经 7 日后即可开封取饮。每日早、晚各 1 次，每次饮服 15~20 毫升。

【功用】补中益气，生肌长肉。

【主治】适用于跌打损伤、劳伤吐血、腰痛、体虚无力等症。

【注意】无瘀血者慎用。

名医点评

药酒中竹七，微苦甘寒，清热解毒，活血止痛，利水消肿；善于治疗骨折红肿并风湿痹痛，跌打损伤，腰痛，腹痛；白酒，甘苦辛温，通血脉，御寒气，行药势，善治风寒湿痹，筋脉挛急，心腹冷痛，且能“和血养气，暖胃避寒”；二者合用则活血通经、温散走行之力陡增，于跌打损伤所致疼痛肿胀有良好疗效。

三七酒(《中国中医独特疗法大全》)

【组成】三七、海桐皮、薏苡仁、生地、牛膝、川芎、羌活、地骨皮、五加皮各15克,白酒2 500克。

【用法】将上药研粗末,入白酒中浸渍,密封。夏日浸7日,冬日浸10日,过滤即成。每日2次,每次饮服15毫升。

【功用】活血止痛,祛淤通络。

【主治】适用于跌打损伤、瘀血肿痛。

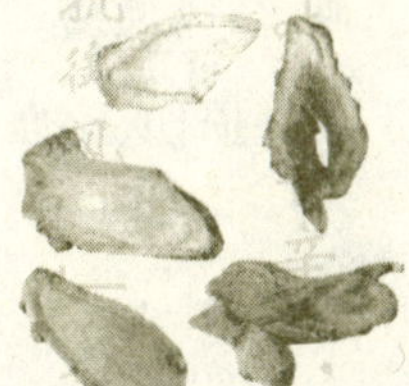

名医点评

三七,甘微苦,温,入肝、胃、大肠经,止血,散淤,消肿,定痛,"凡产后、经期、跌打、痈肿,一切瘀血皆破",具有止血不留淤的特长;海桐皮祛风湿,通经络,"能行经络,达病所,又入血分";薏苡仁既能渗湿,又能舒筋脉,缓和挛急;生地有清热凉血止血之功,主"折跌绝筋",又能"逐血痹,填骨髓,长肌肉";牛膝生用散瘀血,消痈肿,且能"止筋骨疼,强筋舒筋";川芎,血中之气药也,其性善散,能"破淤蓄,通血脉,解结气,逐疼痛,排脓消肿,逐血通经";羌活,辛苦温,能"去诸骨节疼痛",与川芎相合,则增其活血通经之力;地骨皮清热凉血,五加皮能壮筋骨,活血祛淤;用白酒者,则活血温散走行之力倍增,对跌打损伤,瘀血肿痛有良好的治疗功效。

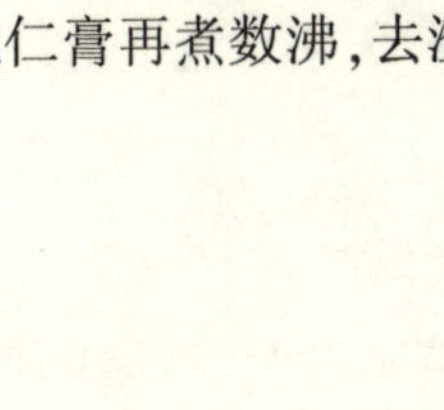

桃仁生地酒(《圣济总录》)

【组成】桃仁30克,生地黄汁、酒各500克。

【用法】将桃仁去皮尖后研膏。将生地黄汁与酒煎至沸,下桃仁膏再煮数沸,去渣,收储备用。每次温服1杯,不拘时。

【功用】疏通脉络,活血祛淤。

【主治】适用于跌打损伤筋脉。

名医点评

桃仁性苦甘平,入心、肝、大肠经,"主瘀血",能破血行淤,可治跌打损伤,瘀血肿痛,

"以其舒经活血行血，有去淤生新之效功"；生地性甘苦凉，入心、肝、肾经，滋阴养血，凉血清热，"主折跌绝筋，伤中，逐血痹，填骨髓，长肌肉"，与桃仁相合，使祛淤而不伤阴，活血而不耗血，祛淤又能生新；用白酒则辛能温通，活血祛淤之力徒增，诸药合用，使淤去气行，则诸症可愈。

闪挫止痛酒(《疑难急症简方》)

【组成】当归6克，川芎3克，红花1.8克，茜草、威灵仙各1.5克，白酒适量。

【用法】将上药加适量白酒煎服。以不醉为度，其渣外用敷伤处。

【功用】活血舒筋，消肿止痛。

【主治】适用于闪挫伤，包括皮下组织、肌肉、肌腱、筋膜、关节囊、韧带(腱鞘、滑液囊、椎间盘纤维环，关节软骨盘)、血管、周围神经等组织受伤后，发生肿胀、疼痛、功能活动障碍等。

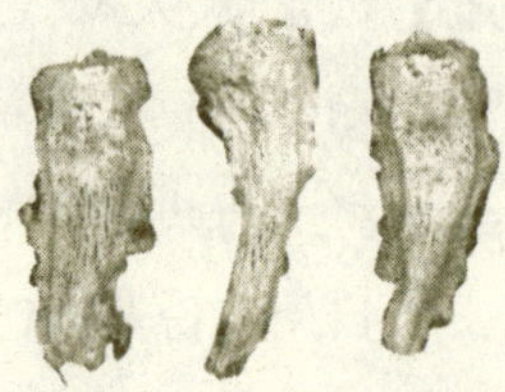

【注意】有明显出血现象者，不宜使用此酒。

名医点评

当归补血养肝，和血调经，川芎活血行气，调畅气血，"血中之气药也"，归、芎相配，则补血而不滞血，和血而不伤血，"辛香温润，能养血而行血中之气者，以流动之"；再加上白酒之辛温通散之力，则疏风除湿、活血通络、和血止痛。茜草行血止血，通经活络，为"行血凉血之要药"，主跌打损伤，淤滞肿痛；威灵仙性善走，能通经络，止痛作用较强，"以走窜消克为能事"，"盖走而不守，宣通十二经络"；白酒合之可增其行血活血之力，共奏活血舒筋、消肿止痛之功。

化淤止痛酒(民间验方)

【组成】生地黄汁250毫升，丹皮、肉桂、桃仁各30克，好酒500克。

【用法】将肉桂去粗皮，桃仁去皮尖后炒。将丹皮、肉桂、桃仁共捣为细末，并与生地黄汁、酒同煎数十沸，候温，去渣备用。每日3次，每次饮服1~2小杯。

【功用】通经化淤，止痛。

【主治】适用于损伤瘀血在腹。

名医点评

生地黄能滋阴养血，凉血清热，有“逐血痹，填骨髓，长肌肉”之功；丹皮清热、凉血、和血、消淤，能“破血，行血”，而“气味香辛，为血中气药，专于行血破淤”；桃仁能破血逐淤，有通经化淤之功，合生地则活血而不耗血，祛淤又能生新；肉桂能温痛血脉，“宣导百药”，有温运阳气，鼓舞气血生长的功效，白酒温经通脉，与诸行血药合用，可增强其活血行血去淤止痛之效。

续筋接骨酒(民间验方)

【组成】透骨草、大黄、当归、芍药、红花各 10 克，土虱 30 克，丹皮 6 克，生地 15 克，自然铜(末)3 克，好酒 500 克。

【用法】将上药共捣粗碎，除铜末外，以好酒煎取一半，去渣备用。将上药酒分作 6 份，每日用 1 份药酒送服铜末 1 克。

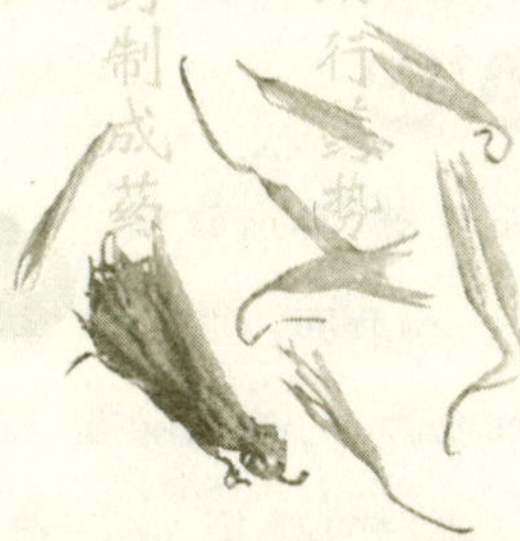

【功用】接骨续筋，止痛。

【主治】适用于跌打损伤、骨折等症。

名医点评

药酒中透骨草辛温，善于祛风除湿、活血通络，善疗跌打损伤及风湿痹痛，“治筋骨疼痛，暖骨透热”“活络透骨”；自然铜善“疗折伤，散血止痛，破积聚”、“排脓，消瘀血，续筋骨，治产后血邪，安心，止惊悸，以酒磨服”；大黄、当归、红花、丹皮、芍药、生地一组药物活血散淤，破血通络，和血补血，凉血消肿；白酒善长活血通络，易于发散，且能助长药性，有良好祛风通络、活血止痛消肿作用。诸药共奏接骨续筋、消肿止痛之效。

少林八仙酒(《少林寺伤科秘方》)

【组成】丁香 30 克，当归、川芎、红花各 90 克，三七 15 克，凤仙花、苏木各 45 克，乌梢蛇

1条，白酒1 700克。

【用法】将上药切碎，与白酒同置入容器中，密封浸泡60天以上，浸泡期间宜常振摇。早、晚各1次，每次饮服15毫升。

【功用】活血祛淤，通络止痛。

【主治】适用于跌打损伤、瘀血疼痛、红肿不消。

名医点评

药酒中当归、川芎、红花、三七活血散淤，和血养血，消肿止痛。川芎，血中之气药也，其性善散，能“破淤蓄，通血脉，解结气，逐疼痛，排脓消肿，逐血通经”；凤仙花，甘微苦而温，祛风、活血、消肿止痛，“活血消积，治腰胁引痛”，善于治疗产后瘀血未尽，跌打损伤，及妇女经闭腹痛；苏木，甘咸微辛性平，善于活血通经，祛淤止痛，“治妇人血气心腹痛、月候不调及蓐劳，排脓止痛，消痈肿扑损瘀血”；乌梢蛇甘咸平，治风湿顽痹，肌肤不仁，功与白花蛇同而性善无毒；诸药共奏活血去淤，通络止痛之效。

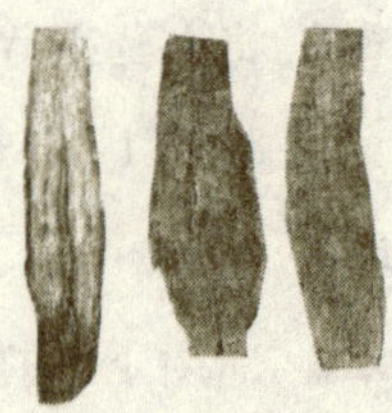

内伤白酒(《古方汇精》)

【组成】红花、桃仁(炒)、秦艽、续断、广木香、砂仁(炒)、丹皮、威灵仙各15克，当归、五加皮、牛膝各45克，骨碎补、胡桃肉、杜仲(炒)，丹参各30克，白酒5 000克。

【用法】将上药捣碎，与2 500克白酒同置入容器中，密封后置锅中隔水煮4小时，待冷后开封，再加入余下的2 500克白酒，密封静置3天后即可服用。早、晚各1次，每次15~30毫升。不拘病程长短皆可服用。

【功用】活血行气，祛淤壮筋。

【主治】适用于跌打及劳伤太过所引起的肌体四肢筋骨疼痛，步履无力。

名医点评

药酒中当归、红花活血和血，当归“治一切风，一切血，补一切劳，破恶血，养新血及主症癖。”有良好的活血疏风作用；红花功能活血通经，去淤止痛，为“破血、行血、和血、调血之药也”；秦艽能活血舒筋，治筋骨拘挛，且对“久痛虚羸，血气不能营养肢体而痛”有作用；续断“入足厥阴少阴，为理腰肾之要药也”；木香顺气理气；砂仁行气调中，和胃醒脾，两药与诸药合用，则补而不滞，虽滋腻而不伤脾；丹皮清热、凉血、和血、消淤，能“破血，行血”，而“气味香辛，为血中气药，专于行血破淤”；威灵仙辛咸温，善治“腰、肾、脚膝、积聚、肠内诸冷病，积年不瘥，服之效”，具有良好的祛风湿、通经络、止痹痛作用；五加皮能壮筋骨，活血去淤；牛膝生用散瘀血，消痈肿，且能“止筋骨疼，强筋舒筋”；骨碎补，补肾活血，止血疗伤，善疗跌扑闪挫或金创疼痛，能“补伤折”；胡桃肉补肾固精，“通经脉，润血脉”，并为“滋补肝肾、强健筋骨之要药，故善治腰痛腿疼，一切筋骨疼痛”；杜仲补肝肾，理腰痛；丹参活血行血，合白酒活血通络，共奏活血行气，去淤壮筋之功。

广西跌打药酒（广西验方）

【组成】赤芍13克，当归10克，生地黄、莪术、刘寄奴，三棱、泽兰、泽泻、川芎、桃仁各8克，红花、苏木各6克，土鳖草4克，田七1克，白酒1 000克。

【用法】将上药捣碎，与白酒同置入容器中，密封浸泡45天以上，过滤后即可服用。早、晚各1次，每次10~15毫升。亦可外用涂擦患处。

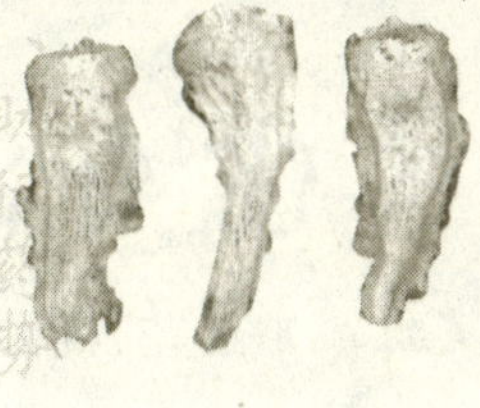

【功用】消积、散淤，止痛。

【主治】适用于跌打撞伤、积淤肿痛、闪挫腰痛、扭伤、关节痛。

名医点评

赤芍、当归、川芎、桃仁、红花、生地、土鳖草一组药物活血散淤，破血通络，和血补血，凉血消肿；莪术、三棱破血祛淤，行气止痛；刘寄奴苦温，破血通经，散淤止痛，“下血止痛，治产后余疾，止金创血”；泽兰活血祛淤散滞，“消扑损瘀血”，可治瘀血损伤肿痛；泽泻利水渗湿，使血瘀从小便而去；苏木，甘，咸，微辛，性平，善于活血通经，祛淤止痛，“治妇人血气心腹痛、月候不调及蓐劳，排脓止痛，消痈肿扑损瘀血”；田七，甘微苦，温，入肝胃大肠经，止血，散淤，消肿，定痛，“凡产后、经期、跌打、痈肿，一切瘀血皆破”，具有止血不留淤的特长；加上白酒，辛散温通，则通络止痛力增，消积，散淤，止痛。

刺五加酒（《本草纲目》）

【组成】刺五加65克，白酒500克。

【用法】将刺五加入酒内浸泡10天后服用。每服20毫升，每日服2~3次。

【功用】凉血活血，通络止痛。

【主治】跌打损伤、风湿骨痛、痔疮出血。

名医点评

刺五加壮筋骨，活血去淤，“能破逐恶风血”，其性辛苦而温，“辛则气顺而化痰，苦则坚骨而益精，温而祛风而胜湿，凡肌肤之瘀血，筋骨之风邪，靡不因此而治。盖湿去则骨壮，风去则筋强”；白酒性味辛热发散，颇能“通行一身十二经脉”，温通血脉，鼓舞阳气，“令寒去湿消”两药相合共奏凉血活血，通络止痛之功。

刘寄奴酒（《药酒汇编》）

【组成】刘寄奴、骨碎补、延胡索各60克，白酒500克。

【用法】将前3味药切碎，置容器中，加入白酒，密封，浸泡10天以上，过滤去渣，即成。每次服10~15毫升，每日服2次。

【功用】消肿定痛，止血续筋。

【主治】跌打损伤、瘀血肿痛。

名医点评

药酒中刘寄奴苦温，破血通经，散淤止痛。“下血止痛，治产后余疾，止金创血”，“破血下胀”，治“心腹痛，下气，水胀，血气，通妇人经脉，症结”，有良好的破血消症逐淤之力；骨碎补补肾活血，止血疗伤，善疗跌扑闪挫或金创疼痛，能“补伤折”，延胡索活血，行气，止痛，故广泛应用与身体各部位的多种疼痛证候，能“除风行气，暖腰膝，破症瘕扑损瘀血，落胎及暴腰痛”；加上白酒，辛散温通，则通络止痛力增，共奏消肿定痛、止血续筋之功。

南藤酒（《本草纲目》）

【组成】石楠藤1 000克，曲200克，糯米5 000克。

【用法】用石楠藤煎汁,同曲、米如常法酿酒。每服 1~2 杯,每日 3 次。

【功用】消肿定痛、止血续筋。

【主治】跌打淤痛、风寒湿痹、腰膝无力。

名医点评

药酒中石楠藤辛苦平,入肝肾经,祛风,通络,益肾,能治风痹,腰背酸痛,肾虚脚弱,“主养肾气、内伤阴衰,利筋骨皮毛”,有能“润肾补肝,壮命门火”;酒曲温中消食,散淤止痛,益气生津活血,“能活血行经止痛,故治伤折有功”;糯米补中益气,和酒曲能温经行血,止痛消淤;诸药共用能消肿定痛,止血续筋,对跌打淤痛,风寒湿痹,腰膝无力有一定功效。

跌打风湿酒(《医药科技资料》)

【组成】勒党根 46 克,小颗蔷薇根 46 克,山花椒根 24 克,白酒 500 克。

【用法】将药洗净,捣碎,置净器中,入酒浸渍,密封,15 日后开启,滤过澄清装瓶备用。急性扭挫伤:口服,首次 100 毫升,以后为每次饮 50 毫升,每日 2 次;同时适量外擦。风湿性关节痛、腰部劳损:晚睡时服 100 毫升,或每日 2 次,每次 50 毫升,120 天为 1 个疗程,病重者可连服 1~2 个疗程。出现咽喉燥热,停药数天后可继续服用。燥热内生者,宜停药观察,免致生变。

【功用】散风祛湿,活血止痛。

【主治】急性扭挫伤、风湿性关节炎、腰部劳损。

名医点评

药酒中勒党根功善祛风除湿,兼具活血之功;小颗蔷薇根苦涩性凉,入脾、胃经,清热利湿,祛风活血,解毒通络。“止泄痢腹痛,五脏客热,除邪逆气”,“除风热湿热,缩小便,止消渴”,“活血调经,清下焦湿热”;花椒根辛热,“消脚气及湿疮”;三者合用,共奏散风祛寒,活血止痛。

龙岩风湿酒（《云南省农村中草药制剂规范》）

【组成】岩陀17克，过山龙17克，五香血藤17克，透骨草13克，玉带草3克，大枣35克，白酒1 500克。

【用法】将药捣碎，置净器中，用白酒1 000克浸泡10日，滤取浸液，药渣继续用白酒500克浸泡5日，滤取浸液，合并两次滤液，混匀备用。每日2次，每次服10~15毫升。亦可外用，擦痛处。

【功用】祛风利湿，舒筋活络。

【主治】跌打损伤、风湿性关节炎。

名医点评

药酒中岩陀活血调经，祛风湿，能“消炎，收敛，祛风湿，止痛。治刀伤出血，跌打损伤，风湿性关节炎”；过山龙“活血散淤，消炎解毒，生肌长骨，除风祛湿。治跌打损伤、骨折、疮疖肿痛、风湿性关节炎”；五香血藤活血祛风，消肿镇痛，能“舒筋活血，祛风除湿，镇痛，生新”；透骨草辛温，善于祛风除湿、活血通络，善疗跌打损伤及风湿痹痛，“治筋骨疼痛，暖骨透热”，“活络透骨”；玉带草清热解毒，镇痛止血，“内服消炎镇痛，治腰痛”；大枣调和诸药，兼护脾胃；再加上白酒之辛温通散之力，则疏风除湿、活血通络、舒筋活络。

复方红花药酒（《中药制剂汇编》）

【组成】红花100克，当归50克，赤芍50克，桂皮50克，白酒适量。

【用法】将药干燥捣为粗末，用40%食用酒精1 000毫升，与药一起置净器中密封浸泡10~15天，开启后过滤，补充一些溶剂续浸药渣，密封，3~5天后开启，滤过，添加酒至1 000毫升，装瓶备用。每日3~4次，每次服10~20毫升。亦可外用涂擦跌打扭伤未破之处。

【功用】活血祛淤，温经通络。

【主治】跌打扭伤，经闭腹痛。

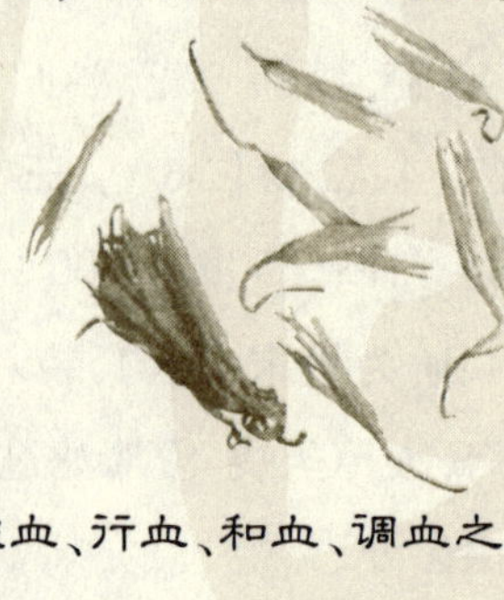

名医点评

药酒中的红花功能活血通经，去淤止痛，为“破血、行血、和血、调血之药也”，且为“行血之要药”，“善通利经脉，为血中之气药，能泻而又能补，各有妙意”；当归温润养血和血，“治一切风，一切血，补一切劳，破恶血，养新血及主症癖。”有良好的活血疏风作用；赤芍功能清热凉血，祛淤止痛，且有“泻脾火，降气，行血，破淤，散血块，止腹痛，功痈疮”之功；肉桂能温痛血脉，“宣导百药”，有温运阳气，鼓舞气血生长的功效，白酒温经通脉，与诸行血药合用，可增强其活血祛淤、温经通络之效。

穿山龙药酒（《中药制剂汇编》）

【组成】穿山龙 200 克，50%食用乙醇 500 毫升，粮食酒 500 克。

【用法】将穿山龙洗净，切成片，用白纱布袋盛之，置净器中，加食用乙醇、粮食酒浸泡，密封，15 天后开启，滤过，室温下静置 48 小时，再过滤，装瓶备用。每日 2 次，每次服 30 毫升。

【功用】舒筋、活血、止痛。

【主治】跌打损伤、腰扭伤、风湿症等。

名医点评

药酒中穿山龙活血舒筋，能“治腰腿疼痛，肌骨麻木”，对劳损扭伤，跌打损伤有特效，且又有止痛消肿的功效；酒者，性味辛热发散，颇能“通行一身十二经脉”，温通血脉，鼓舞阳气，“令寒去湿消”，助穿山龙行药势，穿山龙得酒力，则药力更著，两药相合，共奏舒筋、活血、止痛之功。

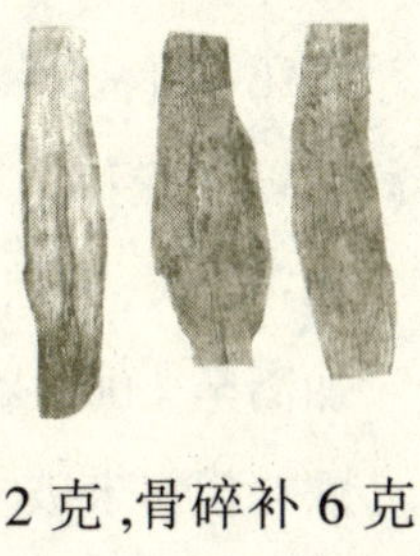

跌打损伤酒（《中药制剂汇编》）

【组成】柴胡 12 克，续断 6 克，当归 12 克，马钱子 6 克，川芎 2 克，骨碎补 6 克，黄芩 6 克，红花 4 克，桃仁 6 克，三棱 4 克，五灵脂 6 克，乳香(醋制)3 克，赤芍 6 克，苏木 6 克，白酒(65 度)1 000 克。

【用法】将药共研为粗末，混匀，装入棉布袋内宽扎，与白酒共入罐内，密封浸泡，30 天后开启，去掉药袋，澄清滤过，装瓶备用。每日 2 次，每次服 30~60 毫升。亦可外用涂擦患处。

【功用】舒筋活血,消肿止痛。

【主治】跌打损伤、瘀血凝滞、肿痛不消、筋络不舒。

名医点评

柴胡疏肝调气,气畅则血行有利;续断"入足厥阴少阴,为理腰肾之要药也";当归、赤芍、生地、川芎仿四物汤之意,补血和血,为一切血病通用之方;红花功能活血通经,祛淤止痛,为"破血、行血、和血、调血之药也";桃仁性苦甘平,"主瘀血",能破血行淤,可治跌打损伤,瘀血肿痛,"以其舒经活血行血,有祛淤生新之效功";苏木善于活血通经,祛淤止痛,"治妇人血气心腹痛、月候不调及蓐劳,排脓止痛,消痈肿扑损瘀血";马钱子通络散结,消肿定痛,"开通经络,透达关节之力,远胜于他药";骨碎补补肾活血,止血疗伤,善疗跌扑闪挫或金创疼痛,能"补伤折";三棱、五灵脂、乳香破血祛淤,行气止痛;黄芩有清热与止血双重作用,再加上白酒之辛温通散之力,则舒筋活血,消肿止痛。

石松浸酒(《生草药性备要》)

【组成】石松100克,白酒1 000克。

【用法】取石松,拣净杂质,筛去灰屑,切段,置入净器中,入白酒浸泡,封口;14日后开启,过滤后即可饮用。每日1次,每次饮30~50毫升。

【功用】祛风散寒,舒筋活络,除湿祛积。

【主治】风寒湿痹、关节酸痛、皮肤麻木、四肢软弱、水肿、跌打损伤。

名医点评

石松,苦辛而温,无毒,善疗久患风痹、脚膝疼冷、皮肤麻木等。其药"善通达经脉,祛风,除湿,利水",有良好的祛风湿,活筋络,止痹痛之功;加上白酒辛散温通,通达十二经脉,善活全身之经络,二者合用,祛风散寒,舒筋活络,除湿祛积。

复方红花苏木酒(《中药制剂汇编》)

【组成】红花500克,苏木2 500克,两面针(皮)2 500克,50%食用乙醇

7 500 克,高粱酒 7 500 克。

【用法】将药置净器中,加入食用乙醇、高粱酒浸泡,密封,15 天后开启,滤过去渣,装瓶备用。每日 2 次,每次服 20~30 毫升。外用适量,擦患部至有灼热感。

【功用】活血祛淤,消肿止痛。

【主治】跌打损伤引起的瘀血肿痛。

【注意】孕妇、有内出血者忌服。

名医点评

药酒中的红花功能活血通经,祛淤止痛,为“破血、行血、和血、调血之药也”,且为“行血之要药”,“善通利经脉,为血中之气药,能泻而又能补,各有妙意”;苏木,甘,咸,微辛,性平,善于活血通经,祛淤止痛,“治妇人血气心腹痛、月候不调及蓐劳,排脓止痛,消痈肿扑损瘀血”;两面针能清热凉血,消肿止痛;白酒助药势,行血脉,诸药共用,则可活血祛淤,消肿止痛。

红花浸酒(《辽宁中医杂志》)

【组成】辽宁红花、凤仙花各 50 克,白矾少许,印度白酒 100 克。

【用法】将药置容器中,加入白酒,密封,浸泡 24~48 小时,过滤去渣即成。外用。用纱布浸于药酒中 20 分钟取出,敷于肿胀部位。若纱布浸液干时,可随时再往纱布敷料上洒红花酒以保持湿润、隔日或每日换药 1 次。

【功用】消肿止痛。

【主治】跌打损伤。

名医点评

药酒中的辽宁红花功能活血通经,祛淤止痛,为“破血、行血、和血、调血之药也”,且为“行血之要药”,“善通利经脉,为血中之气药,能泻而又能补,各有妙意”;凤仙花,甘微苦而温,祛风、活血、消肿止痛,“活血消积,治腰胁引痛”,善于治疗产后瘀血未尽,跌打损伤,及妇女经闭腹痛;白矾收敛止血,“最化淤浊……化败血而消痞硬”;印度白酒性味辛热发散,颇能“通行一身十二经脉”,温通血脉,与诸药相合,共奏消肿止痛之功。

三七跌打酒（《正骨经验汇萃》）

【组成】大田七、血竭、琥珀各 120 克，大黄、桃仁、泽兰、红花、当归尾、乳香、没药、秦艽、川续断、杜仲、骨碎补、土鳖虫、苏木、无名异、制自然铜、马钱子(炸黄去毛)各 150 克，七叶一枝花 90 克，三花酒(白酒)1 500 克。

【用法】将上述各味切片，置容器中，加入三花酒，密封，浸泡两个月以上，过滤去渣，即成。口服。每次服 15~30 毫升，每日服 1~2 次。外用。若肿痛者，擦患处，每日擦 2~3 次。创伤破口者，用消毒纱布或棉垫浸透敷之，绷带包扎，每日换药 1 次。

【功用】活血祛淤止痛。

【主治】跌打损伤。

【注意】孕妇忌口服。

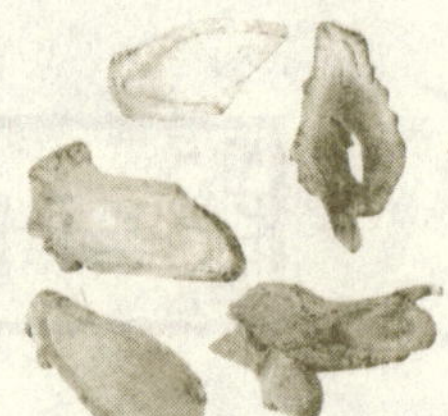

名医点评

大田七止血，散淤，消肿，定痛，“凡产后、经期、跌打、痈肿，一切瘀血皆破”，具有止血不留淤的特长；血竭活血散淤止痛，“散血滞诸痛”；琥珀功能活血散淤，“止血，生肌，和金疮”；大黄、当归尾、桃仁、泽兰、红花一组药物活血散淤，破血通络，和血补血，凉血消肿；乳香、没药活血止痛，消肿生肌，“乳香活血，没药散血，皆能止痛、消肿、生肌，故二药每每相兼而用。秦艽、川续断、杜仲、骨碎补能舒筋络，补肝肾，强筋骨，行血脉；土鳖虫、苏木、无名异、自然铜、七叶一枝花可活血祛淤，续断绝伤，止痛消肿；马钱子通络散结，消肿定痛，“开通经络，透达关节之力，远胜于他药”；借白酒之力，活血祛淤止痛之力倍增。

三度药酒（《药酒汇编》）

【组成】紫荆皮、丹皮、五加皮、郁金、乌药、川芎、延胡索各 30 克，官桂、木香、乳香(去油)、羊踯跟(去油)、羌活各 1.5 克，白酒 500 克。

【用法】将前 12 味洗净，切碎，置容器中，加入白酒，密封，隔水煮约 1 小时，候冷，过滤去渣，即成。口服，不拘时，随量服之，勿醉。

【功用】调气和血、止痛。

【主治】跌打损伤，疼痛不已。

名医点评

紫荆皮活血通经，消肿解毒，“治筋骨疼痛，风寒湿痹，麻木不仁，瘫痪痿软，暖筋，止腰痛”；川芎、乌药、丹皮能行血中气，气中血，令“气血流通，则百病不生”；延胡索、郁金，善活血行气止痛，多用于气血凝滞所致的心腹及肢体疼痛，“除风治气，暖腰膝，破症瘕扑损瘀血”；五加皮能“益气疗躄”，用于下焦风湿之缓症，疗“不能行走”；官桂温阳散寒，通行血脉；木香顺气理气；乳香破血祛淤，行气止痛；羌活为祛风湿、利筋骨良药；羊踯躅根祛风除湿，消肿定痛，有“追风，定痛”之效；用白酒以行药势，有调气和血止痛之功。

第十一节　月经不调

葵花酒(验方)

【组成】向日葵蒂盘1个，黄酒500克。

【用法】葵花盘焙成炭，研末备用。每日3次，每次取黄酒50克。拌入葵花盘末5~6克饮下。

【功用】止血。

【主治】适用于妇女崩漏，产后血晕。

名医点评

向日葵蒂盘“甘，温，无毒”，有“利小便，清湿热，通窍，逐风”之功，可治妇女月经痛，焙成炭则止血之力又佳；黄酒通血脉，行药势，“和血养气，暖胃辟寒”，合葵花盘末，助其药势，行血化淤止血；且本方药少味简，服用方便，对妇女崩漏，产后血晕有很好的功效。

蓟根酒(《千金翼方》)

【组成】大、小蓟根各200克，白酒600克。

【用法】上药用酒600克浸于瓶中，经5天开取。随意饮服，勿醉为度。

【功用】止血。

【主治】适用于妇女暴崩，下血不止。

名医点评

大蓟凉血，止血，祛淤，消痈肿，“消瘀血，生新血”，“凉血止血，消炎退肿”，“治肠痈，腹藏瘀血，血运扑损”；小蓟凉血，祛淤，止血，“破宿血，止新血，暴下血”，“盖其性不但能凉血止血，兼能活血解毒”。大、小蓟都有凉血止血之功，“二蓟主治，皆以下行导淤为主”，用酒以行药势，则止血作用更强。

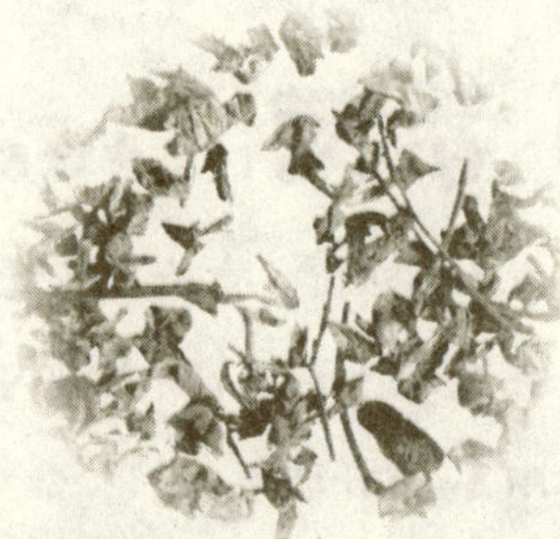

槐花酒（民间验方）

【组成】槐花15克，酒适量。

【用法】将槐花焙焦，研末备用。每日1次，每次15克，以酒送服。

【功用】清热凉血，止血调经。

【主治】适用于漏下血不止。因愤怒过度，气郁化火或阴虚内热，出血量多，色深红或紫。

名医点评

槐花性苦，凉，入肝、大肠经，清热，凉血，止血，“为凉血要药”。性凉苦降，能清泄血分之热，故适用于血热妄行所致的出血病症，尤善治下部出血，“又疗吐血衄血、崩中漏下”，焙炭研末，则止血之力尤佳，白酒助药势，共奏清热凉血，止血调经之功，对漏下血不止有效。

茴桂酒（《百病饮食自疗》）

【组成】小茴香30克，桂枝15克，白酒250克。

【用法】将上药用酒浸泡3~6天，即可饮用。每日2次，每次饮服15~20克。

【功用】温经散寒。

【主治】适用于经期延后，色暗红，量少，小腹冷痛，得热稍减，严寒面色青白，苔薄白，脉沉迟而紧。

名医点评

小茴香性辛温，入肾、膀胱、胃经，温肾散寒，和胃理气，“主膀胱、肾间冷气及盲肠气，调中止痛，呕吐”；桂枝性辛甘温，有温经通脉之功，“入肝家而性血分，走经络而达荣郁……升清阳之脱陷，降浊阴之冲逆……入肝胆而散遏抑，极止痛楚，通经络而开痹涩，甚去寒湿”；用白酒以温经止痛，诸药共奏温经散寒之功。

茴香酒（《百病饮食自疗》）

【组成】小茴香、青皮各15克，黄酒250克。

【用法】将上药洗净，入酒内浸泡3天，即可饮用。每日2次，每次饮服15~30毫升。

【功用】疏肝理气。

【主治】适用于经期或前或后，经色正常，无块，行而不畅，乳房及上腹胀痛，连及两胁，胸闷，喜叹息。

【注意】如不耐酒者，可以用醋代之。

名医点评

药酒中小茴香性辛温，入肾、膀胱、胃经，温肾散寒，和胃理气，“主膀胱、肾间冷气及盲肠气，调中止痛，呕吐”；青皮舒肝破气，散结消痰，“治胸膈气逆，胁痛，小腹疝气，消乳肿，疏肝胆，泄肺气”；合白酒以行药势，增强舒肝理气之功；如不耐酒者，可用醋代之，“治之以醋，所谓肝欲散，急食辛以散之，以酸泄之，以苦降也”。

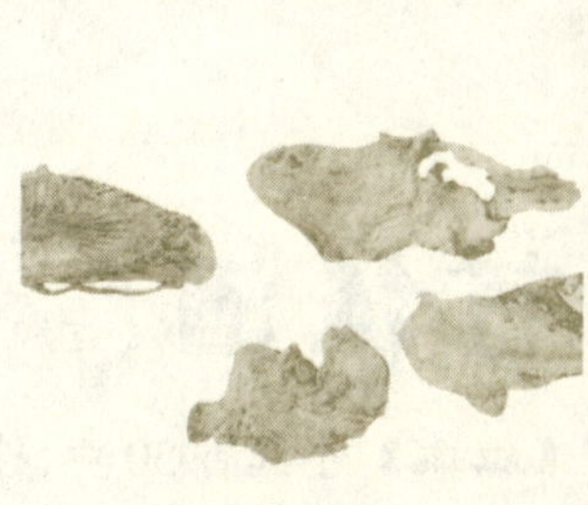

地榆酒（《祖国医学采风录》）

【组成】地榆62克，甜酒适量。

【用法】将地榆研成细末，用甜酒煎服。每日2次，每次饮服10~30毫升。

【功用】清热凉血。

【主治】适用于月经过多，或过期不止，经色深红，质稠有块，腰腹胀痛，心烦口渴。

名医点评

药酒中地榆性苦酸寒，入肝、大肠经，功能凉血止血，清热解毒，“为凉血专剂”，以其苦寒以清泄，酸以收敛，能“止脓血，诸瘘，恶疮，消酒，除消渴，补绝伤，产后内塞”；用甜酒者，“以之温经而益血……大抵酸敛寒收之剂，得补则收，得寒则凝，得温暖而益血归经”，共奏清热凉血之妙。

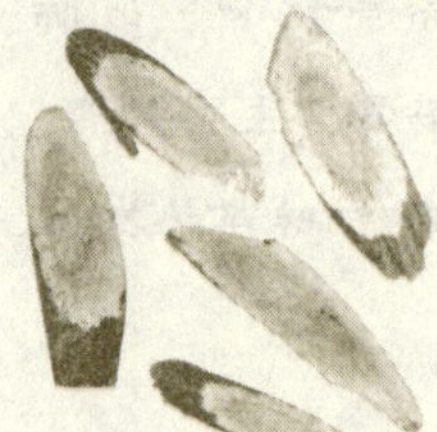

芍药黄芪酒(民间验方)

【组成】白芍、黄芪、生地黄各100克，艾叶30克，白酒1 000克。

【用法】将艾叶炒后，上药捣粗碎如麻豆大，以白夏布盛储，置净器中，以白酒浸泡，密封，经1宿后便可取用。每日饭前随意温饮。

【功用】调经止带。

【主治】适用于妇女月经过多，兼赤白带下。

名医点评

药酒中白芍苦、酸、微寒，养血调经，柔肝缓急止痛，能“补血，泻肝，益脾，敛肝阴，治血虚腹痛”；药酒中黄芪味甘、微温，健中益气，“补丈夫虚损，五劳羸瘦”，且能“补诸虚，不足，益元气，壮脾胃，活血生血”，因为有形之血生于无形之气，故与生地合用，补气生血，如此则阴生阳长，气旺血生，正气内盛；生地黄能滋阴养血，凉血清热，有“逐血痹，填骨髓，长肌肉”之功；艾叶温经止血，散寒止痛，“温中，逐冷，除湿”，“止崩血，安胎，止腹痛”；白酒行十二经络之滞，诸药合而为酒，则气血调畅，诸病自除。

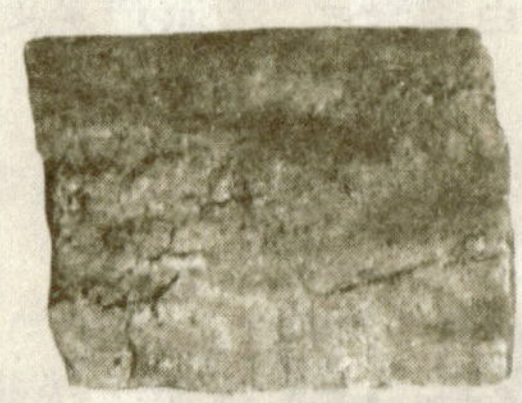

宁杞杜仲酒(《百病饮食自疗》)

【组成】宁杞30~60克，杜仲30克，白酒250克。

【用法】将上药浸于酒中3~5天后，即可取用。每日2次，每次饮服10~30毫升。

【功用】补肾。

【主治】适用于经来先后不定，量少色淡，清稀，面色晦暗，头晕目眩耳鸣，腰膝酸软，小腹痛，夜则尿多，大便不实。

名医点评

药酒中宁杞滋肾，润肺，补肝，明目，“补益精气，强盛阴道”，且“润而能补，兼能退热，而专于补肾、润肺、生津、益气，为肝肾真阴不足、劳乏内热补益之要品”；杜仲补肝肾，强筋骨，“主腰背痛，补中，益精气，坚筋骨，强志，除阴下湿痒，小便余沥”；白酒通经脉，行药势，性味辛热发散，颇能“通行一身十二经脉”，温通血脉，鼓舞阳气，共奏补肾之功。

当归元胡酒（《儒门事亲》）

【组成】当归、元胡、制没药、红花各 15 克，白酒 1 000 克。

【用法】上药共捣碎，白纱布包，用白酒浸泡于净器中，7 天后取用。每日早、晚各空腹温饮 1 杯。

【功用】活血行淤。

【主治】适用于月经欲来腹中胀痛。

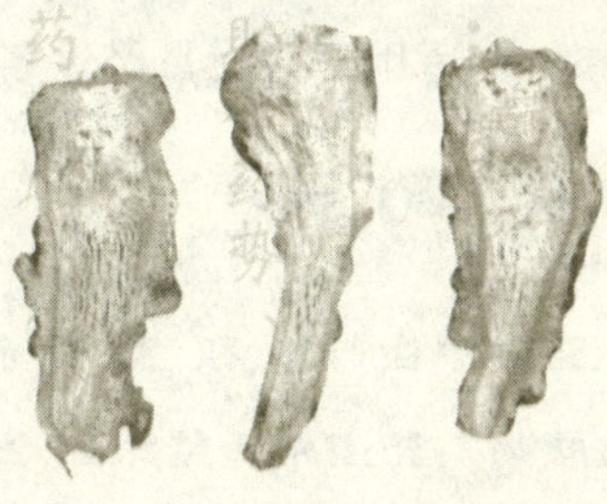

名医点评

当归温润养血和血，“治一切风，一切血，补一切劳，破恶血，养新血及主症癖。”有良好的活血疏风作用；元胡善活血行气止痛，多用于气血凝滞所致的心腹及肢体疼痛，“除风治气，暖腰膝，破症瘕扑损瘀血”；制没药活血止痛，消肿生肌，偏于散血化淤，能“破血止痛”，疗“产后心腹血气痛”；红花功能活血通经，祛淤止痛，为“破血、行血、和血、调血之药也”；白酒合之，活血行淤之力尤佳。

调经酒（《奇方类编》）

【组成】当归、吴茱萸、川芎各 24 克，炒白芍、白茯苓、陈皮、延胡索、丹皮各 18 克，香附

(醋炒)、熟地各 36 克，小茴香(盐炒)、砂仁各 12 克，白酒 2 500 克。

【用法】将上药捣碎，装入绢布袋里，与白酒同置入容器中，密封后放进锅内隔水煮 2 小时，静置 24 小时便可服用。早、晚各 1 次，每次饮服 20 毫升。

【功用】活血调经，开郁行气。

【主治】适用于月经不调，出现腹内疼痛或小腹内有结块，伴有胀、满、痛等症。

【注意】有血热表现者(如行经提前、色深红、质粘稠，面红口干，尿黄便结等)忌用。

名医点评

药酒中当归、白芍、熟地、川芎仿四物汤之意，补血和血，为一切血病通用之方；吴茱萸散寒止痛，疏肝下气，燥湿，能“去痰冷，腹内绞痛，诸冷实不消，中恶，心腹痛，逆气，利五脏”；丹皮清热、凉血、和血、消淤，而“气味香辛，为血中气药，专于行血破淤”；延胡索、香附善活血行气止痛，多用于气血凝滞所致的心腹及肢体疼痛；小茴香温肾散寒，和胃理气，“主膀胱、肾间冷气及盲肠气，调中止痛，呕吐”；砂仁、茯苓、陈皮健脾益胃，白酒温经止痛，并助药势。

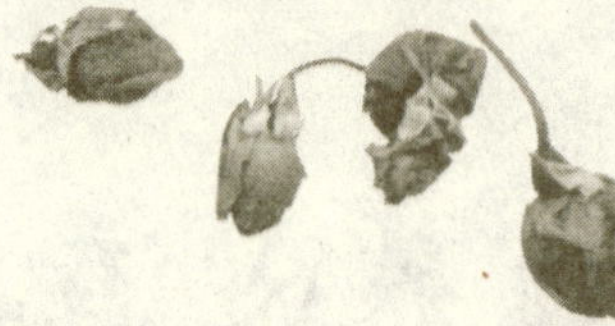

月季酒(《中药临床应用》)

【组成】月季花 12 克，当归、丹参各 30 克，冰糖 50 克，黄酒 1 000 克。

【用法】将上药切碎，与黄酒共置入容器中，密封浸泡 7 天后加入冰糖，搅匀溶化即成。每日 2~3 次，每次饮服 15~30 毫升。

【功用】活血调经。

【主治】适用于月经不调，经来腹痛难忍，月经量少有块或经闭者。

名医点评

月季花活血调经，消肿止痛，能“通经活血化淤，清肠胃湿热，泻肺火，止咳，止血止痛，消痈肿”；当归活血和血，“治一切风，一切血，补一切劳，破恶血，养新血及主症癖。”有良好的活血疏风作用；丹参具良好的活血祛淤作用，可使人“腰背强，除风邪留热，久服利人”，“渍酒饮之，疗风痹”，且能养血和血，“一物丹参，功同四物”即是指丹参具有良好的养血作用；冰糖补中益气，和胃润肺，黄酒温中活血通经，与诸药相合，共奏活血化淤调经之功。

鸡血藤酒（《圣济总录》）

【组成】鸡血藤 60 克，冰糖 40 克，白酒 500 克。

【用法】将鸡血藤切成薄片，放入净砂锅内，倒入白酒，置文火上煮鱼眼沸，待冷后加盖密封，置阴凉处，经 5 日后开封，用细纱布滤过，再将冰糖溶化后，同药酒混合均匀即成。每日 3 次，每次空腹温饮 15~25 毫升。

【功用】补血行血，通经络，强筋骨。

【主治】适用于女子月经不调，闭经及肢体麻木，跌打损伤等。

名医点评

药酒中鸡血藤活血舒筋，治腰膝酸痛，麻木瘫痪，月经不调，有“去瘀血，生新血，流利血脉”之功，“为强壮性补血药，适用于贫血性之神经麻痹症，如肢体及腰膝酸痛，麻木不仁等。又用于妇女月经不调，月经闭止等，有活血镇痛之效”；冰糖补中益气，和胃润肺，黄酒温中活血通经，诸药共用，则可补血行血，通经络，强筋骨。

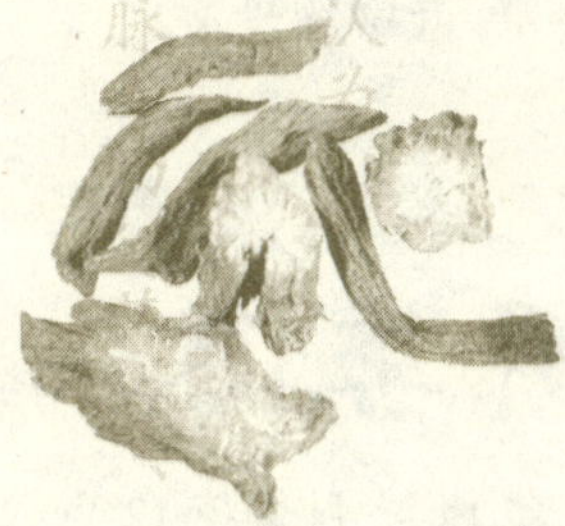

活血养心酒（民间验方）

【组成】丹参 60 克，白酒 1 000 克。

【用法】将丹参洗净，切薄片，晾干，装入洁净纱布袋中，封好袋口，放入酒中，密封浸泡半个月即可饮用。每日 2 次，每次饮服 15~20 毫升。

【功用】调经顺脉。

【主治】适用于妇女月经不调，血栓性脉管炎，心绞痛等。

名医点评

丹参，性苦，微温，入心、肝经，活血祛淤，安神定志，止痛，“善治血分，去滞生新，调经顺脉之药也”，且能“降而行血，血热而滞者宜之，故为调经产后要药”，因此有“以丹参一物，而有四物之功”之说，对心绞痛，月经不调，痛经，经闭，瘀血腹痛，惊悸不眠有良好的治疗作用；白酒性味辛热发散，颇能“通行一身十二经脉”，温通血脉，鼓舞阳气，调经顺脉。

大黄酒（民间验方）

【组成】大黄 60 克，白酒适量。

【用法】将上药研为细末备用。每日 1~2 次，每次 3 克，白酒调服。

【功用】活血散淤。

【主治】适用于月经不调，因血瘀积滞经络胞宫，月经延后，经期腹痛，结血块。

名医点评

药酒中大黄，味苦，寒，入胃、大肠、肝经，有破积滞，行瘀血之功，“下瘀血，血闭……荡涤肠胃，推陈致新，通利水谷，安和五脏”，能“迅速善走，直达下焦，深入血分，无坚不破，荡涤积垢，有犁庭扫穴之功”，得酒更助药势，“以苦泄之性峻至于下，以酒将之，可行至高之分”，白酒又有温经通脉之功，则活血散淤之功更著。

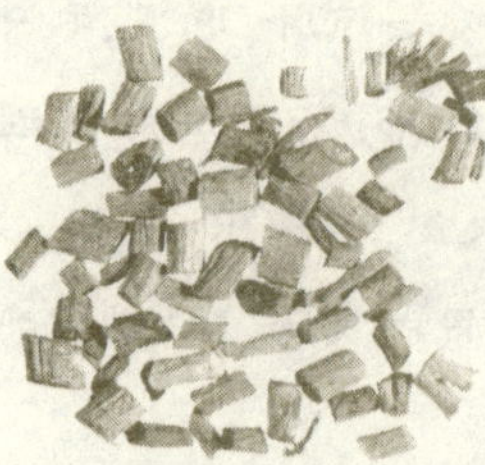

牛膝参归酒（《四川中草药通讯》）

【组成】牛膝 60 克，党参、当归、香附各 30 克，红花、肉桂各 18 克，白酒 1 000 克。

【用法】将上药切成小块，与白酒同入容器中，密封浸泡 7 天以上便可饮用。每日早上服 5~10 毫升。身体较好者可增至 20~30 毫升。服至月经来潮为止。

【功用】疏肝理气，温经活血。

【主治】适用于妇女闭经，出现小腹胀痛或冷痛，面色暗，腰酸痛者。

【注意】心脏病患者及白带过多者慎服。

名医点评

药酒中牛膝入足三阴经，善于补肝肾，强筋骨，“治腰膝骨痛，四肢拘挛，痿痹”，生用散瘀血，消痈肿，且能“止筋骨疼，强筋舒筋”；党参补中益气，生津养血，“力能补脾养胃，润肺生津，健运中气；当归、红花活血和血，当归“治一切风，一切血，补一切劳，破恶血，养新血及主症癖。”有良好的活血疏风作用；香附善活血行气止痛，多用于气血凝滞所致的心腹及肢体疼痛；肉桂“治沉寒痼冷之药也。能壮命门之阳，植心肾之气”，且能温经通脉，合白酒以行药势，疏肝理气，温经活血。

大佛酒（《百病饮食自疗法》）

【组成】大砂仁、大佛手、大山楂各30克，黄酒（或米酒）500克。

【用法】将上药洗净，置酒瓶中，浸泡3~6天，即可饮用。早、晚各1次，每次饮服15~30毫升。

【功用】理气活血。

【主治】适用于经期延后，量少色暗有块，小腹及胸乳房胀闷不适，时有叹息，精神忧虑等症。

【注意】不善饮酒者，可以醋代泡，服时加冰糖适量。

名医点评

佛手疏肝，理气，和中，化痰，气清香而不烈，性温和而不峻，既能疏理脾胃气滞，又可疏肝解郁、行气止痛，“理气快膈，惟肝脾气滞者宜之”；山楂能入血分而活血散淤消肿，“化饮食，消肉积，症瘕，痰饮，痞满吞酸，滞血痛胀”；砂仁辛散温通，善于化湿、行气，为醒脾和胃之良药，能“消化水谷，温暖脾胃”；黄酒温中活血通经，则理气活血之力尤佳。

蚕沙酒（《内经拾遗方论》）

【组成】蚕沙120克，黄酒600克。

【用法】将蚕沙炒至半黄，与黄酒共置入坛中，密封，置锅内、隔水慢火煮1小时即成。每日1次，每次饮服30~60毫升。

【功用】活血通经，祛风除湿。

【主治】适用于妇女月经久闭，或风湿关节痛及肢体麻木。

【注意】服本药酒1剂后观察15天，若月经未来潮，可再配制1剂。

名医点评

药酒中蚕沙，甘辛、温，入肝、脾经，祛风除湿，活血定痛，“治风湿遏伏于脾家，筋骨疼痛，皮肤发肿，腰腿疼痛，血瘀血少”，“为风湿之专药，凡风湿瘫痪固宜，即血虚不能养经络者，亦宜加入滋补药中”；白酒性味辛热发散，颇能“通行一身十二经脉”，温通血脉，鼓舞阳气，“令寒去湿消”，且能行药势，助其活血通经，祛风除湿之功。

益母草酒（《中国中医独特疗法大全》）

【组成】益母草200克，当归100克，白酒1 000克。

【用法】将上药捣碎，用白酒浸泡7天，即可饮用。每晚1次，每次饮服20毫升。

【功用】养血调经。

【主治】适用于血虚闭经。

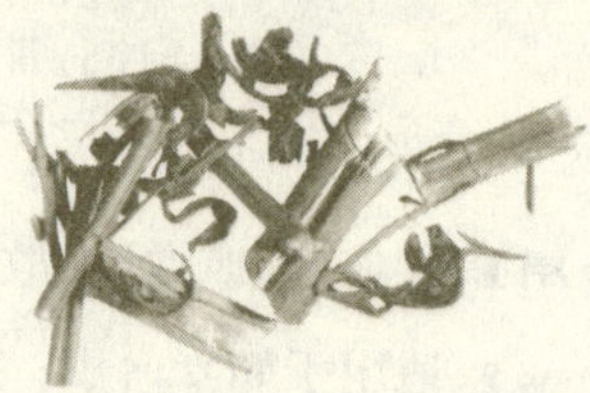

名医点评

药酒中益母草活血，祛淤，调经，能“行瘀血，生新血”，且“行血养血，行血而不伤新血，养血而不滞瘀血，诚为血家之圣药”，又“消水行血，祛淤生新，调经解毒，为胎前胎后要剂”，以其“性滑而利，善调女人胎产诸证，故有益母之号”；当归“治一切风，一切血，补一切劳，破恶血，养新血及主症癖。”有良好的活血疏风作用；白酒温经活血，共奏养血调经之功。

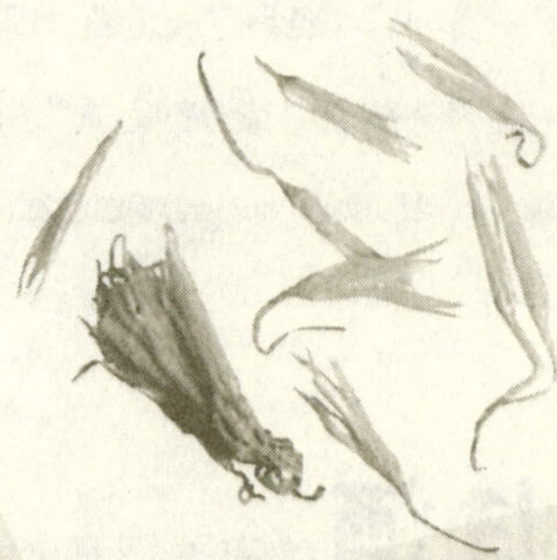

红花山楂酒（《百病饮食自疗》）

【组成】红花15克，山楂30克，白酒250克。

【用法】将上药入酒中浸泡1周即成。每日2次，每次饮服15~30毫升。视酒量大小，不醉为度。

【功用】活血化淤。

【主治】适用于经来量少，紫黑有块，小腹胀痛，拒按，血块排出后疼痛减轻。

名医点评

药酒中的红花功能活血通经，祛淤止痛，为“破血、行血、和血、调血之药也”，且为“行血之要药”，“善通利经脉，为血中之气药，能泻而又能补，各有妙意”；山楂能入血分而活血散淤消肿，“化饮食，消肉积，症瘕，痰饮，痞满吞酸，滞血痛胀”；白酒性味辛热发散，颇能“通行一身十二经脉”，温通血脉，鼓舞阳气，“令寒去湿消”；诸药共用，共奏活血化淤之功。

红花酒(民间验方)

【组成】红花 200 克,白酒 1 000 克,红糖适量。

【用法】将红花洗净,晾干表面水分,与红糖同装入洁净的纱布袋内,封好袋口,放入酒坛内,加入白酒,加盖封闭,浸泡 7 天即可饮用。每日 1~2 次,每次饮服 20~30 毫升。

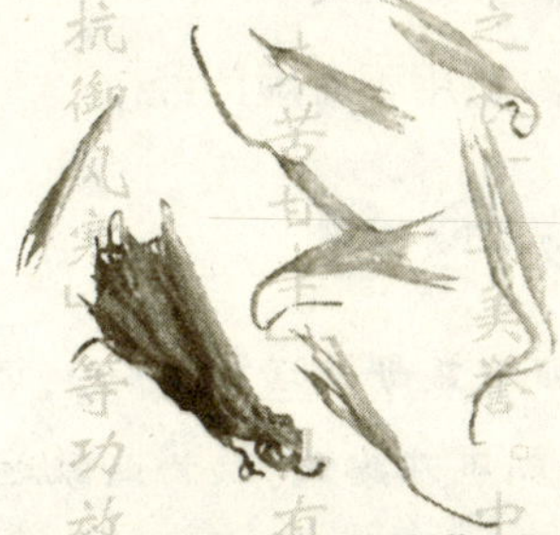

【功用】养血,活血通经,散淤止痛。

【主治】适用于妇女血虚,血瘀性痛经等症。

名医点评

酒中的红花功能活血通经,祛淤止痛,为"破血、行血、和血、调血之药也",且为"行血之要药","善通利经脉,为血中之气药,能泻而又能补,各有妙意";白酒性味辛热发散,颇能"通行一身十二经脉",温通血脉,鼓舞阳气,"令寒去湿消";赤沙糖色赤味甘性温入脾,能"补中益气,强力,滋肾暖胃",且能缓急止痛,与白酒合用辛甘化阳,阳气通达四末,经络百骸疏通,共收养血、活血通经、散淤止痛之功。

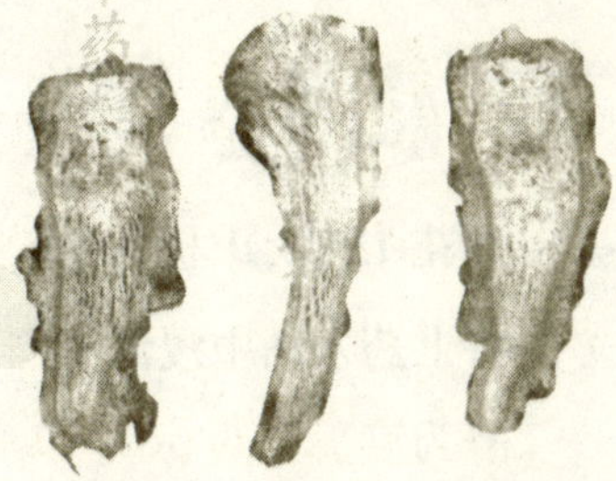

当归酒(《本草纲目》)

【组成】当归 250 克,白酒 1 000 克。

【用法】将当归切薄片,浸于白酒中 3~5 日即可。每日 3 次,每次饮服 10~20 毫升。

【功用】补血调经,活血止痛,润燥滑肠。

【主治】适用于痛经,腰痛,便秘,产后瘀血阻滞小腹疼痛等症。

名医点评

药酒中当归,甘辛、温,入心、肝、脾经,补血和血,调经止痛,润燥滑肠,既能补血活血,又善止血虚血瘀之痛,故为妇科调经要药,"其味甘而重,故专能补血,其气轻而辛,故又能行血,补中有动,行中有补,诚血中之气药,亦血中之圣药";白酒性味辛热发散,颇能"通行一身十二经脉",温通血脉,鼓舞阳气,能合当归之辛温之性,共奏补血调经,活血止痛之功。

山楂酒（《药酒汇编》）

【组成】干山楂片500克，60度白酒500克。

【用法】将山楂洗净去核切薄片，置容器中，加入白酒，密封，浸泡7日，每日振摇1次，一周后过滤去渣，备用。口服。每次服10~20毫升，每日服2次。

【功用】活血化淤、消食去积。坚持服用，确有良效。

【主治】消化不良及劳力过度、身痛疲倦和妇女痛经、高血脂等症。

名医点评

山楂，能入血分而活血散淤消肿，归脾、胃经，能“健胃，行结气，治妇人产后枕痛，恶露不尽”且能“化饮食，消肉积，症瘕，痰饮，痞满吞酸，滞血痛胀”，“醒脾气，消肉食，破瘀血，散结消胀，解酒化淤，除疳积，止泻痢。”白酒通经脉，行药势，性味辛热发散，颇能“通行一身十二经脉”，温通血脉，鼓舞阳气，共奏活血化淤、消食去积之功。

小金樱酒（《民间百病良方》）

【组成】小金樱100克，白酒500克。

【用法】将上药捣碎，入布袋，置容器中，加入白酒，密封，浸泡5~7天后，过滤去渣，即成。口服。每次服10毫升，每日服2次。

【功用】散淤活血。

【主治】子宫脱垂、月经不调、妇女血虚干病等。

名医点评

小金樱，味酸微甘，性温，善治瘀血内停，气血亏虚，气不固血之月经不调、妇女血虚干病、子宫脱垂及风痰咳嗽，跌打损伤；白酒温热，善行药势，通脉络，走而不守，通达经络，活血舒筋，行淤散结；二者相用则活血散淤之力相长，适用于妇科疾病。

第十二节　不孕不育

养精种玉酒（《中医大辞典》）

【组成】白芍、核桃肉各 60 克，熟地黄，全当归、山萸肉、远志肉、紫河车各 50 克，甘杞子、菟丝子各 30 克，五味子、香附各 20 克，丹参 15 克，酸石榴子、炙甘草、炒枣仁、炒麦芽、炒谷芽各 10 克，高粱酒 4 000 克，米酒 1 000 克，白蜜 300 克。

【用法】以上 17 味药，共研为细末，与白蜜共入瓷罐内和匀。封浸 15 天，取上清液即成。每日 2 次，每次饮服 20~30 毫升。

【功用】养血养阴，调补肝肾。

【主治】适用于妇人身瘦，血虚不孕。

名医点评

酒中白芍苦、酸、微寒，养血调经，柔肝缓急止痛，能“补血，泻肝，益脾，敛肝阴，治血虚腹痛”；核桃肉“食之令人肥健，润肌，黑须发”；熟地能“补五脏内伤不足，通血脉，益气力，利耳目”；当归、丹参、山萸肉、紫河车、甘杞子补益精血；菟丝子、五味子、酸石榴子补益肝肾阴精；以上诸药共奏补益先天之本的功能；远志肉、炒枣仁宁心安神；香附善活血行气止痛，多用于气血凝滞所致的心腹及肢体疼痛；炙甘草、炒麦芽、炒谷芽和胃健脾，补益后天之本；加上高粱酒、米酒等纯粮之酒，味醇甘厚，使药力更能缓而持久；白蜜和中健胃，缓诸药之性；适用于妇人身瘦，血虚不孕。

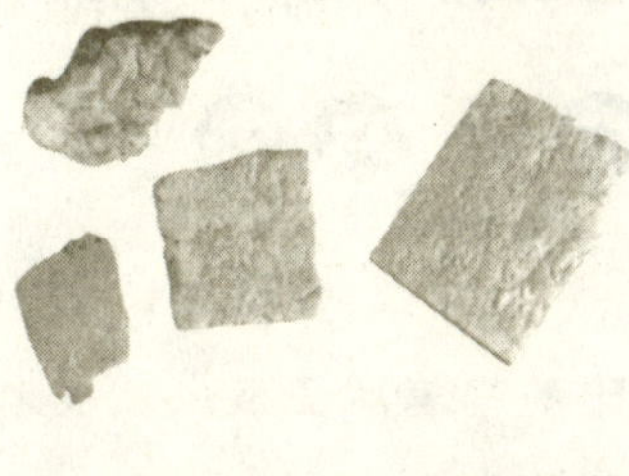

仙传种子药酒方（《济家新编》）

【组成】茯苓 100 克，大枣肉（蒸）50 克，胡桃仁（泡去皮）40 克，白蜜 600 克，蜜炙黄芪、人参、白术、当归、川芎、炒白芍、生地黄、熟地黄、小茴香、枸杞子、覆盆子、陈皮、沉香、官桂、砂仁、甘草各 5 克，乳香、没药、五味子各 3 克。烧酒 2 000 克，糯米酒 1 000 克。

【用法】用白蜜入锅内熬滚，入乳香、没药搅匀，微火熬滚后倾入瓷器；将烧酒、糯米酒以及剩余各药研为末，共入瓷器，用竹叶封口，外固。把瓷器放入锅中，大柴火煮40分钟取出，埋入土中3天(去火毒)，即可储用。每日早、午、晚各饮15~30毫升。勿醉为度。

【功用】补元调经，填髓补精，壮筋骨，明耳目，悦颜色。

【主治】适用于气血不足之头晕耳鸣、视物昏花、腰膝酸软、面色无华、精少不育、妇人月经不调、不孕症等。

名医点评

药酒中茯苓、人参、白术、甘草为经典四君子汤，善于益气健脾；当归、熟地、川芎、白芍为补血首剂四物汤；上述两方合用又名八珍汤为补益气血的名方；黄芪、砂仁、助四君子补气；胡桃仁、枸杞子、覆盆子、五味子、生地黄、大枣肉补益肝肾，化生精血；小茴香、陈皮、沉香、官桂、乳香、没药共奏温中行气、暖肾活血、补益命门之功；白蜜和中健脾，烧酒、糯米酒温通血脉，鼓舞阳气；诸药共奏补益元气，填精补髓，强壮筋骨，聪明耳目，养颜悦色之功。

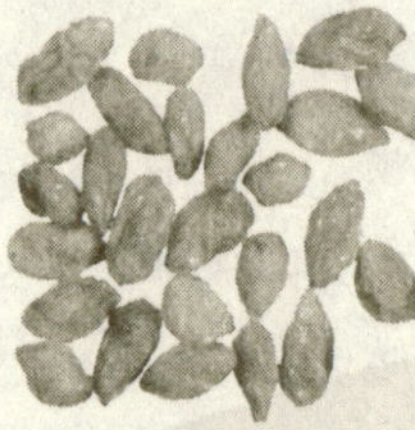

多子酒方（《奇方类编》）

【组成】枸杞子、桂圆肉、核桃肉、白糖各250克。烧酒7 000克，糯米酒500克。

【用法】将上药共装细纱布袋内，扎口，入坛内，用烧酒、糯米酒浸泡，封口，窖3周取出。每日2次，每次饮服50~100毫升。

【功用】补肾健脾，养血脉，抗衰老。

【主治】适用于脾肾两虚之面色萎黄、精神萎靡、腰膝酸软、阳痿早泄、精少不育等症。

名医点评

药酒中枸杞子，滋补肝肾，明目润肺，能“补益精气，强盛阴道”，“益人，去虚劳”；核桃仁“食之令人肥健，润肌，黑须发”；桂圆肉能补心脾，益气血，“主安志，厌食，久服强魂魄，聪明”，“益气补脾胃，治妇人产后浮肿，气虚水肿，脾虚泄泻”；三者合用以补益先后天之脾肾，使得精血生化有源；白糖、烧酒、糯米酒佐助补益脾胃、行血通脉之功；诸药适用于脾肾两虚所致面色萎黄、精神萎靡及腰膝酸软等。

延寿获嗣酒（《惠直堂经验方》）

【组成】生地黄45克，覆盆子、炒山药、炒芡实、茯神、柏子仁、沙苑子、山萸肉、肉苁蓉、麦门冬、牛膝各15克，鹿茸25克，龙眼肉、核桃肉各10克，白酒3 000克。

【用法】将上药加工成小片，与白酒共置入容器中，密封后隔水煮7小时，然后埋入土中3日，退火气后即可服用。每晚睡前服15~50毫升，勿令醉。男女均可服，服百日后，身体便可恢复正常。

【功用】补精填髓，健身益寿。

【主治】适用于素体虚弱，不耐风寒劳役，或思虑过度致气血两亏，或半身不遂，手足萎痹，或精元虚冷，久而不孕，或频数流产。

名医点评

药酒中生地黄清热凉血，养阴生津，“主男子五劳七伤，女子伤中，胞漏下血”，“治惊悸劳劣，心肺损，吐血，鼻衄，妇人崩中血晕，助筋骨”；鹿茸甘咸而温，补肾阳，益精血，强筋骨，“主漏下恶血，寒热惊痫，益气强志，生齿不老”，“生精补髓，养血益阳，强筋健骨，治一切虚损、耳聋、目暗、眩晕、虚痢”；覆盆子、沙苑子、炒山药、山萸肉、肉苁蓉、核桃肉、炒芡实平补肾阴肾阳，麦冬佐生地生津益液；茯神、柏子仁、龙眼肉宁心安神，与前一组药合用交通心肾；牛膝为引经药，引诸药下行，以滋补肾阴，温振肾阳；诸药多而有序，补精填髓，强身健体。

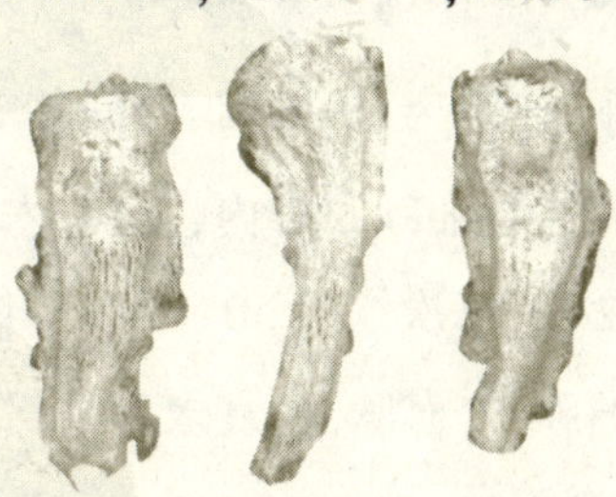

宜男酒（《同寿录》）

【组成】全当归、茯神、枸杞子、川牛膝、杜仲、桂圆肉、核桃肉、葡萄干各30克，无灰酒2 500克。

【用法】将上药碾为粗末，装入绢袋，悬于瓷坛内，注酒浸泡，封固，隔水加热半小时后，瓷坛埋入土中，7天后取出便可饮用。早晚各1次，每次饮服10~15毫升。

【功用】补肝肾，益精血。

【主治】适用于肝肾亏虚，精血不足所致的月经不调、婚后不孕之症。

名医点评

药酒中当归温润养血和血，“治一切风，一切血，补一切劳，破恶血，养新血及主症癖。”；茯神宁心安神利水，“疗风眩，风虚，五劳，口干，止惊悸，开心益智，养精神”；枸杞子，滋补肝肾，明目润肺，能“补益精气，强盛阴道”，“益人，去虚劳”；川牛膝、杜仲、核桃肉补益肝肾，填精益髓；桂圆肉能补心脾，益气血，“主安志，厌食，久服强魂魄，聪明”，“益气补脾胃，治妇人产后浮肿，气虚水肿，脾虚泄泻”；葡萄干甘酸而平，补气血，强筋骨，利小便，善治气血虚弱，肺虚咳嗽，心悸盗汗，“大补气血，舒筋活络，泡酒服之，治阴阳脱症，又治盗汗虚汗，汁，治咳嗽”；诸药共奏补肝肾益精血之功。

二根茴香酒(民间验方)

【组成】茶树根、凌霄花根、小茴香各15克，老母鸡1只，黄酒、米酒、红糖及食盐适量。

【用法】于月经来时，将前2味药同适量黄酒隔水炖2~3小时，去渣加红糖同服.月经净后的第2天，将后一味药炖老母鸡，加少许米酒和食盐服食。每月1次，连服3个月。

【功用】健脾补肾，温经散寒，调经助孕。

【主治】适用于痛经及不孕症。

名医点评

茶树根苦平，善疗血寒之经行不利，且能补益心肾；凌霄花根，能凉血祛淤，“治血中痛之药也，且补阴捷甚，盖有守而独行，妇人方中多用何哉”，“凌霄花及根，甘酸而寒，茎叶带苦，行血分，能去血中伏火，故主产乳崩漏诸疾及血热生风之证也”；小茴香性辛温，入肾、膀胱、胃经，温肾散寒，和胃理气，“主膀胱、肾间冷气及盲肠气，调中止痛，呕吐”；老母鸡性味咸甘微温，能温中益气，补精填髓，“黄雌鸡，止劳劣，填精补髓，助阳气，暖小肠，止泄精，补水气；黑雌鸡，安心定志，治血邪，破心中宿血及痈疽排脓，补心血，补产后虚羸，益色助气。”加上黄酒、米酒、红糖及少量食盐，入脾胃肝肾，共奏健脾补肾，温经散寒，调经助孕之功。

巴戟二子酒(民间验方)

【组成】巴戟天、菟丝子、覆盆子各15克,米酒500克。

【用法】将上药捣碎,用米酒浸泡7天,过滤即可服用。每日2次,每次饮服1小杯。

【功用】补肾涩精。

【主治】适用于肾虚所致精液异常,滑精,小便频数,腰膝冷痛等症。

【注意】下焦湿热,如泌尿系感染、小便涩痛者忌服。

名医点评

酒中巴戟天,辛甘微温,归肾经,能补肾助阳,祛风除湿,"主大风邪气,阳痿不起,强筋骨,安五脏,补中,增志益气",且能"去风疾,补血海",补中兼泻,散中有收;菟丝子辛甘平,归肝肾经,补阳益阴,固精明目,"治男女虚冷,填精益髓,去腰疼腿冷,又主消渴热中";覆盆子甘酸微温,善益肾固精缩尿,且能助阳明目,"男子肾精虚竭阴痿,能令坚长,女子食之有子","强肾无燥热之偏,固精无凝涩之害","益肾脏二固精,补肝虚而明目,起阳痿,缩小便";三药合用则益肾涩精,用于肾虚阳痿、精滑不固及不育等症。

巴戟天酒(《中国中医独特疗法大全》)

【组成】巴戟天100克,当归、黄芪、熟地、鹿角、益母草各30克,白酒1 000克。

【用法】将上药加工捣碎,用细纱布袋装入放进小坛内,倒入白酒浸泡7天即成。每日2次,每次饮服20毫升。

【功用】温肾调经。

【主治】适用于肾元虚寒所致的不孕症。

名医点评

巴戟天,辛甘微温,归肾经,能补肾助阳,祛风除湿,"主大风邪气,阳痿不起,强筋骨,安五脏,补中,增志益气",且能"去风疾,补血海",补中兼泻,散中有收;当归"治一切风,一切血,补一切劳,破恶血,养新血及主症癖",有良好的活血疏风作用;黄芪味甘微温,健中益气,"补丈夫虚损,五劳羸瘦",且能"补诸虚,不足,益元气,壮脾胃,活血生血";熟地能“补五脏内伤不足，通血脉，益气力，利耳目”；鹿角甘咸而温，补肾阳，益精血，强筋骨，“主漏下恶血，寒热惊痫，益气强志，生齿不老”，“生精补髓，养血益阳，强筋健骨，治一切虚损、耳聋、目暗、眩晕、虚痢”；益母草活血，祛淤，调经，能“行瘀血，生新血”，且“行血养血，行血而不伤新血，养血而不滞瘀血，诚为血家之圣药”，又“消水行血，祛淤生新，调经解毒，为胎前胎后要剂”，以其“性滑而利，善调女人胎产诸症，故有益母之号”；诸药共奏温肾调经之功。

仙灵脾酒（《中国中医独特疗法大全》）

【组成】仙灵脾100克，肉苁蓉、益母草、当归、川芎、赤芍、乌药各30克，白酒、甜白酒各500克。

【用法】将上药捣粗碎，装入细纱布袋内，扎紧口，置于小坛里，倒入甜酒、白酒密封浸泡3~5天，弃去药袋即成。早、晚各1次，每次饮服25毫升。

【功用】益肾补元。

【主治】适用于肾亏所致的不孕症。

名医点评

仙灵脾能“补命门，坚筋骨，益精气”；肉苁蓉甘咸而温，补肾助阳，能“主五劳七伤，补中，除茎中寒热痛，养五脏，益精气，多子，夫人症瘕”、“主男子绝阳不兴，女子绝阴不产”；益母草活血，祛淤，调经，能“行瘀血，生新血”，且“行血养血，行血而不伤新血，养血而不滞瘀血，诚为血家之圣药”，又“消水行血，祛淤生新，调经解毒，为胎前胎后要剂”，以其“性滑而利，善调女人胎产诸症，故有益母之号”；当归、川芎、赤芍养血和血活血，行淤不留滞，活血不伤正；诸药合用，散中有收，补中有疏，使气血流通，经脉畅达，肾气充足，精血旺盛，自可孕育。

固精酒（《惠直堂经验方》）

【组成】枸杞子60克，当归30克，熟地90克，好酒1 500克。

【用法】将上药切碎，盛入绢袋，置于瓷制容器或其他适宜容器中，加酒封固，每日摇动数下，经 14 天后开封，取出药袋，澄清药液即成。每日早、晚各 1 次，每次饮服 3 小盅，不可过量。

【功用】滋阴补血。

【主治】适用于肝肾精血不足所致的男子不育、头晕、腰酸等症。

名医点评

枸杞子滋补肝肾，明目润肺，能“补益精气，强盛阴道”，“益人，去虚劳”；当归温润养血和血，“治一切风，一切血，补一切劳，破恶血，养新血及主症癖”，有良好的活血疏风作用；熟地能“添骨髓，长肌肉，生精血，补五脏内伤不足，通血脉，益气力，利耳目，黑须发”，“主补血气，滋肾水，益真阴”；三药合酒则辛温走行之力增加，既能补肾添精，又能活血和血，使精血充盛，适用于肝肾精血不足所致之男子不育等。

雄蚕蛾酒(民间验方)

【组成】雄蚕蛾 20 只，白酒 20 克。

【用法】有条件者选活雄蚕蛾，在热锅上焙干，研末备用。每日早、晚各 1 次，每次空腹时用白酒冲服雄蚕蛾末 3 克，连服半月以上。或将雄蚕蛾油炸后，平时随意食用。

【功用】兴阳助性，益精液，活精虫。

【主治】适用于肾虚阳痿、早泄、滑精、男性不育症、精液量少、活精虫少等症。

名医点评

雄蚕蛾，味咸性温，入肝、肾经，能补益肝肾，壮阳涩精，善疗阳痿、遗精，白浊及尿血，“主益精气，强阴道，止精”，“壮阳事，止泄精，尿血，暖水脏”；与白酒合泡则走行之力增强，温经壮阳，益髓补肾，适用于肾虚阳痿、早泄、滑精及不育症等。

种玉酒(民间验方)

【组成】全当归、远志肉各 80 克，白酒 2 000 克。

【用法】将上药加工碎，装入细纱布袋内，扎紧口，放入小坛内，倒入白酒浸泡，7天后去掉药袋即成。每晚临睡前随量温饮。

【功用】和气血，调经水。

【主治】适用于妇女经水不调，气血不和所致之不孕症，或妇女一般血虚气弱病症。

【注意】不善饮白酒者，可改用黄酒。

名医点评

全当归"治一切风，一切血，补一切劳，破恶血，养新血及主症癖"，有良好的活血疏风作用，其中当归的头、身、尾各善其能，"头破血，身行血，尾止血"，"当归梢，主症瘕，破恶血，并产后恶血上冲"；远志肉辛苦微温，入心肾经，"主咳逆伤中，补不足，除邪气，利九窍，益智慧，耳目聪明，不忘，强志倍力"，"治心神健忘，坚壮阳道，主梦邪"；二者同用活血补血，益精安神，血充精足则孕。

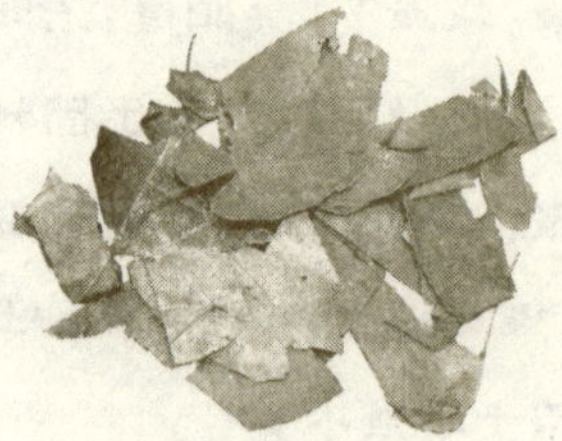

种子药酒（《冯氏锦囊秘录》）

【组成】淫羊藿125克，胡桃肉、怀生地60克，枸杞子、五加皮各30克，白酒适量。

【用法】将上药切碎，倒入净坛里，注入白酒，以淹没药物为宜，封固，隔水加热至药片蒸透，取坛放凉，再浸数日，即可启用。每日2次，每次饮服10~15毫升。

【功用】补肾阳，益精血。

【主治】适用于肾阳虚衰，肾精不足所致的不孕、不育等症。

名医点评

淫羊藿辛甘而温，善于补肾壮阳，能"补命门，坚筋骨，益精气，利小便"；胡桃肉补肾固精，"通经脉，润血脉"，并为"滋补肝肾、强健筋骨之要药，故善治腰痛腿疼，一切筋骨疼痛"；生地黄清热凉血，养阴生津，"主男子五劳七伤，女子伤中，胞漏下血"，"治惊悸劳劣，心肺损，吐血，鼻衄，妇人崩中血晕，助筋骨"；枸杞子能"补益精气，强盛阴道"，"益人，去虚劳"；五加皮能"益气疗躄"，用于下焦风湿之缓症，疗"不能行走"。诸药合用，则既可补肾阳，又能益精血。

二子内金酒（民间验方）

【组成】菟丝子、韭菜子各 100 克，鸡内金、益智仁各 50 克，白酒 750 克。

【用法】将前 4 味切碎，置容器中，加入白酒，密封，浸泡 7 天后，过滤去渣，即成。口服，每次服 15~30 毫升，每日服 3 次。

【功用】补肾壮阳、固精。

【主治】早泄不育症。

名医点评

菟丝子辛甘平，归肝、肾经，补阳益阴，固精明目，“治男女虚冷，填精益髓，去腰疼腿冷，又主消渴热中”；韭菜子辛甘性温，归肝肾经，善于补肝肾，暖腰膝，壮阳固精，“主梦中泄精，尿血”，“兴阳道，治阳痿”，“治小便频数，遗尿，女子白淫白带”；鸡内金甘平，归脾、胃、小肠、膀胱经，善于固精止遗，“主小便利，遗溺”，“止泄精及尿血，崩中带下”；益智仁辛温，归脾、肾经，能暖脾温肾，固精缩尿，“治遗精虚漏，小便余沥”，“能涩精固气，温中进食，摄涎唾，缩小便，治呕吐泄泻，崩带泄精”。四药合用则既能补肾壮阳，又可固精止遗，适用于早泄不育等。

第十三节　阳痿阴冷

万灵至宝仙酒（《三补简便验方》）

【组成】淫羊藿 150 克，当归 120 克，列当（亦可以肉苁蓉代之）、仙茅各 60 克，雄黄、黄柏、知母各 30 克，白酒 3 500 克。

【用法】将上药切碎，同白酒 3 500 克装入瓶内封固，桑柴文武火悬瓶煮 6 小时，再埋土内 3 昼夜（去火毒），取出。待 7 日后将药捞出，晒干为末，稻米面打为糊丸（桐子大），待用。酒与药同服，每日早、晚服药丸 30 粒及药酒 30 毫升。

【功用】益肾水，进饮食，助阳补阴，健身强体。

【主治】适用于男子阳痿、遗精、滑精、白浊、小便淋沥不尽，以及诸虚、百损、五劳七伤，诸风杂症等。还治妇女赤白带下,月经不调,腹冷脐痛,不孕症等。

【注意】忌食牛肉,勿入铁器。

名医点评

淫羊藿善于补肾壮阳,能“补命门,坚筋骨,益精气,利小便”;当归“治一切血,补一切劳,破恶血,养新血及主症癖”,有良好的活血作用,其中“头破血,身行血,尾止血”,“当归梢,主症瘕,破恶血,并产后恶血上冲”;列当甘温无毒,归肝、肾经,善治肾虚腰膝冷痛,阳痿遗精,“主男子五劳七伤,补腰肾,令人有子,去风血”;仙茅温肾壮阳,适用于阳痿精冷、小便不禁等,“补三焦命门之药也,惟阳弱精寒、禀赋素怯者宜之”;雄黄辛苦温,温阳散寒;黄柏、知母滋肾阴,清虚热,引诸热药下行,在寒热并用中平调肾阴肾阳,使肾水荣,肾阳充。

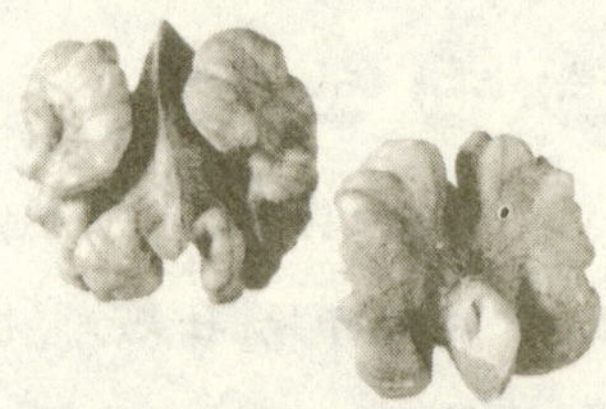

白花如意酣春酒(《摄生秘剖》)

【组成】沉香、玫瑰花、蔷薇花、梅花、桃花、韭菜花各 15 克,核桃肉 120 克。米酒、烧酒各 1 250 克。

【用法】以上 7 味药用绢袋盛之,悬于坛中,再加入两酒封固 1 个月后饮服。随意饮之,以勿醉为度。

【功用】益肾固精,强阳起痿。

【主治】适用于肾阳不足,阳痿不举,小便淋沥,男子阳弱不育,女子阳虚不孕,久服效佳。

名医点评

药酒中核桃肉补肾固精“食之令人肥健,润肌,黑须发”,“通经脉,润血脉”,并为“滋补肝肾、强健筋骨之要药,故善治腰痛腿疼,一切筋骨疼痛”;沉香辛苦温,入脾肾经,有暖肾纳气之功,“调中,补五脏,益精壮阳,暖腰膝,驱邪气”,“补肾,又能去恶气”;玫瑰花行气解郁,和血散淤,能疏泄肝经郁滞,助肾行精;蔷薇花、梅花甘凉,和胃健脾,补益后天,使气血精血生化有源;桃花苦平,利水活血,善疗经闭,“破妇人血闭血症,血风癫狂”;韭菜花辛温,能温中行气,散血化淤,“止泄精尿血,暖腰膝”。诸药合用,则可益肾固精,强阳起痿。

脾肾两助酒（《中国医学大辞典》）

【组成】白术、青皮、生地、厚朴、杜仲、破故纸、广陈皮、川椒、巴戟肉、白茯苓、小茴香、肉苁蓉各30克，青盐15克，黑豆60克，白酒15克。

【用法】将白术土炒，厚朴、杜仲分别以姜汁炒，破故纸、黑豆分别微炒，广陈皮去净白。上14味药共捣为粗末，白夏布或绢袋储，置净器中，倒入白酒浸泡，封口，春、夏7日，秋、冬10日后开取。每日早、晚空腹温服1~2杯。

【功用】添精补髓，健脾养胃，久服身体健康。

【主治】适用于脾肾两衰，男子阳痿，女子经水不调，赤白带下。

【注意】勿食牛、马肉。妇女受胎不可再服用。

名医点评

药酒中白术、白茯苓健脾益气，和中养胃；生地滋阴凉血，益肾补精，杜仲既能祛风湿，又能补肝肾，壮筋骨，善治腰膝痿软；补骨脂辛苦大温，归脾肾经，能补肾壮阳，固精缩尿，温脾止泄，“治男子腰疼膝冷囊湿，逐诸冷痹顽，止小便利，腹中冷”，“治五劳七伤，风虚冷，骨髓伤败，肾冷流精及妇人血气堕胎”；肉苁蓉补肾助阳，能“主五劳七伤，补中，除茎中寒热痛，养五脏，益精气，多子，夫人症瘕”，“主男子绝阳不兴，女子绝阴不产”；黑豆具有活血、利水、祛风、解毒功效，善治产后风痉、口噤，解药毒，《食疗本草》云“主中风脚弱，产后诸疾；若和甘草煮汤饮之，去一切热毒气，善治风毒脚气，煮食之，主膝痛，胀满”；巴戟天补肾助阳，“主大风邪气，阳痿不起，强筋骨，安五脏，补中，增志益气”，且能“去风疾，补血海”，补中兼泻，散中有收；厚朴、小茴香、青皮、川椒、陈皮温中行气，健脾暖肾。诸药共奏添精补髓、健脾益肾之功。

九香虫酒（民间验方）

【组成】九香虫40克，白酒400克。

【用法】将九香虫干燥拍碎，装入细纱布袋里，扎紧口，放入小坛里，倒入白酒浸泡7天即成。早、晚各1次，每次饮服10~20毫升。

【功用】补肾壮阳，理气止痛。

【主治】适用于肾虚所致的阳痿及胸膈气滞等症。

名医点评

九香虫性味咸温，入肝肾经，温中壮阳，理气止痛，善疗脾肾亏损，腰膝酸楚，阳痿，《纲目》云："治膈脘滞气，脾肾亏损，壮元阳"，《本草新编》谓"兴阳益精"；白酒性味辛热发散，颇能"通行一身十二经脉"，温通血脉，鼓舞阳气，"令寒去湿消"；二者合用辛温助脾，咸温助肾，适用于肾虚所致的阳痿及胸膈气滞等症。

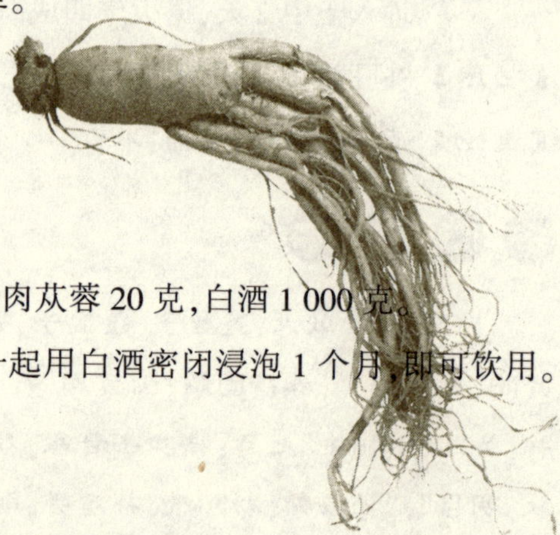

鹿龄集酒（《养身长寿保健法》）

【组成】人参、熟地各 15 克，海马、鹿茸各 10 克，肉苁蓉 20 克，白酒 1 000 克。

【用法】将人参、鹿茸研为粗末，再与其他药物一起用白酒密闭浸泡 1 个月，即可饮用。每日早、晚各 1 次，每次饮服 10 毫升。

【功用】益气补血，补肾壮阳。

【主治】适用于气虚及肾阳虚出现的腰膝酸软、性功能衰退、耳鸣，或由于肾阳虚而致的男性不育症。此方能明显地提高机体的体液免疫和细胞免疫功能，并且对骨髓造血的功能有一定的促进作用。

【注意】感冒发热、高血压等患者忌服。

名医点评

人参大补元气，治虚劳伤损，能"补五脏气不足，五劳七伤，虚损羸弱"，"养血，通血脉，补胃气"，"治阴阳不足"；熟地能"补五脏内伤不足，通血脉，益气力，利耳目"；海马甘温，入肝、肾经，补肾壮阳，调气活血，善疗阳痿遗精，"调气和血"，"暖水藏，壮阳道"，"温通任脉"；鹿茸甘咸而温，补肾阳，益精血，强筋骨，"主漏下恶血，寒热惊痫，益气强志，生齿不老"，"生精补髓，养血益阳，强筋健骨，治一切虚损、耳聋、目暗、眩晕"；肉苁蓉甘咸而温，补肾助阳，能"主五劳七伤，补中，除茎中寒热痛，养五脏，益精气，多子，夫人症瘕"，"主男子绝阳不兴，女子绝阴不产"。诸药合用共奏益气补血，补肾壮阳之功。

毓麟酒方（《奇方类编》）

【组成】肉苁蓉、覆盆子、炒补骨脂各 30 克，桑椹、枸杞子、菟丝子、韭菜子、楮实子、巴戟天各 23 克，山萸肉、牛膝各 22 克，莲须 15 克，蛇床子、炒山药、木香各 7.5 克，白酒 3 000 克。

【用法】将上药加工成粗末，装入布袋内，与白酒共置入容器中，密封，隔水煮 4 小时后埋入土中 2 天，退火气即成。早、晚各 1 次，每次饮服 20 毫升。

【功用】补肝益肾，助阳固精。

【主治】适用于阳痿、早泄、不育。

名医点评

肉苁蓉、巴戟天、菟丝子、覆盆子、牛膝、莲须、蛇床子、韭菜子等药，入肝肾经，能温壮肾阳，补益肝肾，养精固髓；山萸肉、补骨脂、枸杞子、山药、桑椹子等药滋阴补血，生津润肺，为“金水相生”之意；楮实子甘寒，入肝、肾、脾经，滋肾清肝，“主阴痿水肿，益气，充肌肤，明目”，“壮筋骨，助阳气，补虚劳，助腰膝，益颜色”；妙在一味木香，于诸多补益药中，行气化滞，使补而不滞，补中有散，散补兼施，补大于散；诸药共奏补益肝肾，助阳固精之功。

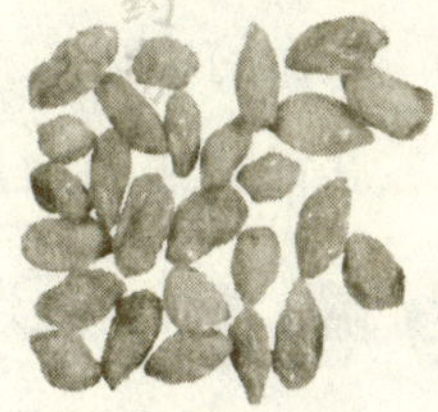

五子酒（验方）

【组成】覆盆子、菟丝子、楮实子、金樱子、枸杞子、桑螵蛸各 60 克，白酒 2 500 克。

【用法】将上药加工碎，用绢袋盛之，扎紧口，悬于小坛内，再倒入白酒，封严，置阴凉处，每日晃动数下，经 14 天后开封，取出药袋即可饮用。每日早、晚各 1 次，每次饮服 10~15 毫升。

【功用】补肝肾，益精髓，固精，缩尿，明目。

【主治】适用于肝肾虚损的腰膝冷痛、软弱无力、阳痿、遗精、滑精及小便频数、视物模糊、妇女白带经久不止等症。

【注意】此酒不宜长期饮服，以病愈即止。

名医点评

覆盆子甘酸微温，善益肾固精缩尿，且能助阳明目，“男子肾精虚竭阴痿，能令坚长，女子食之有子”，“强肾无燥热之偏，固精无疑涩之害”，“益肾脏二固精，补肝虚而明目，起阳痿，缩小便”；菟丝子归肝、肾经，补阳益阴，固精明目，“治男女虚冷，填精益髓，去腰痛腿冷，又主消渴热中”；金樱子固精缩尿，用于遗精滑精，遗尿尿频，白带过多，本药酸涩收敛，功专固涩，“善理梦遗崩带遗尿”；枸杞子补益肝肾；桑螵蛸功用基本同金樱子，助金樱子补肾壮阳，固精缩尿，“疗男子虚损，五脏气微，梦寐失精，遗溺”；楮实子主阴痿水肿，益气，充肌肤，明目”，“壮筋骨，助阳气，补虚劳，助腰膝，益颜色”。诸药共奏补益肝肾，益髓固精，缩尿止遗之功。

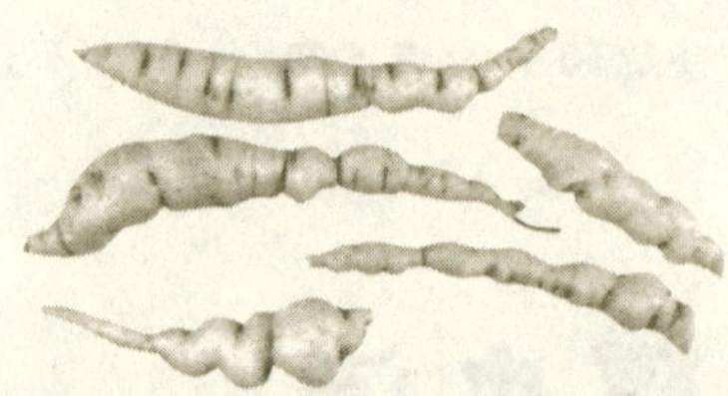

杞地人参酒（《补品补药与补益良方》）

【组成】枸杞子、熟地黄各 80 克，红参 15 克，茯苓 20 克，首乌 50 克，好白酒 1 000 克。

【用法】将以上 5 味药切碎，与白酒共置于净瓷坛中浸渍，加盖密封。置阴凉处。隔日摇动数下，经 14 天后开封即可饮用。每日早、晚各 1 次，每次饮服 10~20 毫升。

【功用】补肝肾，益精血，补五脏，益寿延年。

【主治】用于治疗精不足所致的阳痿、耳鸣、目花、早衰等病症。

名医点评

枸杞子滋补肝肾，明目润肺，能“补益精气，强盛阴道”，“益人，去虚劳”；熟地能“补五脏内伤不足，通血脉，益气力，利耳目”；红参大补元气，治虚劳伤损，能“补五脏气不足，五劳七伤，虚损瘦弱”，“养血，通血脉，补胃气”，“治阴阳不足”；茯苓健脾益气，合人参则共同补益后天之本；首乌“补肝肾，涩精，养血祛风，为滋补良药”。诸药借白酒之力则补肝肾，益精血之力更增，确实有益寿延年作用。

参杞酒（一）（验方）

【组成】枸杞子汁、地黄汁各 100 克，麦门冬汁 60 克，杏仁、白茯苓各 30 克，人参 20 克，白酒 1 500 克。

【用法】将上药中后 3 味捣碎，同前 3 味储于净瓷罐(瓶)中，倒入白酒封口，置于阴凉处。每日摇动数下，经 7 天后过滤即成。每日早、晚各 1 次，每次饭前温服 10 毫升。

【功用】滋养肝肾，补益精血。

【主治】适用于肝肾精亏、阳痿、耳鸣目昏、面色无华等症。

名医点评

人参，大补元气，治虚劳伤损，能“补五脏气不足，五劳七伤，虚损瘦弱”，“养血，通血脉，补胃气”，“治阴阳不足”；白茯苓归心脾肾经，能健脾益气，与人参合用则补益后天之力增强；枸杞子汁、生地黄汁、麦门冬汁甘寒益胃，滋肾生津，凉血养精；杏仁一味，于诸多补益药中斡旋气机，使补而不滞，补中有行，肺肾同调，金水相生。

猬皮酒(《北京市中草药制剂选编》)

【组成】刺猬皮 40 克，白酒 500 克，白糖适量。

【用法】取刺猬皮烘干，研压成粗粉，放置容器内，加入白酒，搅拌后放置浸泡 5 天，过滤澄清储存备用。每日 3 次，每次饮服 25~30 毫升。

【功用】固本壮阳。

【主治】适用于男性阳痿等症。

名医点评

刺猬皮，性味苦平，入肠胃肺脾经，能固精缩尿，降气定痛，化淤止血，善疗遗精腹痛，“锻研服，治遗精”，其走窜之性，可令入肝、肾经之力大增，其血肉之情，可令精血生化充足；白酒性味辛热发散，颇能“通行一身十二经脉”，温通血脉，鼓舞阳气，“令寒去湿消”。二者合用于男性阳痿等症。

海狗肾酒(《补药和补品》)

【组成】海狗肾 1 具，生晒参 15 克，山药 30 克，米酒 1 000 克。

【用法】将海狗肾浸泡后切片，人参、山药切碎为末，装入净瓷瓶中，倒入米酒密封浸泡，置阴凉干燥处，7天后开封即成。每日2次，每次饮服15~20毫升。

【功用】补肾助阳，益气强身。

【主治】适用于肾阳虚所引起的阳痿滑精、精冷、畏寒肢冷、腰膝冷痛、男性不育、妇女不孕等症。

名医点评

海狗肾，性味咸热，入肝、肾经，能暖肾壮阳，益精补髓，治疗虚损劳损，阳痿精衰，腰膝痿弱。“治男子宿症、气块、积冷，劳气羸瘦，肾精虚损，瘦悴”，“主心腹痛，宿血积块，痃癖羸瘦”，“主五劳七伤，阴痿少力，肾气衰弱，虚损，面黑精冷”，“补中，益肾气，暖腰膝，助阳气”；生晒参大补元气，治虚劳伤损，能“补五脏气不足，五劳七伤，虚损瘦弱”，“养血，通血脉，补胃气”，“治阴阳不足”；山药平补肺脾肾三阴，以培土生金、金水相生。

淫羊藿苁蓉酒（《补品补药与补益良方》）

【组成】淫羊藿100克，肉苁蓉50克，白酒(或米酒)1 000克。

【用法】将上药加工碎，浸入酒中，封固，置阴凉处，每日摇晃数次，7天后开封即可饮用。每日3次，每次饮服10~15毫升。

【功用】补肾壮阳。

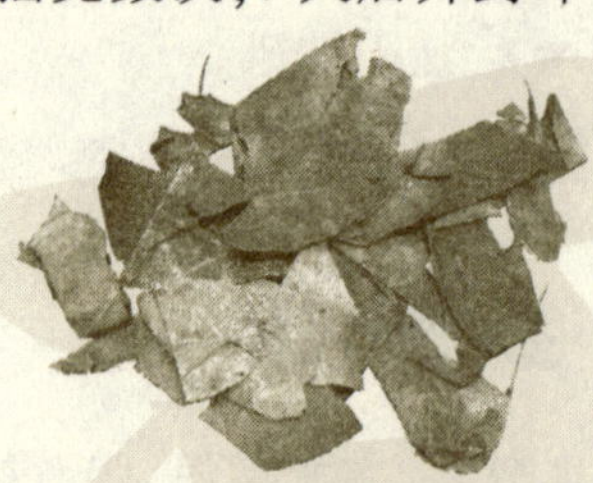

【主治】适用于肾阳虚之阳痿、宫寒不孕、腰膝酸痛等症。

名医点评

酒中淫羊藿辛甘而温，善于补肾壮阳，能“补命门，坚筋骨，益精气，利小便”；肉苁蓉甘咸而温，补肾助阳，能“主五劳七伤，补中，除茎中寒热痛，养五脏，益精气，多子，夫人症瘕”，“主男子绝阳不兴，女子绝阴不产”。二者合用则益肾壮阳之功陡增，适用于肾阳虚之阳痿、宫寒不孕及腰膝酸痛等。

巴戟菟丝酒（验方）

【组成】巴戟天、菟丝子各25克，白酒500克。

【用法】将上药加工碎，浸泡于酒中，封盖，经常摇动，置阴凉处。7 天后可开封饮用。每日 2~3 次，每次 10~15 毫升。

【功用】温补肾阳。

【主治】适用于肾阳虚的阳痿、小便频数、夜尿多、头晕等症。

名医点评

巴戟天，辛甘微温，归肾经，能补肾助阳，祛风除湿，“主大风邪气，阳痿不起，强筋骨，安五脏，补中，增志益气”，且能“去风疾，补血海”，补中兼泻，散中有收；菟丝子辛甘平，归肝、肾经，补阳益阴，固精明目，“治男女虚冷，填精益髓，去腰痛腿冷，又主消渴热中”。二者合用温补肾阳，固精添髓，壮命门之火，适用于肾阳虚之阳痿、小便频数、夜尿多、头晕等。

巴戟淫羊酒（《药物与方剂》）

【组成】巴戟天、淫羊藿各 250 克，白酒 1 500 克。

【用法】将上两味药切碎，与白酒共置入容器中，密封浸泡 7 天后便可服用。早晚各 1 次，每次饮服 20 毫升。

【功用】壮阳祛风。

【主治】适用于神经衰弱、性欲减退、风湿痹痛、肢体瘫痪、末梢神经炎。

名医点评

巴戟天，辛甘微温，归肾经，能补肾助阳，祛风除湿，“主大风邪气，阳痿不起，强筋骨，安五脏，补中，增志益气”，且能“去风疾，补血海”，补中兼泻，散中有收；淫羊藿，功用基本同巴戟天，能“补命门，坚筋骨，益精气”。二者相需为用，加强了温补命门之力，则阴得阳助，肾精生化有源；加之白酒之辛行温通，补肾阳而通经脉，适用于神经衰弱、性欲减退等。

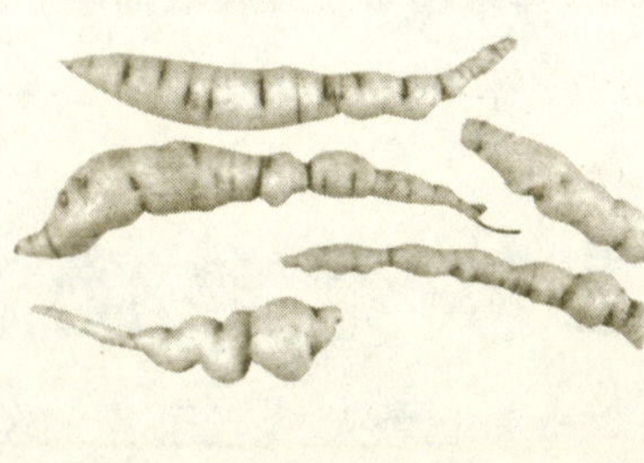

灵脾地黄酒（一）（验方）

【组成】仙灵脾 62 克，熟地 38 克，醇酒 1 250 克。

【用法】将上药共碎细，纱布包裹，用酒浸于净器中，密封，勿通气，春、夏3日，秋、冬5日后便可饮用。每日随量温饮之，常令有酒力相续，但不得大醉。若药酒将尽，应再泡制。

【功用】补肾助阳。

【主治】适用于肾虚阳痿、宫寒不孕、腰膝无力、筋骨酸痛等症。

名医点评

仙灵脾辛甘微温，归肾经，能补肾助阳，祛风除湿，“补命门，坚筋骨，益精气”；熟地能“补五脏内伤不足，通血脉，益气力，利耳目”。二者合用既能补肾助阳，又能滋阴添精，则精血生化有源，加之醇酒之力，辛热发散，颇能“通行一身十二经脉”，温通血脉，鼓舞阳气，“令寒去湿消”。适用于肾虚阳痿、宫寒不孕、腰膝无力等。

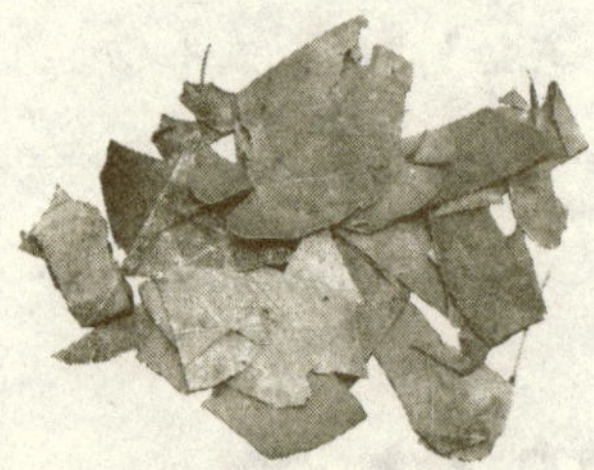

淫羊藿酒（《食医心镜》）

【组成】淫羊藿200克，白酒2 000克。

【用法】将淫羊藿切碎，装入布袋中，浸泡在白酒内，封固3天后即可饮用。每晚睡前饮服15~20毫升。

【功用】补肾壮阳，强筋健骨。

【主治】适用于阴阳两损，命门火衰而引起的男子阳痿、女子不孕，四肢不仁等症，可常饮此酒。

名医点评

药酒中淫羊藿辛甘微温，入肝肾经，能温肾壮阳，祛风除湿，治阳痿不举，小便淋沥，筋骨挛急，半身不遂，腰膝无力，风湿痹痛，四肢不仁等。《本经》言“主阴痿绝伤，茎中疼，利小便，益气力，强志”，“治一切冷风劳气，补腰膝，强心力，丈夫绝阳不起，女子绝阴无子，筋骨挛急，四肢不仁，老人昏耄，中年健忘”；配以白酒，振奋阳气，鼓动命门之火，则肾阳愈壮。

仙茅酒(《本草纲目》)

【组成】仙茅60克，白酒500克。

【用法】将仙茅酒切碎，置入净瓶中，倒入白酒。加盖封严，置阴凉处，每日晃动数次，经7天后即可饮用。每日早、晚各1次，每次饮服10~15毫升。

【功用】补肾阳，壮筋骨，除寒湿。

【主治】适用于男子阳痿精冷、小便失禁、心腹冷痛、腰腿冷痹等症。

名医点评

药酒中仙茅辛温，温肾壮阳，强健筋骨，适用于阳痿精冷、小便不禁，崩漏，心腹冷痛，腰腿冷痹等，“补三焦命门之药也，惟阳弱精寒、禀赋素怯者宜之”，“补暖腰脚，清安五脏，强筋骨，消食”，“主丈夫七伤，明耳目，益筋力，添骨髓，益阳”，“主心腹冷气不能食，腰腿风冷挛痹不能行，丈夫虚劳，老人失溺”；借白酒之力则相得益彰，补肾益阳之力增强。

雪莲花酒(经验方)

【组成】雪莲花60克，白酒500克。

【用法】将雪莲花全草泡入白酒中，瓶装密封，每日摇动数次，浸泡7天以后即可饮用。每日早、晚各1次，每次10~15毫升。

【功用】兴阳，除湿，壮筋骨。

【主治】适用于阳痿，尤其对青年人新婚阳痿、性生活困难者有效。也可用于风湿性关节炎等症。

名医点评

雪莲花甘苦性温，除寒壮阳，调经止血，治疗阳痿，腰膝酸软，妇女崩漏，月经不调，“除冷痰，助阳道”，“除寒痰水饮，壮阳，补血，温暖子宫，治男子阳痿，女子月经不调及崩带”，《新疆中医药手册》言“通经活血，强筋骨，促进子宫收缩，治疗风湿性关节炎，妇女小腹冷痛，闭经，胎衣不下，麻疹不透，肺寒咳嗽，阳痿”；借白酒之力温振肾阳，除湿通络。

雪莲虫草酒(《高原中草药治疗手册》)

【组成】雪莲花100克,冬虫夏草50克,白酒1 000克。

【用法】将雪莲花切碎与冬虫夏草、白酒共置入容器中,密封浸泡15天即成。早、晚各1次,每次饮服15毫升。

【功用】补虚壮阳。

【主治】适用于性欲减退或阳痿。

名医点评

雪莲花除寒壮阳,调经止血,治疗阳痿,腰膝酸软,妇女崩漏,月经不调,"除冷痰,助阳道","除寒痰水饮,壮阳,补血,温暖子宫,治男子阳痿,女子月经不调及崩带";虫草甘温,补虚损,益精气,治疗阳痿遗精,腰膝酸痛,病后久虚不复,"保肺益肾,止血化痰,已劳嗽","秘精益气,专补命门"。二者合用,补虚壮阳,加之酒力,助长药势,用于阳痿性欲减退。

鹿茸山药酒(验方)

【组成】鹿茸15克,山药60克,白酒1 000克。

【用法】将鹿茸、山药与白酒共置入容器中,密封浸泡7天以上便可服用。每日3次,每次饮服15~20毫升。

【功用】补肾壮阳。

【主治】适用于性欲减退、阳痿、遗精、早泄;肾阳虚弱的遗尿、久泻、再生障碍性贫血及其他贫血症。

名医点评

鹿茸甘咸而温,补肾阳,益精血,强筋骨,"主漏下恶血,寒热惊痫,益气强志,生齿不老","生精补髓,养血益阳,强筋健骨,治一切虚损、耳聋、目暗、眩晕、虚痢";山药甘平,入肺、脾、肾经,功善健脾补肺,固肾益精,治疗脾虚泄泻,久痢,虚劳咳嗽,消渴,遗精带下,小便频数。"主伤中,补虚,除寒热邪气,补中益气力,长肌肉,久服耳目聪明","补五劳七伤,去冷风,止腰痛,镇心神,补心气不足,患人体虚羸,加而用之","助五脏,强筋骨,长志安神,主泄精健忘"。二者共奏补肾壮阳之功。

楮实助阳酒(验方)

【组成】楮实子100克,鹿茸10克,制附子、川牛膝、巴戟天、石斛各60克,炮姜、肉桂各30克,大枣60克,醇酒2 000克。

【用法】上药共捣碎细,用夏布包储,置于净器中,注酒浸之,封口,8日后去渣备用。每次空心温饮10毫升,每日早、晚各1次。

【功用】补肾壮阳。

【主治】肾阳虚损、阳痿滑泄、脾胃虚寒、面色无华。

名医点评

楮实子甘寒,入肝、肾、脾经,滋肾清肝,"主阴痿水肿,益气,充肌肤,明目","壮筋骨,助阳气,补虚劳,助腰膝,益颜色";鹿茸甘咸而温,补肾阳,益精血,强筋骨,"主漏下恶血,寒热惊痫,益气强志,生齿不老","生精补髓,养血益阳,强筋健骨,治一切虚损、耳聋、目暗、眩晕、虚痢";制附子为"回阳气,散阴寒,逐冷痰,通关节之猛药也";合炮干姜、巴戟天、肉桂则温振下焦阳气,大补命门之火;川牛膝散瘀血,补肝肾,强筋骨,治疗腰膝骨痛,痿痹,"主寒湿痿痹,四肢拘挛,膝痛不可屈","疗伤中少气,男肾阴消,老人失溺,补中续绝,添骨髓,除脑中痛及腰膝痛,妇人月水不通,血结,益精,利阴气,止白发";石斛一味益胃滋肾,甘寒养阴;大枣健脾益气;诸药共奏补肾壮阳之功。

巴戟熟地酒(验方)

【组成】巴戟天60克,熟地黄45克,枸杞子30克,制附子20克,甘菊花60克,蜀椒30克,醇酒1 500克。

【用法】将上药共捣碎,盛于净瓶中,注酒浸之,封口,5日后去渣备用。每次空腹温饮1~2小杯,每日早、晚各1次。

【功用】补肾阳,壮筋骨。

【主治】肾阳久虚、阳痿早泄、腰膝酸软。

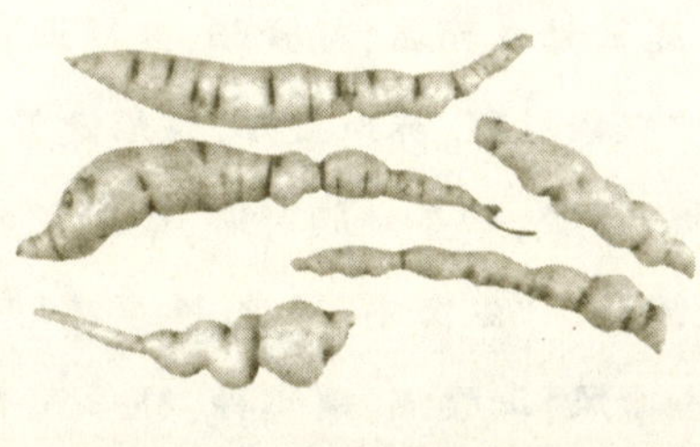

名医点评

巴戟天,辛甘微温,归肾经,能补肾助阳,祛风除湿,"主大风邪气,阳痿不起,强筋骨,安五脏，补中，增志益气”，且能“去风疾，补血海”，补中兼泻，散中有收；熟地能“补五脏内伤不足，通血脉，益气力，利耳目”；首乌“补肝肾，涩精，养血祛风，为滋补良药”；枸杞子滋补肝肾，明目润肺，能“补益精气，强盛阴道”，“益人，去虚劳”；制附子“回阳气，散阴寒，逐冷痰”；甘菊花疏风清热，“主诸风头眩、肿痛，目欲脱，恶风湿痹，利血气，治四肢游风”；蜀椒温振下焦阳气，且能行气，补中有疏，使方药具灵动之性。

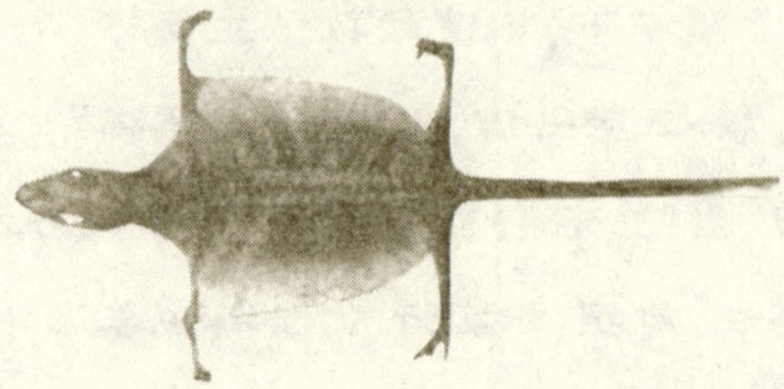

蛤蚧酒（《中国动物药》）

【组成】蛤蚧1对，白酒100克。

【用法】将蛤蚧去头、足、鳞，切成小块，浸于酒中，封固2个月。每次饮30毫升，每日1次。

【功用】补元气，壮肾阳，益精血，强腰膝。

【主治】肾虚腰痛、阳痿等症。

名医点评

蛤蚧，甘咸而温，有小毒，其毒在头，故去其头足及鳞，补肺气，助肾阳，定喘嗽，益精血，治虚劳，肺痿，喘嗽，咳血，消渴，阳痿，“疗折伤，主肺痿上气，咯血咳嗽”，“治肺气，并通月经，下石淋及治血”，“温中益肾，固精助阳，通淋行血，补肺虚劳嗽”；泡酒后力增效缓，稳补肾阳。

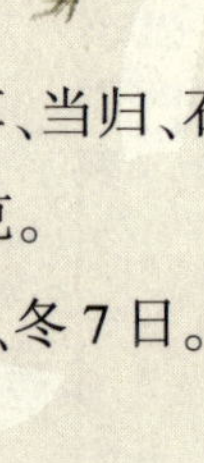

广济钟乳酒方（《外台秘要》）

【组成】钟乳（研，绢袋盛）、薯蓣、五味子各75克，附子（炮）、炙甘草、当归、石斛、前胡、人参、生姜屑、牡蛎、积实各50克，桂心15克，干地黄100克。

【用法】将药切碎，以绢袋盛，清酒芫以2 000克渍之，春、夏3日，秋、冬7日。量性饮之。

【功用】壮肾阳，益精血，强腰膝。

【主治】阳痿不起，滴沥精清。

【注意】忌海藻、猪肉、冷水、生葱、芫荽、生冷粘食等。

名医点评

钟乳石甘温，入肺、肾经，温肺气，壮元阳，治虚劳喘咳，阳痿，腰脚冷痹，“主咳逆上气，明目益精，安五脏，通百节，利九窍”，“益气，补虚损，疗腰弱疼冷，下焦伤竭，强阴”，“补命门，破痼冷，温脾胃，生气血”；薯蓣功善健脾补肺，固肾益精，治疗脾虚泄泻，虚劳咳嗽，消渴，遗精带下，小便频数，“主伤中，补虚，除寒热邪气，补中益气力，长肌肉，久服耳目聪明”，“补五劳七伤，去冷风，止腰痛”，“助五脏，强筋骨，长志安神，主泄精健忘”；五味子、干地黄、当归、石斛补益精血；人参大补元气；附子、桂心温振肾阳；牡蛎涩精止泄；炙甘草缓和药性；前胡、枳实行气化滞；生姜温中健脾。诸药共奏壮肾阳、益精血、强腰膝之功。

灵脾地黄酒（二）（验方）

【组成】仙灵脾 250 克，熟地 150 克，醇酒 1 250 克。

【用法】将上药共碎细，纱布包储，用酒浸于净器中，密封，勿通气，春、夏 3 日，秋、冬 5 日后方可开取饮用。每日随量温饮之，常令有酒力相续，但不得大醉。

【功用】补虚壮阳。

【主治】肾虚阳痿、宫冷不孕腰膝无力、筋骨酸痛。

名医点评

仙灵脾辛甘微温，归肾经，能补肾助阳，祛风除湿，“补命门，坚筋骨，益精气”；熟地能“补五脏内伤不足，通血脉，益气力，利耳目”。二者合用既能补肾助阳，又能滋阴添精，则精血生化有源，加之醇酒之力，辛热发散，颇能“通行一身十二经脉”，温通血脉，鼓舞阳气，“令寒去湿消”。适用于肾虚阳痿、宫寒不孕、腰膝无力等。

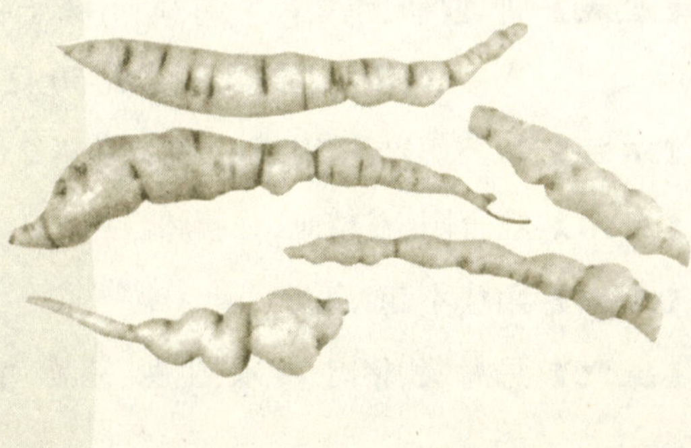

第十四节　补益强身

一、补气

木天蓼酒(验方)

【组成】木天蓼(天蓼)100 克,黑豆、糖(蜜糖、冰糖为佳)各 200 克,米酒(30~40 度)1 500 克。

【用法】将上药密封浸泡 15 天以上即可饮用。每日 2~3 次,每次饮服 30 毫升。

【功用】补虚益气,祛风活血。

【主治】有强壮,增进精力,恢复疲劳,暖身及增进性功能作用,用于健身强体。

名医点评

木天蓼,苦辛温,治大风癞疾,症积,气痢风劳,“主症结积聚,风劳虚冷”;黑豆性味甘平,入心、脾、肾三经,具有活血、利水、祛风、解毒功效。善长治疗风毒脚气、风痹筋挛、产后风痉、口噤,解药毒。《本经》言“煮汁饮,止痛”,《食疗本草》云:“主中风脚弱,产后诸疾;若和甘草煮汤饮之,去一切热毒气,善治风毒脚气;煮食之,主心痛,筋挛,膝痛,胀满”。冰糖甘平,补中益气,和胃润肺。合酒则共奏补虚益气,祛风活血之功。

党参二黄酒(《趣味中医》)

【组成】黄芪、黄精、党参、杜仲、枸杞、熟地各 40 克,川芎 15 克,当归 20 克,红枣 50 克,何首乌、菟丝子各 25 克,白酒 2 500 克。

【用法】将上药共为精末,用纱布袋包之,浸泡于白酒中 2 周,即可饮用。每日早、晚各服 30~50 毫升。

【功用】补气助阳,健脾益肾。

【主治】适用于气短懒言、疲乏无力、小便清长、淋漓不尽、腰膝及背心冷痛、动则气促等症。

名医点评

药酒中黄芪、黄精、党参、红枣一组药物补益脾胃，扶助后天之本；当归、川芎、首乌、红枣、熟地一组药物和血补血，滋阴润燥；上述诸药合用则气血生化有源，补气生血，血旺生气，气血双补；杜仲、枸杞、菟丝子补益肝肾，助阳滋阴，平补肾阴肾阳；白酒辛温通络助药势，补气壮阳、健脾益肾之力增强。

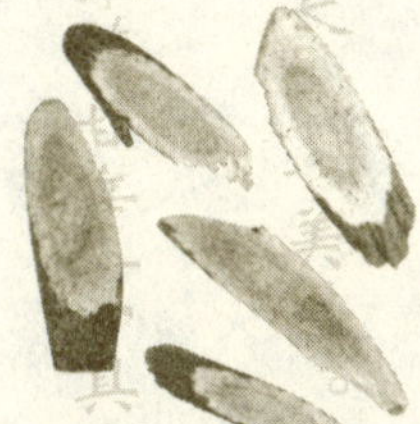

黄芪红花酒（《趣味中医》）

【组成】黄芪、党参、玉竹、枸杞子各 75 克，红花 45 克，白酒 5 000 克。

【用法】将上药切碎，用细纱布袋包好，浸泡于白酒中 1 个月即成。每日早、晚各饮 30~50 毫升。

【功用】补气健脾，和血益肾。

【主治】适用于四肢乏力、精神疲惫、气血不和等症。

名医点评

黄芪味甘微温，健中益气，"补丈夫虚损，五劳羸瘦"，且能"补诸虚，不足，益元气，壮脾胃，活血生血"；党参与黄芪相需为用，加强补气健脾之功；玉竹甘平，入肺胃经，养阴润燥，除烦止渴，"补中益气"，"主聪明，调气血，令人强壮"，"补气血，主一切虚损"；枸杞子滋补肝肾，明目润肺，能"补益精气，强盛阴道"，"益人，去虚劳"；红花功能活血通经，祛瘀止痛，为"破血、行血、和血、调血之药也"，且为"行血之要药"，"善通利经脉，为血中之气药，能泻而又能补，各有妙意"。诸药共奏补气健脾，和血益肾之功。

脂枣酒（验方）

【组成】红枣 250 克，羊脂 25 克，糯米酒 1 500 克。

【用法】先将红枣洗净，放入锅中煮软后倒去水，加入羊脂、米酒，煮沸后停火晾凉，将红枣和酒液一并倒入净瓷瓶中。加盖密闭，放置于阴凉处，经 3 天后开盖即成。每日早、晚各1次，每次饮服药酒10~15毫升，红枣3~5枚。

【功用】补虚健脾。

【主治】适用于久病后体虚、消渴、脾虚气弱、食欲减退等症。

名医点评

红枣甘温，入脾胃经，善于补脾和胃，益气生津，调和营卫，解诸药毒，治胃虚食少，脾弱便溏，气血津液不足，营卫不和，心悸怔忡及妇人脏躁，"主心腹邪气，安中养脾，助十二经，平胃气，补少气、少津液，身中不足"，"补中益气，滋肾暖胃，治阴虚"；羊脂甘温，补虚润燥，祛风化毒，"熟脂：主贼风痿痹，辟瘟气，止劳痢，润肌肤……透肌肉经络，彻风热毒气"；加上糯米酒，则温中健脾。诸药共奏补虚健脾之功。

香菇酒(验方)

【组成】香菇75克，蜂蜜250克，柠檬3枚，白酒1 500克。

【用法】将香菇、柠檬洗净，晾干，柠檬切成两半，与蜂蜜同放入酒坛中，加入白酒，密封浸泡7天后将柠檬取出，再封口浸泡7天，即可饮用。每日2次，每次饮服15~20毫升。

【功用】健脾益胃。

【主治】有降血压，降胆固醇和增强免疫功能的作用。

名医点评

香菇微辛性凉，清热利湿，善疗中暑吐泄，痢疾，湿热浮肿，齿龈肿痛；柠檬酸甘，生津止渴，祛暑安胎，"治哕"，"下食和胃"；蜂蜜甘平，入肺、脾、大肠经，补中润燥，止痛解毒，治肺燥咳嗽，肠燥便秘，胃脘疼痛，"主心腹邪气，安五脏诸不足"，"养脾气，除心烦，食饮不下，止肠澼，肌中疼痛"，"和营卫，润脏腑，通三焦，调脾胃"。诸药合用健脾益胃之力陡增。

养荣酒(民间验方)

【组成】白茯苓、甘菊花、石菖蒲、天门冬、白术、生黄精，生地黄各50克，人参、肉桂、牛膝各 30 克，醇酒 2 000 克。

【用法】将上药捣细，以白夏布袋盛储，置净器中，以醇酒浸之，春、夏 3 日，秋、冬 7 日开取，去渣即成。每日午、晚各 1 次，每次空腹温饮 1 酒盅。

【功用】补虚损，壮力量，泽肌肤，久服益寿。

【主治】适用于体质衰弱、身倦乏力、面容憔悴。

名医点评

药酒中人参、白术、云苓取四君之意，健脾益胃，补中益气；黄精合四君助益气之功；天冬、生地滋肾益胃，生津润肺，补阴止渴；甘菊花疏风清热，"主诸风头眩、肿痛，目欲脱，恶风湿痹，利血气，治四肢游风"；石菖蒲和胃化湿，芳香化浊；肉桂、牛膝引诸药下行入肾，且能温振肾阳，补益肝肾。诸药共奏补虚损，壮力量，泽肌肤之功。

术酒（《普济方》）

【组成】白术 200 克，好白酒 700 克。

【用法】将白术剁碎，置砂锅中，加水 600 毫升，煮取 300 毫升，置于净器中，再倒入白酒搅匀，加盖密封，置于凉处，经 7 天后开封，用纱布过滤备饮。视酒兴饮用，每日 3 次。

【功用】健脾益气。

【主治】适用于脾胃虚弱所致的食欲不振、胸腹胀满、大便泄泻等症者。

【注意】服药酒期间忌食桃、李、雀肉。

名医点评

白术苦甘温，入脾、胃经，补脾健胃，燥湿和中，治脾胃气弱，不思饮食，倦怠少气，虚胀，泄泻，水肿，小便不利，头晕自汗，"治一切风疾，五劳七伤，冷气腹胀，补腰膝，消痰，治水气，利小便，止反胃呕吐，及筋骨软弱，除烦长肌"；用好酒泡后则健脾益胃之力进增，适用于脾胃虚弱所致的食欲不振、胸腹胀满、大便泄泻等。

百益长春酒（《中国医学大辞典》）

【组成】党参、生地、茯苓各 22.5 克，白术、白芍、红曲、当归各 15 克，川芎 7.5 克，木樨花 125 克，桂圆肉 60 克，高粱酒 3 750 克，冰糖 375 克。

【用法】除冰糖外，其余各药共碾为末，盛入绢袋，扎紧口，放入瓷坛中，倒入白酒密封。5 天后滤取澄清酒液，再加入溶化后的冰糖水混匀即成。按个人酒量大小适量饮用。

【功用】益气健脾，养心补血。

【主治】适用于心脾两虚，气血不足之乏力少气、食少脘满、睡眠欠安、面色无华、气虚血弱、筋脉失于濡养。肢体运动不遂者亦可服用。

名医点评

党参，味甘性平，"主补中益气，和脾胃，除烦渴"；生地，清热凉血，养阴生津；茯苓甘淡，健脾安神，利水渗湿；白术苦温，乃扶植脾胃之要药，脾虚不健，术能补之，胃虚不纳，术能助之；当归、白芍补血养肝；川芎活血行气，调畅气血；此三味药相配，则补血而不滞血，和血而不伤血，补中有动，行中有补。木樨花即桂花，性温，味辛香，行气化痰，止血散淤；红曲，甘温色赤，燥胃消食，活血和血；桂圆肉，性温味甘，具有补益心脾、养血安神之效。诸药相合，共奏健脾养心，气血双补之功。

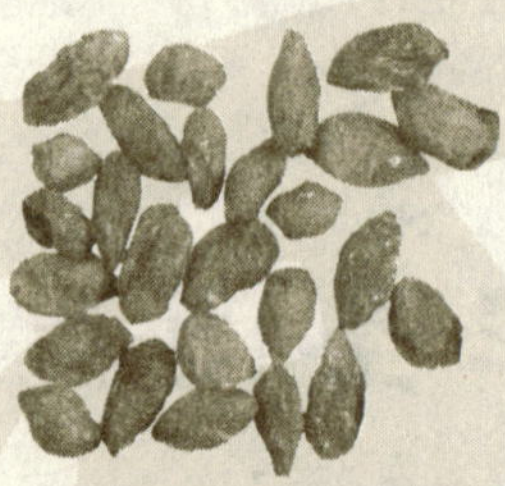

党参枸杞子酒（《实用补剂手册》）

【组成】党参、枸杞子各 25 克，米酒 500 克。

【用法】将党参拍出裂缝，切成薄片，与洗净晾干的枸杞子，共入净坛中，注入米酒加盖密封，经 7 天后即可饮用。每日早、晚各 2~3 次，每次饮服 10~15 毫升。

【功用】补气健脾，养肝益肾。

【主治】适用于脾胃气虚、血虚萎黄、食后腹胀、食欲不振、肢体倦怠、腰酸头晕等症。

【注意】感冒发热者慎用。

名医点评

党参，性味甘平，归脾肺经，"力能补脾养胃，润肺生津，健运中气……健脾而不燥；滋胃阴而不湿；润肺而不犯寒凉；养血而不偏滋腻；鼓舞清阳，振动中气而无刚燥之弊。”枸杞子，性味甘平，归肝肾经，具有滋补肝肾、益精明目的作用，《神农本草经》称其“久服，轻身不老，耐寒暑”。参、杞相配，可补脾肺益肝肾、使气血两旺。

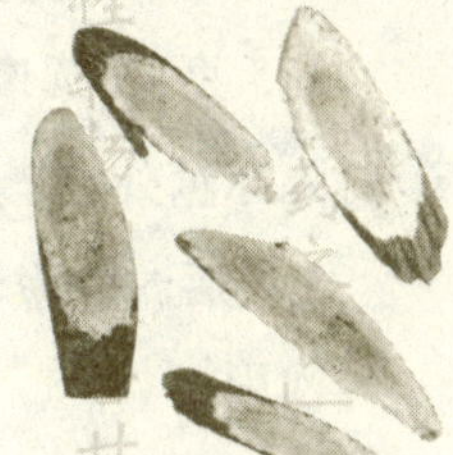

黄芪补气酒(验方)

【组成】黄芪120克，米酒1 000克。

【用法】将黄芪加工研碎，置入净瓶中，倒入米酒，加盖封固，置于阴凉处。每日摇晃1~2次，经浸泡7天后，静置澄明即成。每日早、晚各1次，每次饮服15~20毫升。

【功用】补气健脾，固表止汗。

【主治】适用于脾胃虚弱之食少纳呆、心悸气短、四肢无力、体虚多汗、气虚脱肛等症。

名医点评

黄芪性微温，味甘，归脾肺经，是冬令常用补药之一。可补诸虚不足，益元气，壮脾胃，固表止汗。现代药理研究表明，黄芪含有蔗糖、葡萄糖醛酸、粘液质、苦味酸、皂苷、胆碱、叶酸、黄烷化合物及硒、硅、锌、钴、铜、钼等多种微量元素。具有延缓细胞衰老、增强免疫功能等作用。

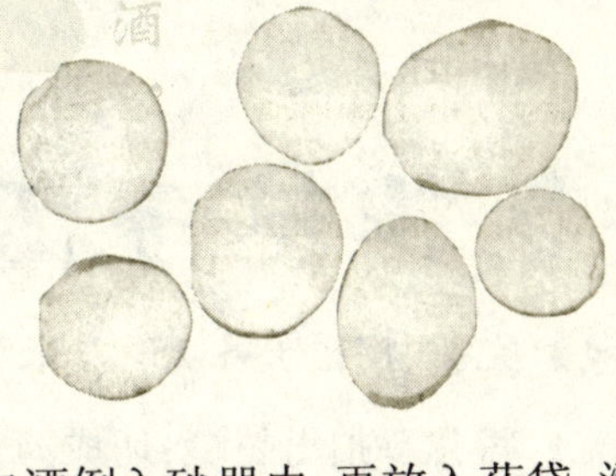

三圣酒(《圣济总录》)

【组成】白人参、山药、白术各20克，白酒500克。

【用法】将上药切碎，用细纱布袋盛好，扎紧口。将白酒倒入砂器内，再放入药袋，浸泡7日后，压净药液，静置澄明，即可饮用。每日3次，每次空腹温饮10~20毫升。

【功用】大补元气，强健脾胃。

【主治】适用于久病体虚、老年气虚、脾胃虚弱、面黄肌瘦、倦怠乏力、不思饮食等症。

名医点评

白人参，乃人参焯烫浸糖后干燥者，味甘微苦，性微温，归心、肺、脾经，具有大补元气，补脾益肺之效；白术苦温，乃扶植脾胃之要药，脾虚不健，术能补之，胃虚不纳，术能助之；山药甘平，能平补气阴，健脾补虚，然其气轻性缓，非堪专任，故补脾肺必主参、术。三药相伍，脾肺同补，培土生金，脾气旺则气血生化有源，肺气旺则四脏之气皆旺，故称三圣。

人参茯苓酒(验方)

【组成】人参、生地、茯苓、白术、白芍、当归、红曲面各30克，川芎15克，桂圆肉120克，高粱酒2 000克，冰糖250克。

【用法】将上药共碎为粗末，装入白布袋内，扎紧口，置于净坛中，然后倒入高粱酒，加盖密封，经4~5天后，去渣加冰糖即成。每日3次，每次饮服10~15毫升。

【功用】补气健脾，养血安神。

【主治】适用于脾胃虚弱、气血亏损所致形体消瘦、倦怠无力、食欲不振、面色萎黄、心悸气短等症。

名医点评

人参味甘微苦，性微温，“补五脏，安精神，定魂魄，止惊悸，除邪气，明目开心益智。”茯苓甘淡，“久服安魂、养神、不饥、延年”。生地甘苦寒，清热凉血，养阴生津。白术苦温，补气健脾，燥湿利水。当归补血养肝，和血调经。白芍养血柔肝和营。川芎活血行气，调畅气血。此三味药相配，补血而不滞血，和血而不伤血，补中有动，行中有补。红曲，甘温色赤，燥胃消食，活血和血。桂圆肉，性温味甘，补益心脾、养血安神。全方补气健脾，养血安神，适用于脾胃虚弱，气血不足，心神不安者。

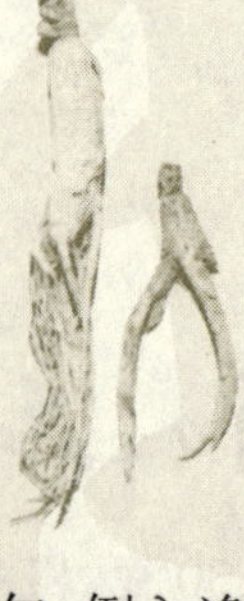

参葡酒(《本经逢原》)

【组成】人参20克，葡萄100克，白酒500克。

【用法】先将人参碎成小段备用，将葡萄绞汁后与酒混合均匀，倒入净瓶中，加入人参，加盖密封，置阴凉处，每日晃动1~2次，经7天后即可开封饮用。每日早、晚各1次，每次空腹饮服10~20毫升。酒服尽后，取参食之。

【功用】补气健脾，益肾宁神，强壮筋骨。

【主治】适用于气血不足，脾肾虚损的体虚气弱、腰酸乏力、纳食欠佳或心悸盗汗、干咳痨嗽、津液不足等症。

名医点评

人参味甘微苦，性微温，归心、肺、脾经，具有大补元气，补脾益肺，生津止渴，安神益智之效；葡萄作为人们喜爱的水果，也具有很大的药用价值，其味甘，性平、涩，《神农本草经》载“主治筋骨湿痹，益气倍力强志，令人肥健，耐饥忍风寒。久食，轻身不老延年。”

峨参酒(民间验方)

【组成】峨参50克，白酒500克。

【用法】将峨参用凉开水浸软切成小片，置于净瓶中，倒入白酒，加盖密封，置于阴凉处，经常晃动，经7天后，静置澄清便可饮服。每日3次，每次服10~20毫升。酒服尽，参可嚼食之。

【功用】补中益气，健脾补肺。

【主治】适用于体虚无力、饮食减少、咳喘气短、畏寒尿频、老年人气虚、夜尿多等症。

名医点评

峨参乃四川峨嵋山三大特产之一，属于伞形科，两年或多年生草本植物，因根部状似人参而得名。其味甘、辛，性微温，功效补中益气，壮腰补肾，是治疗脾虚食胀，肺虚喘咳，水肿等病的良药。

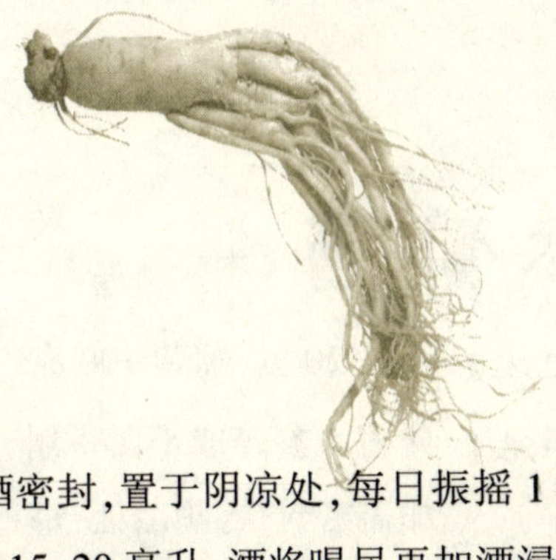

人参酒(《本草纲目》)

【组成】白人参30克，白酒500克。

【用法】将人参切成段或薄片，浸入优质白酒中，加酒密封，置于阴凉处，每日振摇1次，浸泡7天后饮用。每日早、晚各1次，每次服15~20毫升。酒将喝尽再加酒浸渍，直至参味淡薄，取参食之。

【功用】大补元气，补脾益肺，生津固脱，安神益智。

【主治】适用于久病气虚，脾肺不足之食欲不振、动则气喘、自汗乏力、面色黄白少华，或脉虚、津伤口渴、消渴、神经衰弱、失眠多梦、疲倦心悸、健忘、阳痿等患者服用。

【注意】服用期间，不宜喝茶，忌食萝卜。反藜芦。

名医点评

人参味甘微苦，性微温，归心、肺、脾经，具有大补元气，补脾益肺，生津止渴，安神益智之效。《神农本草经》称其“补五脏，安精神，定魂魄，止惊悸，除邪气，明目开心益智。”《珍珠囊》谓其“治肺胃阳气不足，肺气虚促，短气，少气，补中，缓中，止渴生津液”。现代药理研究表明，人参主要含有人参皂苷，还含有多糖类成分，多种氨基酸、维生素，以及微量元素等，具有调节内分泌、抗氧化、增加物质代谢和提高机体免疫力等作用。

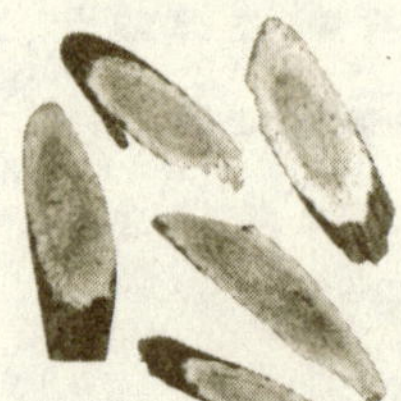

益气补虚酒（《药酒汇编》）

【组成】党参、黄芪各35克.白酒600克。

【用法】将前2味药切碎，置容器中，加入白酒，密封浸泡15天后，即可取用，口服，每次服15毫升，每日服2次。

【功用】益气健脾，益肺固表。

【主治】气短乏力、自汗畏风等。

名医点评

党参甘平，归脾、肺经，具有益气、生津、养血之效。《本草从新》谓其“主补中益气，和脾胃，除烦渴。中气微弱，用以调补，甚为平妥。”黄芪性微温，味甘，归脾肺经，可补诸虚不足，益元气，壮脾胃，固表止汗。党参偏于阴而补中，黄芪偏于阳而实表。二药相合，一里一表，一阴一阳，相互为用，其功益彰，共奏扶正补气之功。

百岁长寿酒（《中国当代中医名人志》）

【组成】麦门冬、枸杞子、白术、党参、茯苓各50克，陈皮、当归、川芎、生地、熟地、枣皮各

30克，羌活、五味子各20克，肉桂10克，大枣500克，白酒5 000克。

【用法】将前15味药捣碎或研为粗末，入布袋，置容器中，加入白酒，密封，隔水加热1.5小时，待温，开封后，再加入冰糖1 000克后再次密封，将容器埋人土中7日。取出，过滤去渣，即成。口服，每次服10毫升，每日服3次。

【功用】补五脏、调气血、聪耳明目。

【主治】耳聋目昏、容颜憔悴、消瘦、老化等症。

名医点评

麦冬养阴生津、清心除烦；枸杞滋补肝肾、益精明目；党参健运中气，润肺生津；白术、茯苓健脾利湿；陈皮理气健脾，燥湿化痰；当归补血和血；川芎既能活血，又能行气，为“血中气药”；生地清热凉血，养阴生津；熟地补血滋阴，益精填髓；羌活散寒祛风，胜湿止痛；五味子敛肺滋肾，生津敛汗，涩精止泻，宁心安神；肉桂补火助阳，散寒止痛，温经通脉；枣皮明目；大枣养胃健脾，益血安神。诸药相合，调补五脏，益气生血，轻身延年。

大补药酒（经验方）

【组成】党参、炙黄芪、山药、炒白术、当归身、茯苓、盐水炒杜仲各10克，炒白芍8克，制黄精、玉竹各28克，川芎、炙甘草各4克。

【用法】共研粗末，用布袋装，浸入白酒3 000克中，密闭，浸1个月，浸出液加蔗糖300克搅溶，滤过。每服20毫升，每日2次。

【功用】益气补血。

【主治】治疗面色萎黄、倦怠乏力、食少眠差等。

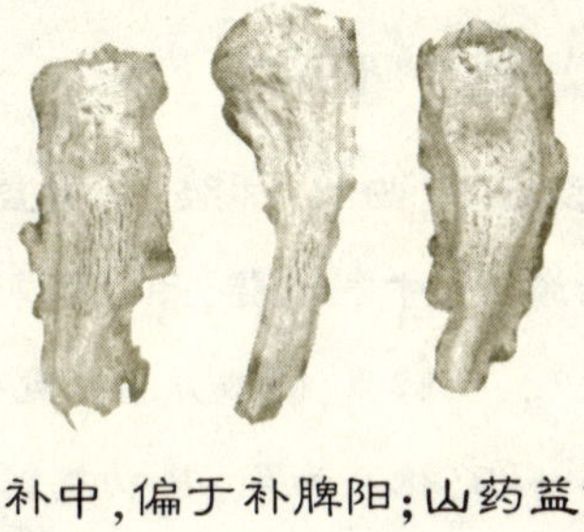

名医点评

党参甘平，具有益气、生津、养血之效。炙黄芪益气补中，偏于补脾阳；山药益气养阴，偏于补脾阴；二药一阴一阳，阴阳双补。白术炒用，重于补气健脾。茯苓甘淡，健脾安神，利水渗湿。当归身甘辛温，补血力专。杜仲甘温，补肝肾，强筋骨，盐水炒用，引药下行，增强作用。炒白芍养血调经。黄精滋肾润肺，补脾益气。玉竹养阴润燥，生津止渴。川芎活血行气，与诸补药相合，使补而不滞。甘草炙用，补中益气。全方具健脾胃，补肝肾，益气养血之效。

长春药酒（经验方）

【组成】黄芪360克，生地180克，银花、当归各120克，地骨皮60克，炒陈皮30克，炙甘草45克，白糯米酒12 000克。

【用法】先将黄芪蜜炙熬膏，然后将其余6味药粉碎，用布袋装，放人瓷罐内，加米酒，隔水蒸煮1小时，将黄芪膏倒入，再炙1小时，晾凉，滤清。每服1小杯，每日2次。

【功用】益气养血，健脾合胃。

【主治】治疗虚损劳伤、面色萎黄、倦怠乏力、食少眠差等。

名医点评

黄芪性微温，味甘，补气升阳，益卫固表；生地甘苦寒，清热凉血，养阴生津；当归甘辛温，补血活血；银花甘寒，清热解毒；地骨皮甘淡寒，清热凉血；炒陈皮理气健脾，燥湿化痰；炙甘草，补中益气。诸药相合，寒温并用，补阳气，滋阴血，清热毒，驻青春。

十二红药酒（验方）

【组成】红花、甘草各10克，山药、当归、龙眼肉各30克，茯苓、制首乌、党参、杜仲各40克，黄芪、牛膝各50克，地黄、川断各60克，大枣80克。

【用法】上药切碎，以白酒4 500克和3 500克分2次浸泡，每次两星期，分别滤过，合并滤液，另取沙糖800克，用少量白酒加热溶化后，加入药酒内搅匀，静置沉淀3周，取上清液，滤过。每服20毫升，每日2次。

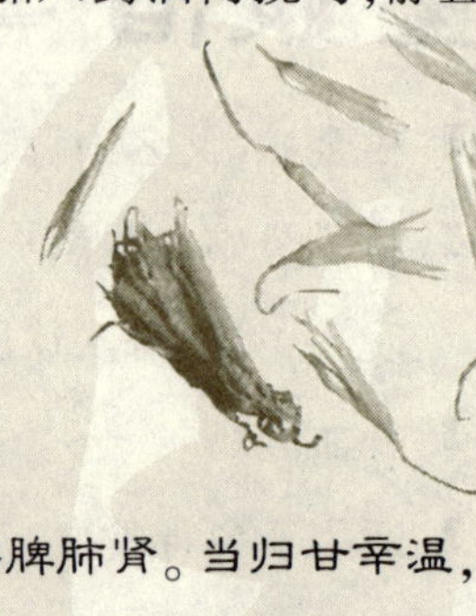

【功用】健脾益肾，补气养血。

【主治】治疗气血两虚症。

名医点评

红花辛温，活血祛淤，疏通经络。山药甘平，益气养阴，补脾肺肾。当归甘辛温，补血养肝，和血调经。龙眼肉，性温味甘，补益心脾、养血安神。茯苓甘淡，健脾安神。炙首乌、熟地黄补益精血。黄芪益元气，壮脾胃。党参益气、生津、养血。杜仲，补肝肾，强筋骨，善走经络关节之中；川断，补肝肾，行血脉，善走筋节气血之间。二药伍用，其功益彰。牛膝补肝肾，强筋骨，活血祛淤。甘草补中益气，调和诸药。纵观全方，补益肝肾，强壮腰膝，益气养血，活血通络。

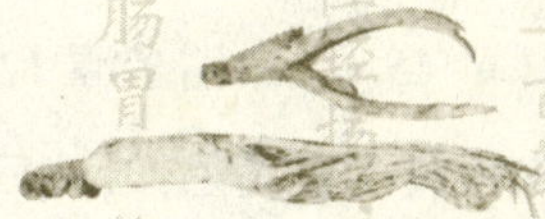

人参枸杞酒（民间验方）

【组成】人参 200 克，枸杞子 3 500 克，熟地 1 000 克，冰糖 4 000 克，白酒适量。

【用法】浸泡数日便可饮用，饮时随量。

【功用】大补元气，安神固脱，滋肝明目。

【主治】适用于劳伤虚损、少食倦怠、惊悸健忘、头痛眩晕、阳痿、腰膝酸痛等症。

名医点评

人参味甘微苦，性微温，归心、肺、脾经，具有大补元气，补脾益肺，生津止渴，安神益智之效，《神农本草经》称其“补五脏，安精神，定魂魄，止惊悸，除邪气，明目开心益智。”枸杞子，性味甘平，归肝肾经，具有滋补肝肾、益精明目的作用，《神农本草经》称其“久服，轻身不老，耐寒暑。”熟地甘微温，补血滋阴，益精填髓，《本草纲目》谓：“填骨髓，长肌肉，生精血，补五脏内伤不足，通血脉，利耳目，黑须发。”三药相伍，大补元气，益精生血，轻身明目。

二、补血

桃金娘酒（《药用果品》）

【组成】桃金娘(又名山稔子、岗稔)(干品)1 000 克，白酒 2 000 克。

【用法】将桃金娘与白酒一起置于容器中，密封浸泡 10 天即成，此期间要多次振摇。早、晚各 1 次，每次饮服 30 毫升。

【功用】补血固精。

【主治】适用于各种贫血、身体羸弱、遗精、早泄等症。

【注意】发热及大便秘结者忌服。

名医点评

《花镜》记载：“金丝桃一名桃金娘，花似桃而大……八九月实熟，青绀若牛乳状，味甘，可入药用”。桃金娘花有行血之功；子味甘入脾，可养血固精明目。

枸杞人参酒（《家庭保健膳食精选》）

【组成】枸杞子35克，人参20克，熟地10克，冰糖40克，白酒1 000克。

【用法】将上3味药切片，包入细纱布袋内，扎紧口，放入净瓷坛中，再将白酒倒入，密封浸泡，置阴凉处，每日摇动数下，经14天后启封，然后加入溶化后之冰糖，待澄清即可。每日1次，每次饮服10~15毫升。

【功用】补血滋阴，乌须发，壮腰膝，增强视力，活血通经，清热生津，强身益寿。

【主治】适用于体虚贫血、营养不良、神经衰弱、头晕目眩、失眠乏力、食少盗汗、腰膝酸痛等症。

【注意】服药期间忌食萝卜、莱菔子。反藜芦。

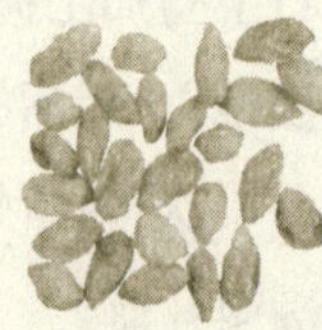

名医点评

枸杞子，性味甘平，归肝肾经，具有滋补肝肾、益精明目的作用，《神农本草经》称其“久服，轻身不老，耐寒暑”。人参味甘微苦，性微温，归心、肺、脾经，具有大补元气，补脾益肺，生津止渴，安神益智之效，《神农本草经》称其“补五脏，安精神，定魂魄，止惊悸，除邪气，明目开心益智。”熟地甘微温，补血滋阴，益精填髓，《本草纲目》谓：“填骨髓，长肌肉，生精血，补五脏内伤不足，通血脉，利耳目，黑须发。”三药相伍，大补元气，益精生血，轻身明目。

桑龙药酒（《良朋汇集》）

【组成】桑椹子、龙眼肉各60克，烧酒1 500克。

【用法】将上药置于净瓷瓶中，注入烧酒加盖密封，隔日摇晃数下，经7天后开封饮用。每日3次，每次饮服15~20毫升。

【功用】滋阴养血。

【主治】适用于心脾不足，阴虚血少所致的心悸失眠、体弱少力、耳聋目眩等症。

【注意】凡大便溏泻者慎用。

名医点评

桑椹，味甘，性寒，归心、肝、肾经，具滋阴补血，生津润肠之效。《滇南本草》称其"益肾脏而固精，久服黑发明目。"龙眼肉，性温味甘，补益心脾、养血安神。《滇南本草》谓其"益血安神，长智敛汗，开胃益脾。"两药相配，滋阴养血，用于心脾两虚，气血不足之症。

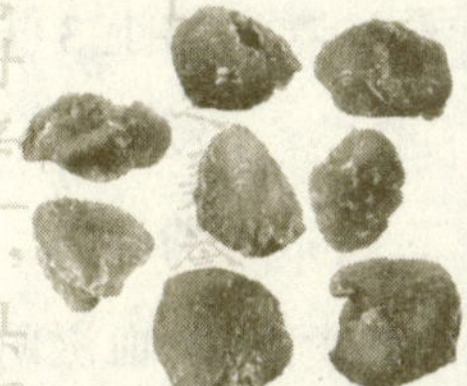

桑枣杞圆酒(验方)

【组成】枸杞子、桂圆肉、桑椹子各 30 克，大枣 30 枚，白酒 1 000 克。

【用法】将上药加工捣碎，置入净坛中，倒入白酒，加盖密封，置阴凉处。经常摇动数下，浸泡 14 天后视其颜色呈娇红，药酒即成。用细纱布过滤，澄明备饮。每日早、晚各 1 次，每次饮服 15~20 毫升。

【功用】滋阴补血。

【主治】适用于阴血亏所致头晕目眩、心悸气短、四肢乏力、腰膝酸软、贫血、神经衰弱等症。

名医点评

桑椹，味甘，性寒，归心、肝、肾经，滋阴补血，生津润肠，《滇南本草》称其"益肾脏而固精，久服黑发明目。"大枣，甘平，归脾、胃经，养胃健脾，益血安神。枸杞子，性味甘平，归肝、肾经，滋补肝肾、益精明目，《神农本草经》称其"久服，轻身不老，耐寒暑。"桂圆肉，性温味甘，补心脾、益气血，《滇南本草》谓其"益血安神，长智敛汗，开胃益脾。"四药相合，心、脾、肝、肾俱补，则阴血精津充盛，目精聪明，身强体健。

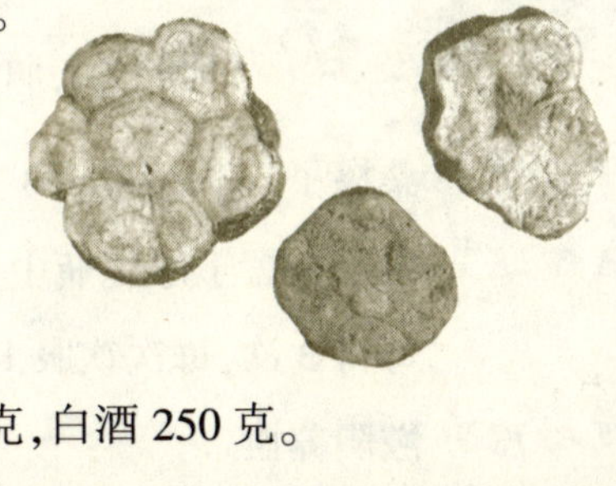

首乌煮酒(经验方)

【组成】何首乌 120 克，胡麻仁、当归各 60 克，生地 80 克，白酒 250 克。

【用法】将何首乌、当归、生地切碎，胡麻仁捣烂，然后共用绢袋盛之，扎紧口，悬于白酒中，置于干燥处，7 天后启封，去药袋，静置澄清，储入净瓶中即可。每日早、晚各 1 次，每次饮服 10~20 毫升。

【功用】补肝肾，养精血，清热生津，乌须发，延年益寿。

【主治】适用于肝肾不足的阴虚血枯、腰膝酸痛、遗精带下、须发早白等症。

【注意】如觉味苦，可加适量冰糖矫味，大便溏者忌用。

名医点评

首乌，气温味苦涩，苦补肾，温补肝，涩能收敛精气，故能养血益肝，固精益肾，健筋骨，乌髭发，为滋补良药；胡麻仁，即黑芝麻，甘平无毒，主伤中虚羸，补五脏，益气力，长肌肉，填髓脑；当归甘辛温，补血活血，补中有动，行中有补；生地甘苦寒，清热凉血，养阴生津。本方补肝肾，养精血，乌须发，延年益寿。

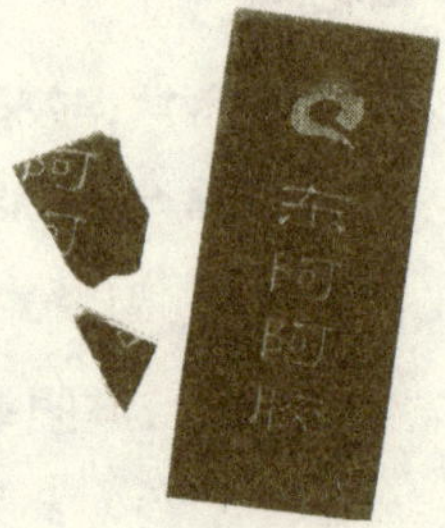

鸡子阿胶酒（《永乐大典》）

【组成】鸡子黄 4 枚，阿胶 40 克，青盐适量，米酒 500 克。

【用法】将鸡蛋打破，按用量去清取黄。将米酒倒入坛里，置文火上煮沸，下入阿胶，化尽后，下入鸡子黄、青盐，拌匀。再煮数沸即离火，待冷后储入净器中即成。每日早、晚各 1 次，每次随量温饮。

【功用】补虚养血，滋阴润燥，止血息风。

【主治】适用于体虚乏力、血虚萎黄、虚劳咳嗽、吐血便血、女子妊娠胎动不安、胎漏下血、崩漏、子宫出血等症。

【注意】如无米酒，亦可用黄酒配制。

名医点评

鸡子黄，气温味甘，《得配本草》言其“救厥阴之阴，以安胃气，补离中之气，以定心神”；阿胶，味甘性平，补血止血，滋阴润燥。两药相配，取其血肉有情，液多质重，交通心肾，以滋血液而息肝风。

圆肉补血酒（《药用果品》）

【组成】桂圆肉、制首乌、鸡血藤各 250 克，米酒 1 500 克。

【用法】将首乌、鸡血藤加工切片，桂圆肉去核洗净捣碎，倒入净器中，加入米酒密封，置于阴凉处，每日振摇 1~2 次，经 10 天后开封，滤净渣即可饮用。每日早、晚各 1 次，每次饮服 10~20 毫升。

【功用】滋阴养血。

【主治】适用于血虚气弱所致的面色无华、头眩心悸、失眠、四肢无力、须发早白等症。

【注意】凡有实热，血热者慎用。

名医点评

桂圆肉，性温味甘，功能补心脾、益气血，《医学衷中参西录》谓其“能滋生心血，兼能保合心气，能滋补脾血，兼能强健脾胃”；炙首乌，气温味苦涩，苦补肾，温补肝，涩能收敛精气，故能养血益肝，固精益肾，健筋骨，乌髭发，为滋补良药；鸡血藤，苦甘温，行血补血，调经活络。三药相合，滋阴养血，补而不滞。

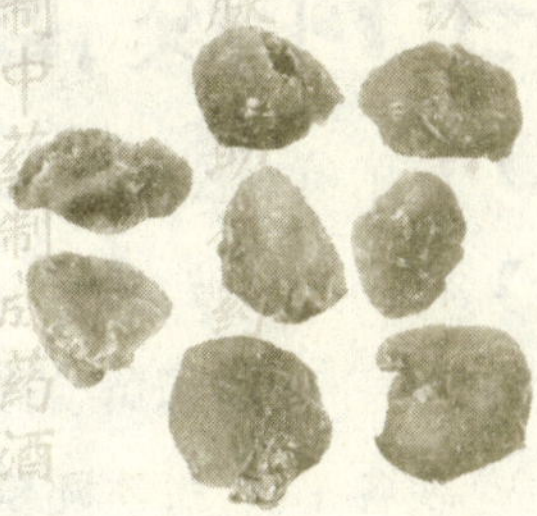

熟地酒（验方）

【组成】熟地 120 克，枸杞子 60 克，檀香 2 克，白酒 1 500 克。

【用法】将熟地切碎，枸杞子捣破，檀香碎成小段，共用细纱布袋盛之，扎紧口。然后将白酒倒入坛内，放入药袋，加盖封固，置阴凉干燥处，每日摇晃数次，经 14 天后开封取饮。每日早、晚各 1 次，每次 15~20 毫升。随饮随往坛内中添酒，直到味淡为止。

【功用】养精血，补肝肾。

【主治】适用于病后体虚、精血不足、神疲乏力、腰酸膝软、阳痿、性功能减退、须发早白等症。

【注意】凡脾虚气滞，痰多，大便溏者勿用。

名医点评

熟地，甘微温，补血滋阴，益精填髓，《本草纲目》谓：“填骨髓，长肌肉，生精血，补五脏内伤不足，通血脉，利耳目，黑须发”；枸杞子，性味甘平，归肝、肾经，滋补肝肾、益精明目；两药共奏补肝肾，养精血之功。檀香，辛温，调脾肺，利胸膈，为理气要药，与上药相配，使滋补而无滞腻之弊。

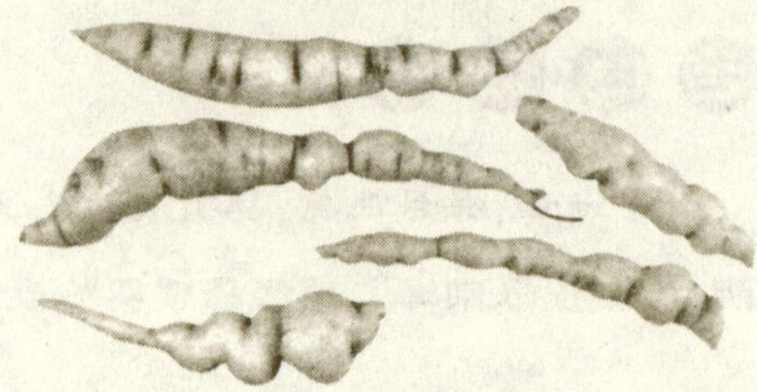

地黄醴酒（《圣惠方》）

【组成】生地黄 1 250 克，糯米 1 250 克，糯米酒 2 500 克，细曲 125 克。

【用法】将地黄切碎，细曲研细末备用；将糯米淘洗干净，同地黄拌匀，置砂锅中炒熟，取出摊于案板，冷却后置入坛中；然后将细曲加入药坛内搅拌，再倒入糯米酒拌匀，加盖密封，置保温处，经 10 天之后尝酒味浓，压去糟，过滤澄清即可饮用。每日 3 次，每次随量温饮，勿醉。

【功用】养血滋阴，益气和中，乌须发，延年益寿。

【主治】适用于阴虚血少之腰酸腿困、耳鸣目眩、须发早白、脾胃虚弱、体弱乏力、食后不消化及月经不调等症。无病者及年老体弱者经常饮服，能收到防病治病，延年益寿之功。

名医点评

生地黄，甘苦寒，具清热凉血，养阴生津之效；糯米，甘温，温补脾肺虚寒，坚大便，缩小便，收自汗；神曲，辛甘温，辛散气，甘调中，温开胃，功能化水谷，消积滞。全方功能养阴生津，益气和中，常服可延年益寿。

地黄酒（一）（《饮膳正要》）

【组成】干地黄 60 克，白酒 500 克。

【用法】先将地黄洗净，切成薄片，倒入净坛内，注入白酒封固，浸 7 天以上即成。每次饮服 15~20 毫升，以每晚睡前饮之为佳。

【功用】滋阴养血凉血，舒筋通养血脉。

【主治】适用于阴血不足筋脉失养而引起的肢体麻木或疼痛或惊悸劳损、吐血鼻衄、跌打损伤等症。

【注意】凡脾虚,便溏及阳虚怕冷诸症忌用。服用期间勿食贝母,芫荽、萝卜及莱菔子。

名医点评

干地黄,味甘性凉,具有滋阴生津,清热凉血的作用。《本经逢源》谓本品"内专凉血滋阴,外润皮肤荣泽"。现代药理实验表明,地黄可改善内分泌,延缓衰老,增强机体免疫功能。

地杞血藤酒（《药酒汇编》）

【组成】熟地黄、枸杞子、何首乌、鸡血藤、全当归各60克,白酒2 500克。

【用法】将前5味共制为粗末,置容器中,加入白酒。密封,经常摇动数下,浸泡14天后,过滤去渣,即成。

【功用】补肝肾、填精血。

【主治】腰膝酸软、面容萎黄、体倦乏力、精神不振等症。

【用法】口服。每次空腹服10~20毫升,每日服3次。

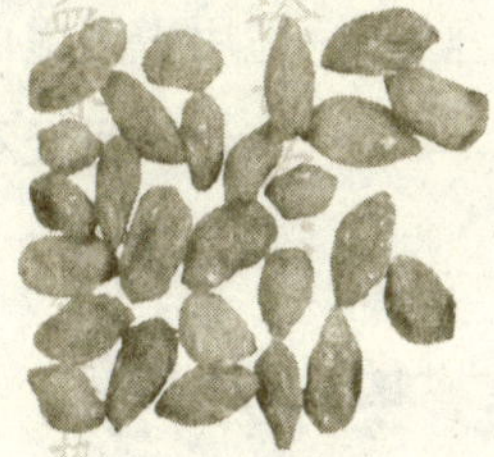

名医点评

熟地,甘微温,可补血滋阴,益精填髓,《珍珠囊》记载其"主补血气,滋肾水,益真阴。"枸杞子,性味甘平,具滋补肝肾、益精明目之功,《神农本草经》称其"久服,轻身不老,耐寒暑";首乌,气温味苦涩,养血益肝,固精益肾,健筋骨,乌须发,为滋补良药;鸡血藤,苦甘温,行血补血,调经活络;当归甘辛温,既补血又活血,补中有动,行中有补。上药合用,共奏补肝肾,填精血之功。

归芪白芍酒（《药酒汇编》）

【组成】当归24克,黄芪、白芍各12克,白术8克,冰糖20克,白酒600克。

【用法】将前4味药捣碎,入布袋,置容器中,加入白酒,密封,每日振摇1次,浸泡21天后,去药袋,加入冰糖,溶化后滤过,即成。每次空腹温服20毫升,每日服2次。

【功用】补血养气。

【主治】内伤劳倦、脾虚泄泻、食欲不振、面色不华、精神萎靡、血虚羸弱、眩晕头痛等。

名医点评

当归，甘辛温，补血养肝，和血调经；白芍，苦酸甘、微寒，养血柔肝和营；黄芪性微温，味甘，可补诸虚不足，益元气，壮脾胃，固表止汗。白术苦温，补气健脾，燥湿利水，乃扶植脾胃之要药。归、芍相合，养阴血调经；芪、术相伍，益元气健脾。四药共用，补气养血之功俱备。

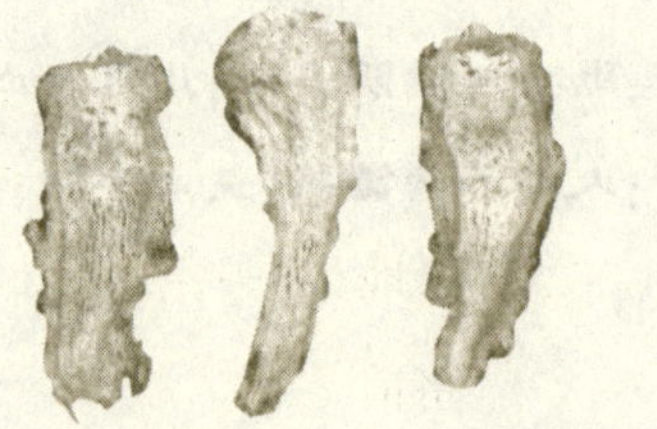

十全大补酒（经验方）

【组成】熟地、当归各120克，党参、炙黄芪、炒白芍、茯苓、炒白术各80克，川芎、炙甘草各40克，肉桂20克，蔗糖1 600克，白酒16 000克。

【用法】共研为粗末，用白酒密闭浸泡7天，加蔗糖，和匀溶化，滤过即得。每服20毫升，每日2次。

【功用】可大补气血，强壮筋骨。

【主治】适用于体瘦面黄、头晕目眩、神疲乏力、饮食不思、动则自汗等。

名医点评

十全大补汤方乃八珍汤加黄芪、肉桂而成。方中党参、熟地、黄芪相配，益气养血；白术、茯苓健脾渗湿，协党参、黄芪益气补脾；当归、白芍养血和营，助熟地补益阴血；川芎活血行气，使之补而不滞；肉桂补火助阳，温经通脉；炙甘草益气和中，调和诸药。本方功能温补气血，是治疗气血两虚的常用方剂。

八珍酒（经验方）

【组成】当归(全用，酒洗)150克，川芎50克，白芍(煨)100克，生地黄(酒洗)200克，人参(去芦)50克，白术(去芦，炒)150克，白茯苓(去皮)100克，甘草(炙)75克，五加皮(酒洗、晒干)400 克,小肥红枣(去核)200 克,核桃肉 200 克。

【用法】与适量糯米酒共煮,稍沸即可。

【功用】和气血,养脏腑,调脾胃,强精神,悦颜色,助劳倦,补诸虚。

【主治】适用于体瘦面黄、头晕目眩、腰膝酸困、精神不振、体倦乏力、面容憔悴,动则自汗等。

名医点评

人参、生地相配,益气滋阴;白术、茯苓健脾渗湿,协人参益气补脾;当归、白芍养血和营,助生地滋阴养血;川芎活血行气,使之补而不滞;五加皮祛风湿,强筋骨;核桃肉温补肺肾;大枣养胃健脾,益血安神;炙甘草益气和中,调和诸药。全方共奏和气血,养脏腑之效。

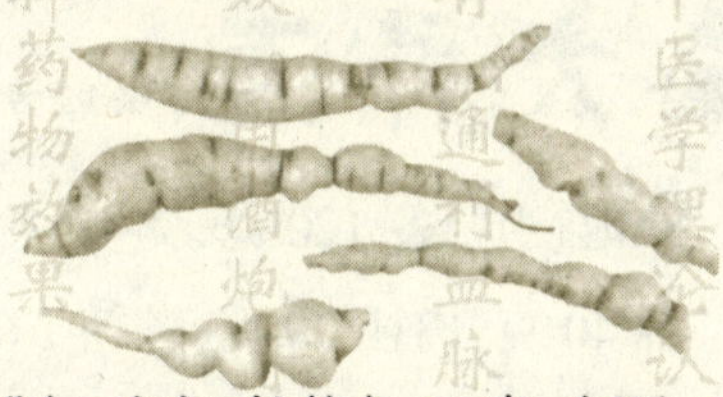

甘露酒(《临床验方集》)

【组成】熟地黄、枸杞子、桂圆肉、葡萄干、红枣肉、桃仁、当归、杜仲各 60 克,白酒 5 000 克。

【用法】将前 8 味药洗净,切碎,入布袋,置容器中,密封,经常摇动,浸泡 14 天后,过滤去渣,即成。每次服 10~15 毫升,每日服 3 次。

【功用】补肝肾,养精血,安心神,活血脉。

【主治】腰膝酸困、精神不振、体倦乏力、面容憔悴、失眠、心悸、健忘等症。

名医点评

熟地补血滋阴,益精填髓,《珍珠囊》记载其"主补血气,滋肾水,益真阴";枸杞子、杜仲滋补肝肾;当归、桂圆肉益气养血;四者共助熟地益精补血。葡萄干益气健脾;桃仁活血祛瘀;红枣养胃健脾,益血安神。该酒滋味甘甜,久服可补肝肾,益精血,活血安神。

三、补阴

平补酒(《遵生八笺》)

【组成】肉苁蓉 125 克,枸杞子、巴戟天、滁菊花各 65 克,糯米 1 250 克,酒曲适量。

【用法】将酒曲研末，备用。将上药放入砂锅中，加水煎至3 000毫升，待冷。将糯米蒸煮，沥半干，倒入坛中待冷。再将药同汁倒入坛内，加入酒曲搅匀，加盖密封，置保温处。经14天后开封压去糟渣即成。每日早、晚各1次，每次空腹饮服15~30毫升。

【功用】补肾养肝，益精血，健筋骨，明目，养身益寿。

【主治】适用于肝肾亏损的视物模糊、腰背酸痛、足膝无力、头晕目眩等症。

名医点评

方中肉苁蓉，味甘咸，性温，功效补肾阳，益精血，润肠通便；巴戟天，味甘辛，性微温，功能补肾阳，强筋骨，祛风湿；二者相伍，温补肾阳之功益强。枸杞子，甘寒性润，色赤入走血分，善补肾益精，养肝明目；滁菊花体质轻轻主升，入金水阳分，能平肝明目；二者相配，养肝明目之效更彰。两对药物相合，一肾一肝，一阳一阴，一温一寒，肝肾阴阳平调，故称平补。

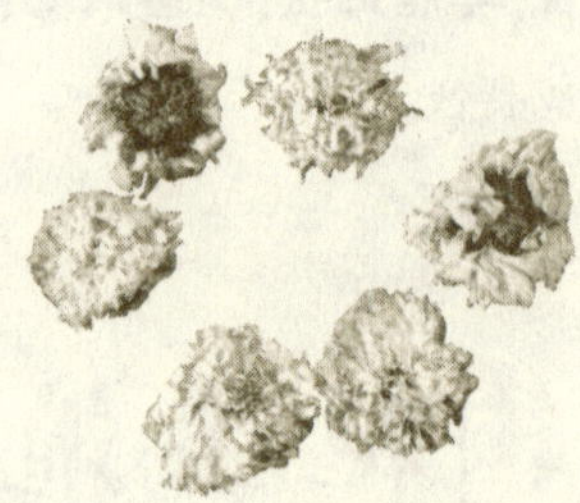

地骨酒（《圣济总录》）

【组成】地骨皮、生地黄、甘菊花各50克，糯米1 500克，酒曲适量。

【用法】将以上3味药加水煎煮，取浓汁与糯米煮成干饭，待冷后，加入酒曲，拌匀，置入容器中，密封发酵成酒酿。根据各人的酒量，加入米酒便可饮用。每日3次，每次适量。

【功用】滋阴益肾，补身延年。

【主治】适用于中老年人身体虚弱、目暗多泪、视物不明，或有高血压眩晕，或见夏季身热不适、消渴等症。

【注意】症见怕寒肢冷，下利水肿者忌服。

名医点评

地骨皮甘、淡、寒，归肺、肝、肾经，清热凉血退蒸；生地黄甘、苦、寒，归心、肝、肺经，清热凉血，养阴生津；二药配伍，清热凉血养阴之力更强。甘菊花辛甘苦，微寒，归肺、肝经，平肝明目；糯米甘温，温补脾肺虚寒，与上药合用可减寒凉之性。全方功能养阴明目，久服补身延年。

桑椹柠檬酒（《趣味中医》）

【组成】桑椹 1 000 克，柠檬 5 个，白糖 100 克，米酒 1 800 克。

【用法】将以上药用米酒浸泡 10 天加入白糖即可（浸泡 1~2 个月效果更佳）。用时将桑椹、柠檬滤去。每日早、晚各饮 50~100 毫升。

【功用】滋阴液，养心脉。

【主治】适用于头晕、眼花、耳鸣、腰膝酸软等症。

名医点评

桑椹，味甘，性寒，归心、肝、肾经，功效滋阴补血，生津润肠，《滇南本草》称其"益肾脏而固精，久服黑发明目"；柠檬，其味极酸，因肝虚孕妇嗜食，故又称益母果，功能下气和胃，安胎止呕，消暑止渴；两者相配，酸甘化阴，生津止渴。该酒酸甜适口，口味清淡，可适量长饮。

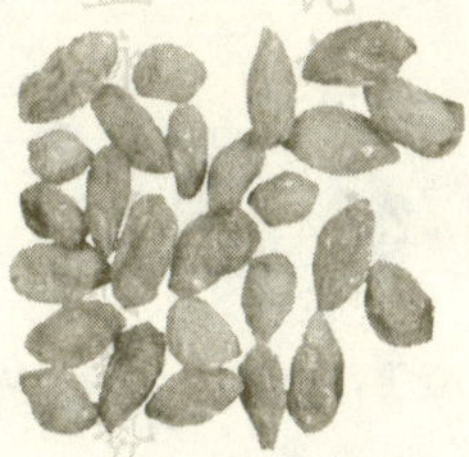

枸杞生地酒（《名医验方类编》）

【组成】枸杞子 250 克，生地 300 克，好酒 1 500 克。

【用法】将药共捣碎，置于净瓶中，用好酒浸泡，密封，经 15 天后开封，去渣备用。每日早、晚各 1 次，每次空腹温饮 10~15 毫升。

【功用】补精益肾，滋阴，养肝明目。

【主治】适用于视物模糊、阳痿、遗精、腰膝酸软、烦热头痛等症。

【注意】勿食芫荽、葱、蒜。

名医点评

枸杞子，性味甘平，具滋补肝肾、益精明目之功，《得配本草》称其"补肝经之阴，益肾水之阳。退虚热，益精气，解消渴，祛湿风，强筋骨，利二便"；生地黄，甘苦寒，归心、肝、肺经，具清热凉血，养阴生津之效。两者共用，滋阴益精，养肝明目。

枸杞地骨皮蜜酒(验方)

【组成】地骨皮 30 克,枸杞子、蜂蜜各 150 克,白酒 1 500 克。

【用法】将枸杞子拣去杂质,与地骨皮、蜂蜜同放入 60 度白酒中,密封浸泡 30 天,过滤去渣,即可饮用。每日 2 次,每次饮服 10~15 毫升。

【功用】滋补肝肾,清热明目。

【主治】适用于中老年视力模糊、腰膝酸软等。

名医点评

枸杞子,性味甘平,具滋补肝肾、益精明目之功,《得配本草》称其"补肝经之阴,益肾水之阳。退虚热,益精气,解消渴,祛湿风,强筋骨,利二便";地骨皮甘、淡、寒,可凉血退蒸,清肺降火,《珍珠囊》谓其"解骨蒸肌热,消渴,风湿痹,坚筋骨,凉血";蜂蜜,味甘性平,可润燥生津,除心烦,通便秘。诸药合用,滋补肝肾,清热明目。

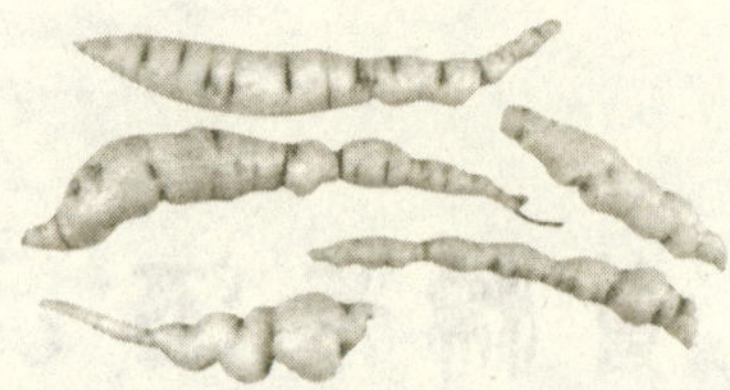

地黄酒(二)(《太平圣惠方》)

【组成】生地黄 2 500 克,糯米 2 500 克,细曲 250 克,糯米酒 5 000 克。

【用法】将生地黄加工捣碎,细曲研成细末;将糯米淘洗干净,同地黄搅拌,置砂锅中炒熟,取出摊在木制案板上,待冷后收起放置净坛中;将细曲放置药坛里,搅拌均匀,将糯米酒全部倒入坛中,搅拌均匀,加盖密封,置保温处;觉坛中过热,可稍移凉处,视坛外有汗,要擦掉;经 25 日后,尝酒味浓,药酒即成;压去糟渣,再用细纱布过滤一遍,储入净瓶中备用。每日早、午、晚随量温饮,勿醉。

【功用】补血滋阴,养肝肾,益气和中,乌须发。

【主治】适应于阴虚血少之腰酸腿困、耳鸣目眩、须发早白、脾胃虚弱、体弱乏力、食后不消及月经不调等症。

名医点评

生地黄,甘苦寒,归心、肝、肺经,具"凉血补血,补肾水真阴不足"之效;糯米甘温,可温补脾肺虚寒,坚大便,缩小便,收自汗;神曲,辛甘温,辛散气,甘调中,温开胃,功能化水谷,消积滞。诸药共起滋阴补血,温补脾胃之效。

何首乌酒（《圣济总录》）

【组成】何首乌 100 克，牛膝 70 克，熟地黄 45 克，白酒 500 克。

【用法】上述诸药洗净，切碎，入纱布袋中，扎口，置净器中，入白酒浸泡，密封 30 日，启封，过滤去渣，装瓶备用。每日 1 次，每次 10~30 毫升，午饭后饮用。

【功用】补阴养血，强筋壮骨。

【主治】适应于阴血不足、早衰、疲倦无力，以及老年骨弱、风伤血络、筋骨酸痛。

名医点评

何首乌，气温味苦涩，苦补肾，温补肝，涩能收敛精气，故能养血益肝，固精益肾，健筋骨，乌髭发，为滋补良药；熟地补血滋阴，益精填髓，《珍珠囊》记载其"主补血气，滋肾水，益真阴。"牛膝，味苦甘酸，性平，补肝肾，强筋骨，活血通经，兼可引药下行。三药相伍，补益肝肾，强筋壮骨，效专而力强。

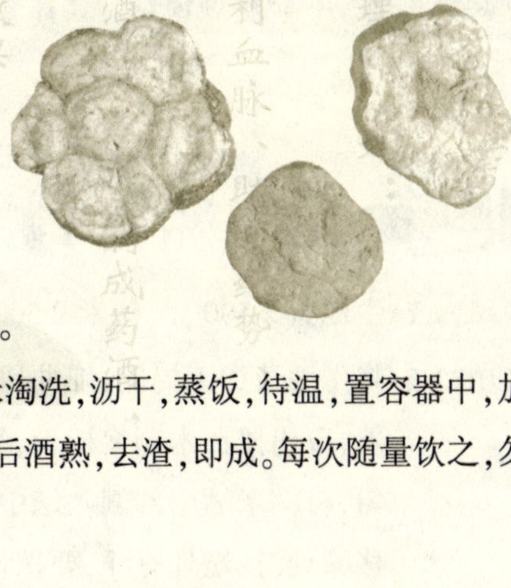

地黄糯米酒（《太平圣惠方》）

【组成】干地黄 155 克，糯米 2 500 克，酒曲 180 克。

【用法】将地黄略蒸后捣碎，酒曲研末，备用。糯米淘洗，沥干，蒸饭，待温，置容器中，加入地黄、酒曲拌匀，密封，保温，约经 21 日后酒熟，去渣，即成。每次随量饮之，勿醉，每日服 3 次。

【功用】补肝肾，滋阴血，乌须发，延年益寿。

【主治】肝肾阴血不足所致的腰酸腿软、耳鸣目眩、月经不调、须发早白、面色无华、脾胃虚弱、食后不消、身感乏力等症。

名医点评

干地黄，味甘性凉，具有滋阴生津，清热凉血的作用。《本经逢源》谓本品"内专凉血滋阴，外润皮肤荣泽"。糯米甘温，可温补脾肺虚寒，坚大便，缩小便，收自汗。该酒功效滋阴凉血，常服延年益寿。

补益酒（《百病中医药酒疗法》）

【组成】肉苁蓉80克，肉豆蔻15克，山萸肉45克，丹砂(细研为末、另包)10克，白酒1 000克。

【用法】将前3味药捣碎，与丹砂同入容器中，加入白酒，密封浸泡7天后，过滤去渣，即成。每次空腹温服10~20毫升，每日早、晚各服1次。

【功用】补肝肾，和脾胃，安神志，止眩晕。

【主治】肝肾虚损、腰膝软弱、眩晕、神志恍惚等。

名医点评

肉苁蓉，味甘咸，性温，功效补肾阳，益精血，润肠通便；肉豆蔻，辛温而涩，辛味能散能消，温气能和中通畅，其气芬芳，香气先入脾，温和而辛香，故可暖脾开胃，涩可收敛，故可固肠止泻；山萸肉，酸涩微温，补益肝肾，收敛固涩；丹砂，甘寒，入心经，《本经》称本品"养精神，安魂魄，益气明目。"上药相合，功可补肝肾，暖脾胃，安神定志。

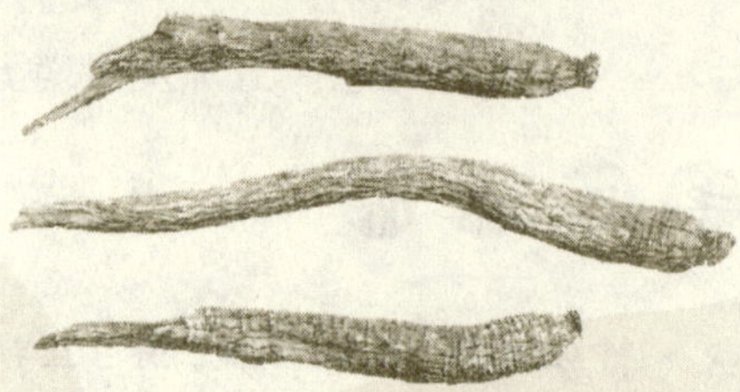

西洋参酒（《药酒汇编》）

【组成】西洋参60克，白酒1 000克。

【用法】将上药切碎，置容器中，加入白酒，密封，每天振摇1次，浸泡14天后即可取用。酒尽添酒，味薄即止。每次服15毫升，每日服2次。

【功用】益气养阴、生津止渴。

【主治】少气口干、疲乏无力、声音嘶哑、肺虚久咳、咳血等症。

【注意】体质虚寒者忌服。

名医点评

西洋参味甘、微苦，性凉。归心、肺、肾经。功能补气养阴，清火生津。《本草从新》称其"补肺降火，生津液，除烦倦，虚而有火者相宜。"现代药理研究表明，西洋参主要有效成分为西洋参皂苷、人参皂苷，还含有挥发油、树脂及多种脂肪酸。具有改善心功能，增强免疫，降低血脂和抗脂质过氧化等作用。

四、补阳

钟乳酒(《遵生八笺》)

【组成】胡麻仁 50 克,熟地 60 克,怀牛膝、五加皮、地骨皮各 30 克,钟乳 36 克,仙灵脾 23 克,肉桂、防风各 15 克,白酒 3 500 克,牛乳、甘草适量。

【用法】将胡麻仁置锅中,加水适量,煮至水将尽时取下,倒入瓷器中或石器内捣烂,备用。再将钟乳先用甘草汤浸 3 昼夜,取出钟乳后浸入牛乳中约 2 小时,再置锅中蒸约 2 小时,待牛乳完全倾出后,取出用温水淘洗干净,研碎备用。然后将其余各药均切碎,同胡麻仁、钟乳用绢袋盛之,扎紧口。将白酒全部倒入坛中,放入药袋,加盖密封(勿泄气),置阴凉干燥处,每日摇动数下,经 14 天后即可开封取饮。每日早、午、晚各 1 次,每次空腹温饮 10~15 毫升。

【功用】补肝肾,添骨髓,益气力,逐寒湿。

【主治】适用于体虚无力、腰膝软弱、筋骨酸痛、头昏遗精、关节疼痛、畏寒肢冷等症。

【注意】钟乳的加工不可省略。钟乳药力较猛烈,用甘草、牛乳加工,可缓解其药性,配制时须注意。五加皮以南五加皮为宜。阴虚火旺者忌用。

名医点评

钟乳甘温,益气补虚,明目益精,通百节,利九窍;胡麻仁,即黑芝麻,甘平无毒,主伤中虚羸,补五脏,益气力,长肌肉,填髓脑;熟地、地骨皮补血凉血、滋阴益精;牛膝、五加皮、仙灵脾补肝肾,强筋骨,祛风湿;肉桂补火助阳,温经通脉;防风祛风散寒,胜湿止痛;牛乳、甘草和药解毒。全方共奏补肝肾,强腰膝,益气补血,祛风除湿之功。

牛膝附子酒(《圣济总录》)

【组成】牛膝、秦艽、天冬、杜仲、薏苡仁、五加皮各 15 克,独活、细辛、制附子、巴戟天、肉桂、石楠各 10 克,白酒 2 000 克。

【用法】将细辛炙后,上药共捣细,用白酒浸于净瓶中,春 7 日、夏 3 日、秋 5 日、冬 10 日后开封,去渣便可饮用。每日 3 次,每次饮服 15 毫升。

【功用】散寒祛风,补火回阳,舒筋活血,温中止痛。

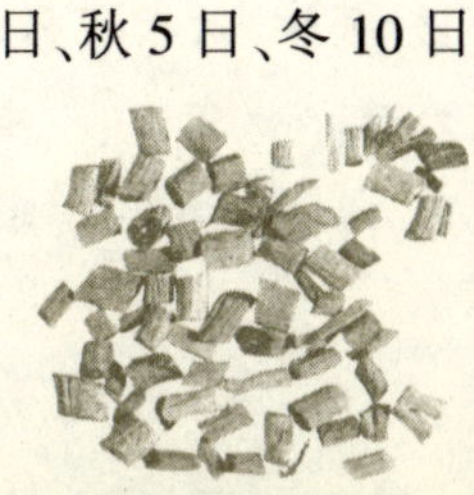

【主治】适用于手臂麻木不仁，腰膝酸痛，行步脚弱，屈伸挛急，四肢不温及阳痿，便溏，肌肉酸痛。

名医点评

方中牛膝、杜仲、石楠补益肝肾，强壮筋骨；独活祛下焦风寒湿邪，蠲痹止痛；五加皮祛风湿，强筋骨；秦艽祛风胜湿；薏苡仁健脾渗湿；细辛、附子散寒止痛；巴戟天、肉桂温肾助阳；天冬养阴生津，制诸药之燥。诸药合用，功能补肝肾，强筋骨，祛风湿，止痹痛。

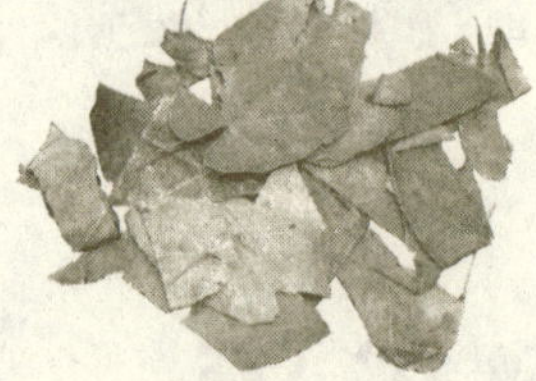

期颐酒（《同寿录》）

【组成】红枣62克，仙茅、黑豆各30克，肉苁蓉、菟丝、淫羊藿各24克，当归、陈皮、金钗石斛、牛膝、枸杞子各15克，无灰好酒2 000克，好烧酒4 500克。

【用法】将上药制为粗末，装入绢袋，浸于上述两种酒中，封固容器，隔水加热1.5小时，然后取出，埋入土中7天，取出后便可饮用。适量饮用。

【功用】补肾阳，益精血。

【主治】适用于年老肾阳不振、精血不足、腰酸无力、小便频数、耳鸣、视物昏花等症，偏于阳虚体质者，也可饮用。

名医点评

仙茅、淫羊藿温肾壮阳、强筋骨、祛风湿；肉苁蓉、菟丝子补肾益精；牛膝、枸杞子补肝肾，益精血；当归、红枣养血和血；黑豆补肾虚，填精髓；石斛养阴生津；陈皮健脾理气。全方温补肾阳，养血益精，轻身延年。

仙茅益智仁酒（《补品补药与补益良方》）

【组成】仙茅、淮山药各30克，益智仁20克，白酒（或米酒）1 000克。

【用法】将以上3味药加工碎，浸于酒中，封盖，置阴凉处，每日摇动1次，10天后便可饮用。

【功用】温肾固摄。

【主治】适用于肾气虚所致遗尿，亦治老年人尿多、遗尿、腰酸畏寒等症。

【注意】阴虚火旺、阳强易举、尿赤者忌用。

名医点评

仙茅味辛，性热，温肾壮阳、强筋骨、祛风湿；益智仁辛温，暖肾固精，温脾止泻；两药相伍，温补脾肾之阳。山药甘平，益气养阴，滋补脾肾之阴。三药相合，补阳为主，佐以滋阴，取“善补阳者，必于阴中求阳，则阳得阴助而生化无穷”之意。

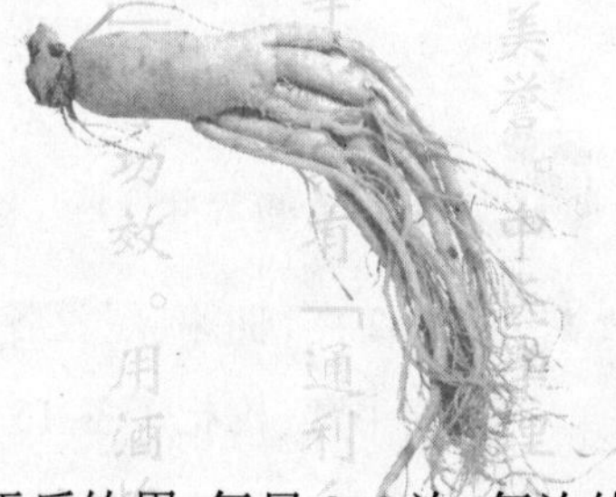

御龙酒(哈尔滨验方)

【组成】人参 30 克，鹿茸 20 克，龙滨酒 500 克。

【用法】将参、茸加工碎，浸泡于龙滨酒中，封严。10 天后饮用，每日 2~3 次，每次饮服 20 毫升。亦可作佐餐饮用。

【功用】补气助阳。

【主治】适用于神倦疲乏、气短懒言、食欲不振、畏寒怕冷、腰酸腿软、健忘、失眠等虚损之症。

名医点评

人参味甘微苦，性微温，具有大补元气，补脾益肺，生津止渴，安神益智之效，《神农本草经》称其“补五脏，安精神，定魂魄，止惊悸，除邪气，明目开心益智”；鹿茸，性温，味甘咸，具有壮元阳，补气血，益精髓、强筋骨的作用，《本草纲目》称其“生精补髓，养血益阳，强筋健骨。”两药相伍，补气壮阳，效果显著。

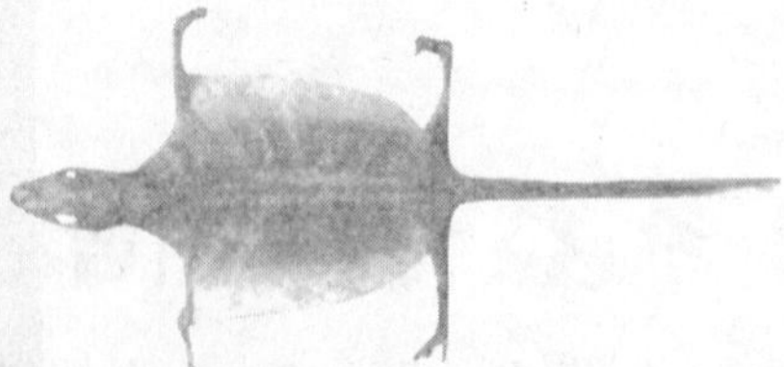

蛤蚧参茸酒(经验方)

【组成】蛤蚧 1 对，巴戟天、桑螵蛸各 20 克，人参、肉苁蓉各 30 克，鹿茸 6 克，白酒 2 000 克。

【用法】将鹿茸切成薄片，人参硬掰成小段，蛤蚧去掉头足，碎成小块。其余 3 味药均粗碎，同前药用细纱布袋盛之，扎紧口。再将酒倒入小坛内，放入药袋，加盖密封，置阴凉处，经常摇动数下，经14天后即可开封饮服。每日早、晚各1次，每次空腹温饮10~15毫升。

【功用】补元气，壮肾阳，益精血，强腰膝。

【主治】适用于元气亏损、神疲食少、气短喘促、精神萎靡、失眠健忘、心悸怔忡、梦遗滑精、腰膝寒冷酸痛、下肢软弱无力、女子宫寒及肚腹冷痛等症。

名医点评

蛤蚧咸平，助肾阳，益精血，补肺气，定喘嗽；人参大补元气，补脾益肺；鹿茸壮元阳，补气血，益精髓，强筋骨；巴戟天、肉苁蓉、桑螵蛸补肾阳，强腰膝，益精血。诸药合用，补肾益精，效专力强。

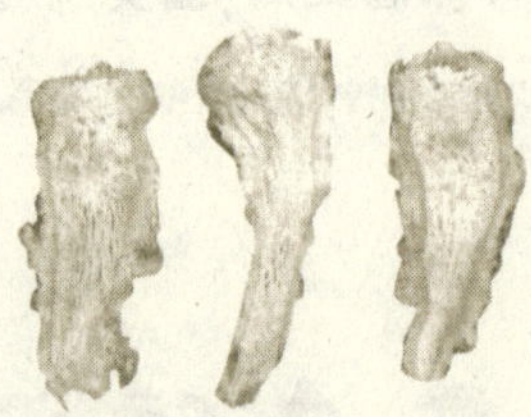

健阳酒（《同寿录》）

【组成】当归、枸杞子、破故纸各9克，好酒1 000克。

【用法】将上药加工粗碎，用净布袋装好，用酒浸泡，容器封固，隔水加热半小时，取出容器静置24小时，次日即可饮用。每日2次，每次饮服10~20毫升。

【功用】补肾阳，益精血。

【主治】适用于肾阳虚，精血不足之腰痛、遗精、头晕、视力下降等症。

名医点评

枸杞子，性味甘平，《得配本草》称其“补肝经之阴，益肾水之阳，退虚热，益精气，解消渴，祛风湿，强筋骨，利二便”；当归，甘辛温，《本草正》称其“能养血荣血，补气生精，安五脏，强形体，益神志，凡有形虚损之病，无所不宜”；破故纸，辛苦温，补肾助阳，固精缩尿，暖脾止泻。三药相合，具补肾阳，滋肝阴，益精养血之功。

苁蓉酒（民间验方）

【组成】肉苁蓉60克，肉豆蔻、山萸肉各30克，朱砂10克，白酒1 200克。

【用法】先将朱砂细研为末，备用，再将其余各药粗碎，盛入细纱布袋，置于坛中，加白酒，然后将朱砂末撒进，搅匀，加盖密封，置阴凉处。每日摇动数下，经 7 天后即可开封饮用。每日早、晚各 1 次，每次空腹饮服 10~15 毫升。

【功用】温补脾肾，益精血，安神。

【主治】适用于脾肾两虚引起的腰酸遗精、脘腹作痛、食欲不欲、泄泻、兼见心神不宁等症。

【注意】不宜久服，病愈即止。

名医点评

肉苁蓉，味甘咸，性温，功效补肾阳，益精血，润肠通便；肉豆蔻，辛温而涩，辛味能散能消，温气能和中通畅，其气芬芳，香气先入脾，温和而辛香，故可暖脾开胃，涩可收敛，故可固肠止泻；山萸肉，酸涩微温，补益肝肾，收敛固涩；丹砂，甘寒，入心经，《本经》称本品"养精神，安魂魄，益气明目。"上药相合，功可补肝肾，暖脾胃，安神定志。

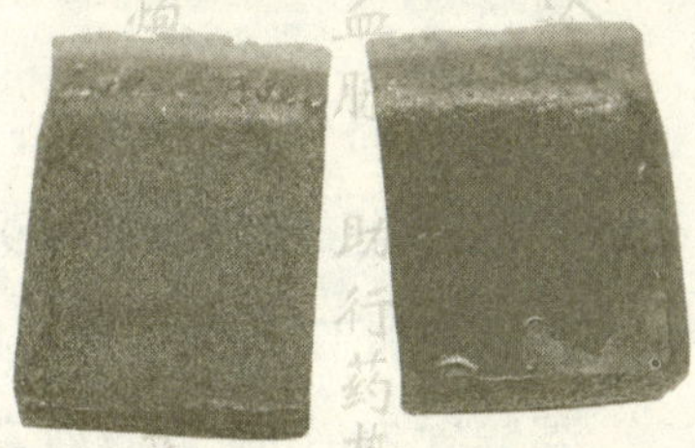

鹿角胶酒（《千金方》）

【组成】鹿角胶 80 克，白酒 800 克。

【用法】将鹿角胶碎成细粒，放入小坛内，倒入适量白酒，以淹没药物为准，然后文火煮沸，边煮边往坛内续添白酒，直至白酒添尽，鹿角胶溶化完(药酒约有 500 克)，待降温后，收入瓶中。每晚临睡前，空腹温饮 15~20 毫升。

【功用】温补精血。

【主治】适用于精血不足的腰膝无力、两腿酸软和肾气不足的虚劳遗精、滑精、虚寒性咳血、崩中带下、子宫虚冷及跌打损伤等症。

【注意】阴虚火旺及感冒发热者忌用。

名医点评

肾为封藏之本，主藏精。肾虚精亏，精关不固，故而腰膝无力，男子遗精滑泄，女子崩中带下。鹿角胶，乃血肉有情之品，药性甘、咸、温，归肝、肾经，功能温补肝肾，益精血，止血。《本草纲目》称本品"炙捣酒服，补虚劳，长肌益髓，令人肥健，悦颜色；又治劳嗽，尿精尿血，疮疡肿毒。"

鹿茸虫草酒（《河南省秘验单方集锦》）

【组成】鹿茸 10 克，冬虫夏草 45 克，高粱酒 800 克。

【用法】将上药制成饮片，放入净瓶中，倒入高粱酒密封，置阴凉处，经常晃动，10 天后过滤即可饮用。每日 1 次，每次饮服 20~30 毫升。

【功用】温肾助阳，补益精血。

【主治】适用于肾阳虚衰，精血亏损所致的腰膝酸软无力、畏寒肢冷、男子阳痿不育等症。

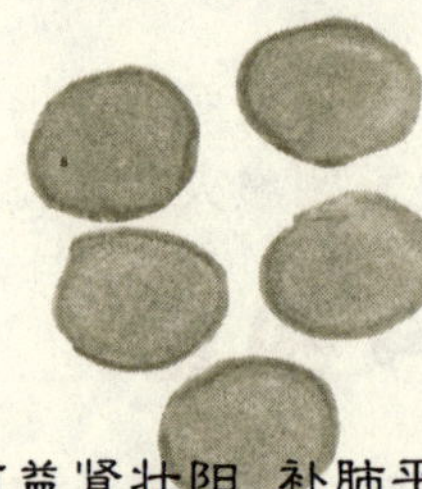

【注意】阴虚者禁用。

名医点评

冬虫夏草为麦角菌科冬虫夏草的干燥菌体，味甘性平，具有益肾壮阳，补肺平喘，止血化痰的作用。鹿茸，甘咸而温，功能壮肾阳，益精血，强筋骨，调冲任，托疮毒。两药历来被视为滋补珍品，能使肾阳壮，精血旺，治疗肾阳不足精血亏虚之症。

鹿血酒（《本草新编》）

【组成】鹿血 200 克，白酒 1 000 克。

【用法】鹿血以新鲜为佳，按量放在酒坛内，加入白酒，用筷子搅匀，静置约 24 小时，然后取上层澄清液，食用时在热水中加热至 50~60℃即可。每日 2 次，每次饮服 10~12 毫升。

【功用】补虚弱，理血脉，散寒邪，止疼痛。

【主治】适用于阳虚怕冷、贫血、腹痛、肾虚阳痿、虚寒带下、崩中等症。

【注意】阴虚火旺或素有痰热者不宜用。

名医点评

鹿血，《日华子本草》谓其“和酒服，治肺萎吐血，及崩中带下。”《本草纲目》称其“大补虚损，益精血。”服之，温阳益精，以血补血，取其同气相求之意。

鹿鞭酒（《中国食品》）

【组成】鹿鞭1条，白酒1 000克。

【用法】将鹿鞭洗净，温水浸润，去掉内膜，切成细片，装入干净的瓦坛内，倒入白酒浸泡加盖封严，1个月后便可饮用。每日2次，每次2汤匙。

【功用】壮身健体，补肾阳，益精血。

【主治】适用于肾阳不足精血亏虚、腰膝酸痛、肢体无力、畏寒怕冷、男子阳痿、女子宫冷等症。

【注意】阴虚火旺者勿用。

名医点评

鹿鞭，为鹿科动物梅花鹿或马鹿雄性的外生殖器。味甘咸，性温，具有补肾，壮阳，益精，活血之功效。肾主骨生髓，主生殖之精，阳气主温煦推动，肾阳精血充盛，则腰酸畏寒、阳痿、宫冷不孕等症可除。

胡桃酒（《寿世青编》）

【组成】胡桃仁120克，小茴香20克，杜仲、补骨脂各60克，白酒2 000克。

【用法】将上药加工成小块，与白酒同置入容器中，密封浸泡15天即成。早、晚各1次，每次饮服20~30毫升。

【功用】温阳补肾，固精。

【主治】适用于肾阳虚弱，症见肢冷畏寒、腰膝酸软、阳痿、滑精、小便频数而清长。

【注意】阴虚火旺者忌服。

名医点评

胡桃仁，味甘性温，能补肾，温肺，润肠；补骨脂，辛苦温，补肾助阳，固精缩尿，暖脾止泻；杜仲，甘温，补肝肾，强筋骨，安胎；小茴香，辛温，可散寒止痛，理气和中。四药相配，补肾温阳，则阴精固，腰膝暖，筋骨强。

仙灵酒（《奇方类编》）

【组成】仙灵脾 60 克，补骨脂、当归、菟丝子各 30 克，金樱子 150 克，牛膝、川芎、巴戟天、小茴香、肉桂、杜仲各 15 克，沉香 8 克，白酒 4 000 克。

【用法】将小茴香、补骨脂 2 味药炒至略黄，与其他药物共装入绢袋中，扎紧口，同白酒一起置入容器中，密封，隔水煮 3 小时后，埋入地下 3 日，退去火气即成。早、晚各 1 次，每次饮服 20~30 毫升。

【功用】壮阳固精，健筋骨，补精髓。

【主治】适用于肢冷畏寒、精神萎靡、倦怠乏力、阳痿遗精、早泄。中老年人血气不足者亦宜常服。

【注意】阴虚火旺者忌服。

名医点评

肝藏血，肾藏精，"肝肾同源"、"精血互生"。方中仙灵脾温肾壮阳，强筋骨，祛风湿；补骨脂、菟丝子、巴戟天共助仙灵脾温补肾阳，固涩肾精；当归、川芎养血活血；杜仲、牛膝补益肝肾，强壮筋骨；小茴香、肉桂温阳散寒；金樱子涩精止遗。全方温肾助阳为主，兼之滋肝养血，肝肾阴阳相辅相成，协调平衡。

八味黄芪酒（《圣济总录》）

【组成】黄芪、五味子各 60 克，萆薢、防风、川芎、牛膝各 45 克，独活、山萸肉各 30 克，好酒 1 500 克。

【用法】上药共研粗末，用生白夏布袋盛之。置净器中，用好酒浸泡，春、夏 3 日，秋、冬 5 日便可开封去渣饮用。每日 2 次，每次空腹温饮 1~2 杯。

【功用】补气益虚，壮腰膝，和血脉。

【主治】适用于阳气虚弱、手足冷、腰膝疼痛。

名医点评

黄芪性微温，味甘，归脾、肺经，是冬令常用补药之一，可补诸虚不足，益元气，壮脾胃，固表止汗；五味子，敛肺滋肾，生津敛汗，涩精止泻，宁心安神；萆薢、防风祛风除湿；牛膝、山萸肉补益肝肾；独活祛下焦风寒湿邪，蠲痹止痛；川芎活血行气，祛风止痛。全方具有益气补肾，强壮腰膝，祛风湿，止痹痛之功。

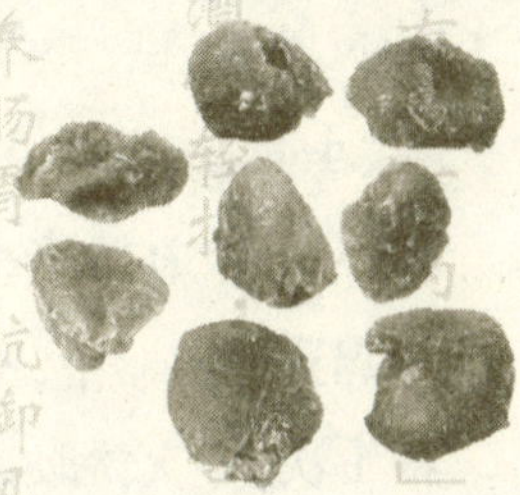

羊肾酒（《药酒汇编》）

【组成】羊肾1对，仙茅、玉米、沙苑子、桂圆肉、仙灵脾各30克，白酒2 000克。

【用法】将羊肾洗净，切碎，其余5味药捣碎，一并入布袋，置容器中，加入白酒，盖好置文火上加热30分钟，离火待冷，密封，浸泡7天后，过滤去渣，即成。每次服10~25毫升，每日服2次。

【功用】补肾温阳，安神调胃。

【主治】腰酸股冷、小腹不温、行走乏力、精神恍惚、食欲不振等症。

名医点评

羊肾甘温，功能补肾气虚弱，益精髓，壮阳益胃；仙茅、仙灵脾温肾壮阳，强筋骨，祛风湿；沙苑子补肾固精，养肝明目；龙眼肉，补益心脾、养血安神。玉米甘平，调中开胃。诸药合用，能使肾气实，精血旺，腰膝壮，轻身延年。

第十五节　美容保健

驻颜酒（《长生食物和药酒》）

【组成】柚子5个，地黄、当归、芍药各40克，蜂蜜50克，白酒4 000克。

【用法】将柚子洗净，拭干，切成2~3厘米大的块，同上药装入罐内，加白酒浸泡90天，滤去渣滓，即可饮用。每日1次，每次饮服20~40毫升。

【功用】养血驻颜。

【主治】适用于皮肤色素沉着、皮肤老化、面部痤疮等。

名医点评

肝主藏血、疏泄，与女子之经带胎产有密切关系，故有“女子以肝为先天”之说。方中熟地甘温味厚，而质柔润，长于滋阴养血；当归补血养肝，和血调经；白芍养血柔肝和营；三药相配，补血养肝，活血调经。肝血旺盛，方能容颜娇美。柚子，味酸性寒，功能消食，解酒毒，去肠胃中恶气；蜂蜜，味甘性平，可润燥生津，除心烦，通便秘。两者相合，酸甜适口，兼解酒毒。

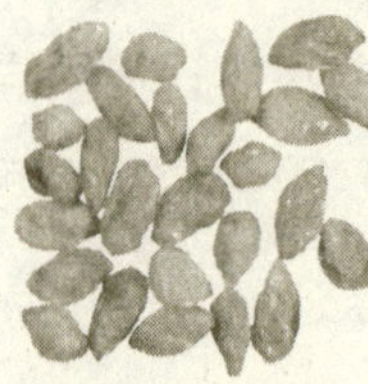

却老酒(验方)

【组成】甘菊花、麦冬、枸杞子、焦白术、熟地、石菖蒲、远志各30克，茯苓35克，人参15克，肉桂12克，何首乌25克，醇酒1 800克。

【用法】将上药共捣为粗末，装入绢袋或细纱布袋，扎紧口放入坛中，倒入醇酒，加盖密封，春、夏5日，秋、冬7天开取，去渣备用。每日早、晚各1次，每次饮服10~15毫升。

【功用】补益精血。

【主治】适用于精血不足、身体衰弱、容颜无华、毛发憔悴等症。

【注意】忌食萝卜、莱菔子，生葱、大蒜。

名医点评

人之所有者无非气血。药酒中以人参、白术、茯苓、肉桂温阳益气，以麦冬、枸杞子熟地、何首乌滋补阴血，菖蒲、远志化痰开窍，菊花清利头目。气血足，阴精充则可驻颜却老。

红颜酒(《万病回春》)

【组成】核桃仁、小红枣各60克，甜杏仁、酥油各30克，白蜜80克，白酒150克。

【用法】先将核桃仁、红枣捣碎，杏仁泡去皮尖，煮4~5沸，晒干并捣碎，后以蜜、酥油溶开入酒中，随将3味药入酒内，浸7天后开取。每日早、晚空腹饮用，每次饮服

10~20 毫升。

【功用】滋补肺肾，补益脾胃，滑润肌肤，悦泽容颜。

【主治】适用于面色憔悴、未老先衰、皮肤粗糙等症。

【注意】阴虚火旺，容易上火者忌服。

名医点评

核桃仁，味甘性温，能补肾，温肺，润肠；红枣补中益气，养血安神；甜杏仁性味甘平，功能润肺止咳；酥油、白蜜润燥。脾胃(土)主运化，为气血生化之源，肺(金)主皮毛。诸药合用，培土生金，气血旺盛，则皮毛润滑，容颜悦泽。

桃花酒(《备急千金要方》)

【组成】桃花、好酒适量。

【用法】3 月采摘刚开的桃花阴干。将阴干的桃花浸入盛酒的瓶中，浸泡 15 天后即可饮用。每日于晚餐或临睡时饮用，每次饮服 10~20 毫升。

【功用】活血，润肤，养容。

【主治】原书谓能“令百岁老人面如少女，光泽洁白。”

名医点评

桃花，味苦，性平，具有活血养颜之功效。《神农本草经》言其“令人好颜色”。《大清草木方》言“酒渍桃花饮之，除百疾，益颜色。”常饮此酒则面色红润悦泽如桃花。

葡萄酒(《养生寿老集》)

【组成】葡萄干 250 克，细神曲适量，糯米 1 250 克。

【用法】将葡萄干与神曲研为细末，煮糯米令熟，待冷，入神曲与葡萄干末并加水 10 千克，搅匀，入瓮覆盖，候酿熟。不拘时，任量温饮。

【功用】补脾肾，益气血，驻颜色。

【主治】适用于气血不足，脾肾虚损所致的脾虚气弱、津液不足肌肤粗糙、容颜无华等。

名医点评

葡萄味甘，性平、涩，《神农本草经》载“主治筋骨湿痹，益气倍力强志，令人肥健，耐饥忍风寒。久食，轻身不老延年。”糯米甘温，可温补脾肺虚寒，坚大便，缩小便，收自汗。神曲，辛甘温，辛散气，甘调中，温开胃，功能化水谷，消积滞。三者相和，补益脾胃，脾胃强健，则气血生化有源，气血旺盛，则青春常驻。

美容酒（《中国医药报》）

【组成】人参、当归、玉竹、黄精、制首乌、枸杞子各30克，黄酒1 500克。

【用法】将上药切成小片与黄酒一起置入容器中，密封浸泡7天即成。早、晚各1次，每次饮服20毫升。

【功用】润肤乌发，健身益寿。

【主治】适用于容颜憔悴、面色不华、身体羸弱、皮肤毛发干燥、须发枯槁等。

名医点评

肾主藏精，“其华在发”；肝主藏血，“发为血之余”；肺在体合皮，其华在毛。精血充盈，则发长而光泽，阴津充足，则肤滑而荣润。方中人参，大补元气，补脾益肺，生津止渴；首乌，养血益肝，固精益肾，健筋骨，乌髭发，为滋补良药；枸杞，滋补肝肾；当归养血荣血，补气生精；玉竹、黄精滋肾养阴，润燥生津。全方滋肾益精，养血润燥，共奏润肤乌发，健身益寿之效。

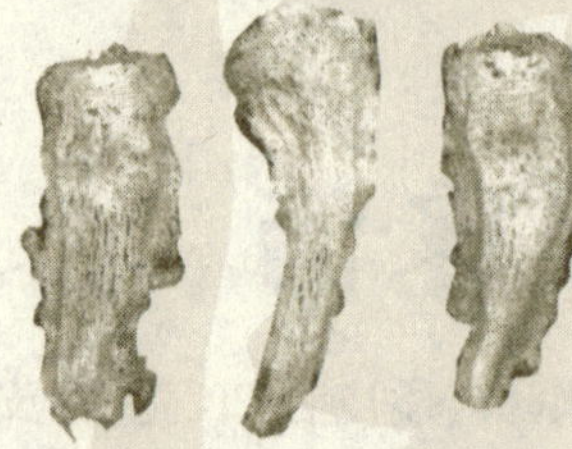

归元仙酒（《家庭食疗手册》）

【组成】当归、龙眼肉各15克，好酒500克。

【用法】将上药放入酒瓶中，浸泡7天即可饮用。晚餐或临卧前饮15~20毫升。

【功用】养血益颜。

【主治】适用于皮肤老化、黑色素沉着等。

名医点评

当归，补血活血，调经润肠。《景岳全书》言“其味甘而重，故专能补血；其气轻而辛，故又能行血。补中有动，行中有补，诚血中之气药，亦血中之圣药也。”龙眼肉，性温味甘，补益心脾、养血安神。《滇南本草》谓其“益血安神，长智敛汗，开胃益脾。”两药相配，功效养血活血，美容养颜。

白鸽煮酒(《串雅内篇》)

【组成】白鸽1只，血竭30克，好酒1 000克。

【用法】将白鸽去皮、洗净、去肠。将血竭纳入白鸽腹中，用针线缝合，用好酒煮百沸令熟，取下候温备用。鸽肉分2次食用。酒，每日2次，每次饮服10~15毫升。

【功用】活血行淤，补血益颜。

【主治】适用于气血大亏，面目暗黑，容颜憔悴，肌肤粗糙，肌肉消瘦，骨蒸潮热的干血痨等症。

名医点评

白鸽肉，味咸性平，具有调经益气，解诸药毒的作用；血竭味苦、酸，性平，功能活血散淤止痛，《本草纲目》曰：“散滞血诸痛，妇人血气……”。两药相合，补血益气，活血化淤。气血充，瘀血散，方能容颜红润娇美。

槟榔露酒(《中国食品》)

【组成】槟榔、橘皮各20克，青皮、玫瑰花各10克，砂仁5克，冰糖适量，黄酒1 500克。

【用法】将诸药制成粗末，装入纱布袋内，与黄酒共置入陶瓷容器中，文火煮30分钟，加入少量冰糖，取出药袋，药酒装瓶储存备用。每日2次，每次饮服20毫升。

【功用】疏肝解郁。

【主治】适用于气郁型黄褐斑，症见平素胸闷胁痛、情志抑郁、食欲不振，、月经不调等。

【注意】孕妇禁服。

名医点评

槟榔，行气利水，消积导滞。橘皮辛散升浮，长于行气健胃，燥湿化痰，和青皮共同疏肝理气，和胃止痛。玫瑰花芳香疏泄，有疏肝解郁，醒脾和胃，行气止痛之功；砂仁辛温，化湿醒脾，行气温中。肝主疏泄，调畅情志，情志与女子的生理病理密切相关。本方功能疏肝解郁，肝的疏泄功能正常，则气机调畅，气血和调，方能神清气朗，精神焕发。

龙眼和气酒(验方)

【组成】龙眼肉 250 克，枸杞子 120 克，当归、菊花各 30 克，白酒 3 500 克。

【用法】将白酒放入洁净的坛中。将上述 4 味药放入纱布袋内扎好，投入酒坛中，然后加盖密封坛口，存放 30 天即可饮用。早、晚各 1 次，每次饮服 10~15 毫升。

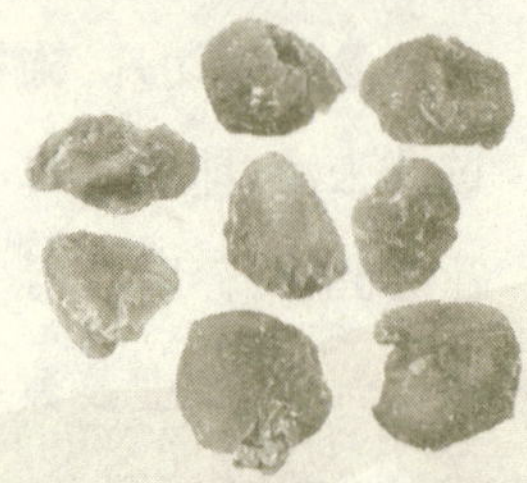

【功用】养血润肤，滋肝补肾。

【主治】能起到美容健身的效果。

【注意】身体强壮、内热甚者不宜饮。

名医点评

龙眼肉，性温味甘，补益心脾、养血安神。《滇南本草》谓其"益血安神，长智敛汗，开胃益脾"；枸杞子，甘寒性润，色赤入走血分，善补肾益精，养肝明目；菊花体质轻轻主升，入金水阳分，能平肝明目；当归，补血活血，调经润肠。全方滋肝补肾，益气养血，能起到美容健身的效果。

桃花白芷酒(《浙江中医杂志》)

【组成】桃花 250 克，白芷 30 克，白酒 1 000 克。

【用法】根据前人经验，桃花以在农历 3 月 3 日或清明前后采摘的药效最好，特别是长于东南方向枝条上的花苞及初放不久的花更佳。将采得的桃花、白芷与白酒同置入容器中，密封浸泡30天便可饮用。早、晚各1次，每次饮服15~30毫升，同时倒少许酒于手掌中，两手对擦，待手掌热后来回擦脸部患处。

【功用】活血通络，润肤祛斑。

【主治】适用于面色晦暗、黑斑、黄褐斑。

【注意】妊娠期、哺乳期妇女忌服。

名医点评

桃花，味苦，性平，具有活血养颜之功效。《神农本草经》言其“长肌肤，润泽颜色，可作面脂。”两药合用，活血润肤，美白祛斑。

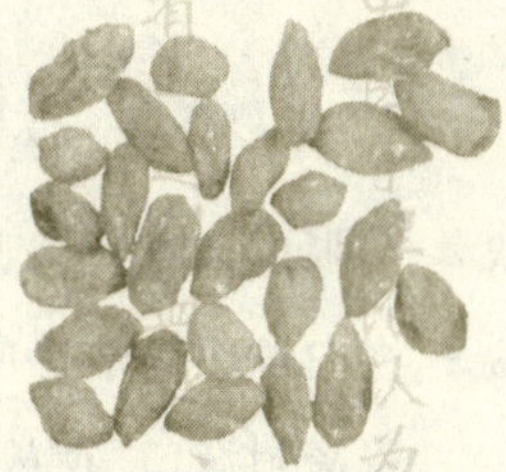

参杞酒（二）（《民间百病良方》）

【组成】党参、枸杞子各25克，米酒500克。

【用法】将党参拍裂切片，枸杞子洗净，晾干，共置容器中，加入米酒，密封，浸泡7天后，过滤去渣，即成。每次服10~15毫升，每日服3次。

【功用】补气健脾，养肝益胃。

【主治】脾胃气虚、血虚萎黄、食欲不振、肢体倦怠、腰酸头晕等症。

【注意】感冒发热者慎服。

名医点评

党参，性味甘平，归脾、肺经，“力能补脾养胃，润肺生津，健运中气……而无刚燥之弊”；枸杞子，性味甘平，归肝肾经，具有滋补肝肾、益精明目的作用，《神农本草经》称其“久服，轻身不老，耐寒暑”。参、杞相配，可补脾肺，益肝肾，使气血两旺，美容养身。

矾石酒（《千金翼方》）

【组成】矾石(烧、炼各半)60克，石膏、代赭石、恒山、蜀椒、远志、狼毒、半夏(洗)、芒硝、玄参、麻黄、防风、桔梗、干地黄、秦艽、石楠叶、石苇、黄连、莽草、游水石、菟丝子、炙甘草各30克，白石英45克，杏仁(去皮尖)20枚，酒曲1 500克，糯米3 000克。

【用法】将24味药共制为粗末，入布袋，待用；再将糯米淘洗净，沥干，蒸饭，待温，入酒曲拌匀入瓮中，密封，保温，待酒熟后，取药袋入酒中，密封，浸泡7~10天后，过滤去渣，即成。或将药袋置容器中，加入白酒5 000克，密封，浸泡7~10天后，过滤去渣，即得。每次服10~15毫升，每日服2次。

【功用】祛邪润肤，悦色驻颜。

【主治】体质虚弱、感受风湿、腰酸肢困、面色无华等症。

名医点评

党参，性味甘平，归脾、肺经，“力能补脾养胃，润肺生津，健运中气……而无刚燥之弊”；枸杞子，性味甘平，归肝、肾经，具有滋补肝肾、益精明目的作用，《神农本草经》称其“久服，轻身不老，耐寒暑。”参、杞相配，可补脾肺，益肝肾，使气血两旺，美容养身。

白鸽滋养酒（经验方）

【组成】白鸽1只，血竭30克，黄酒1 000克。

【用法】将白鸽去毛及肠杂，洗净，纳血竭(研末)于鸽腹内针线缝合，入砂锅中，倒入黄酒，煮数沸令熟，候温，备用。口服，每次服15毫升，每日服2次，鸽肉分2次食之。

【功用】活血行淤，补血养颜。

【主治】干血痨(面目黑暗、骨蒸潮热、盗汗、颧红、肤糙肌瘦、月经涩少)。

名医点评

白鸽肉，味咸性平，具有调经益气，解诸药毒的作用；血竭味苦、酸，性平，功能活血散淤止痛，《本草纲目》曰：“散滞血诸痛，妇人血气……”。两药相合，补血益气，活血化淤。气血充，瘀血散，方能容颜红润娇美。

猪膏酒（《备急千金要方》）

【组成】猪膏100克，生姜汁10~20毫升，白酒55克。

【用法】将猪膏与生姜汁混合，用慢火煎至减半，入白酒混匀，滤过即成。每次空腹温服10~30毫升，每日早晨、中午和晚上临睡前各服1次。

【功用】开胃健脾，温中通便。

【主治】头晕目眩、两肋胀满、疼痛、大便不利、毛发枯黄、面色无华、口淡无味。

名医点评

猪膏，味甘，性微寒，具有利血脉，生毛发，悦皮肤，凉血润肺之功效；生姜汁，温中止呕，开胃化痰。两者相配，功能开胃健脾，润肠通便，排毒养颜。

桂圆和气酒（《药酒汇编》）

【组成】桂圆肉250克，枸杞子120克，当归、菊花各30克，白酒3 500克。

【用法】将4味药入布袋，置容器中，加入白酒，密封，浸泡30天后，过滤去渣，即成。每次服10~15毫升，每日服2次。

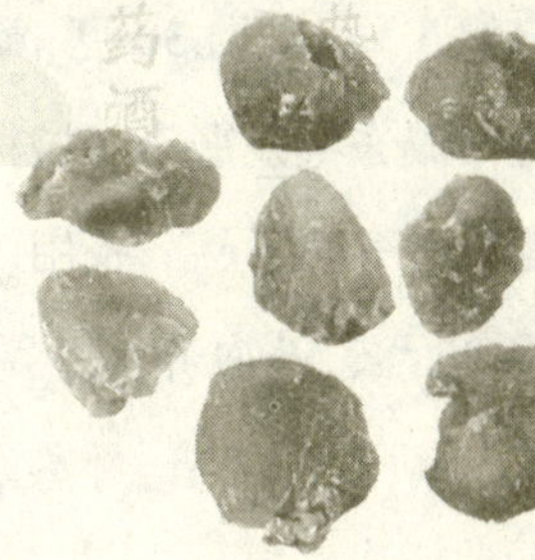

【功用】养血润肤，滋补肝肾。

【主治】身体虚弱、皮肤粗糙、老化等。

【注意】身体强壮、内热甚者忌服。

名医点评

桂圆肉，性温味甘，补益心脾、养血安神。《滇南本草》谓其“益血安神，长智敛汗，开胃益脾”；枸杞子，甘寒性润，色赤入走血分，善补肾益精，养肝明目；菊花体质轻轻主升，入金水阳分，能平肝明目；当归，补血活血，调经润肠。全方滋肝补肾，益气养血，能起到美容健身的效果。

雄鸡酒（《民间百病良方》）

【组成】黑雄鸡1只(理如食法,和五味炒香熟),白酒2 000克。

【用法】将鸡投入酒中封口,经宿取饮。不拘时,随量饮酒食鸡肉。

【功用】补益增白。

【主治】新产妇产后,令人肤白。

名医点评

乌雄鸡肉味甘,微温,有补中止痛之效。《日华子本草》称其“止肚痛……补虚羸,安胎。”产妇服用,可补益气血,美白养颜。

鸡子美容酒（《外台秘要》）

【组成】鸡子3枚,白酒500克。

【用法】将鸡蛋敲破,混入白酒中,密封,浸泡28天后,备用。外用,取此酒涂面,每口早、晚各1次。

【功用】美容。

【主治】面色无华、憔悴。

名医点评

李时珍曰:“卵白像天,其气清,其性微寒;卵黄像地,其气混,其性温;卵则兼黄白而用之,其性平,精不足者补之以气,故卵白能清气……;形不足者补之以味,故卵黄能补血……卵则兼理气血。”故常食鸡子酒可补益气血,美容养颜。

第十六节　乌发美发

常春酒(民间验方)

【组成】常春果、枸杞子各 200 克，醇酒 1 500 克。

【用法】将上药捣碎，用布包好，置于酒中，密封浸泡 7 天以上，即可取服。每日 3 次，每次饮服 20~40 毫升。

【功用】乌须发，悦颜色，强腰膝，久服健身。

【主治】适用于须发早白、身体瘦弱、腹中冷痛、妇女闭经等症。

名医点评

枸杞子，性味甘平，归肝、肾经，具有滋补肝肾、益精明目的作用，《神农本草经》称其“久服，轻身不老，耐寒暑。”两药相配，肝肾壮，精血旺，发乌肤润。

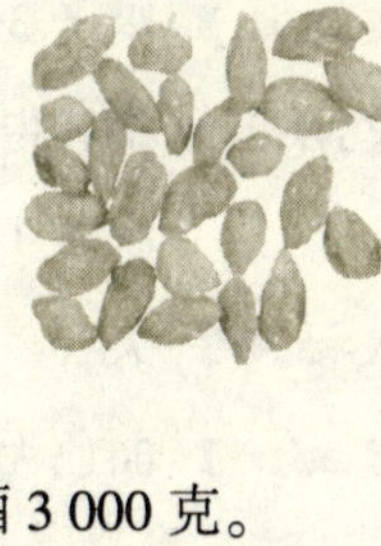

延寿酒(《中藏经》)

【组成】天门冬 60 克，黄精、苍术各 80 克，松叶、枸杞子各 100 克，白酒 3 000 克。

【用法】将黄精、天门冬、苍术切成 1 厘米大小的药片，松叶切成大米粒长，与枸杞子、白酒共放入容器中，密封，浸泡 15 天经滤去渣后服用。本方如能煎汁酿酒服用，则效果更佳。早、晚各 1 次，每次饮服 15~20 毫升。

【功用】滋养肺肾，补精填髓。

【主治】适用于须发早白、视物昏花、风湿痹证、四肢麻木、腰膝酸痛等症。

【注意】怕寒肢冷，下利水肿者忌服。

名医点评

天冬甘、苦、寒，功能养阴润燥，清火生津；黄精滋肾润肺，补脾益气；枸杞补肝肾，益精血，明目止渴；苍术健脾燥湿；松叶生毛发，安五脏，轻身延年。上药共用，可滋肾润肺补脾益肝，精血津液充盛，故可延年益寿。

康壮酒(验方)

【组成】枸杞子、炒陈曲、甘菊花、熟地黄各45克,肉苁蓉36克,醇酒1 500克。

【用法】将上药捣碎为粗末,用夏白布袋盛之,置于净瓷坛中,注入醇酒浸泡,封严。春、夏5日,秋、冬7日,开口后再加冷开水1 000毫升,合均备用。空腹任意徐徐温服,不拘时候。

【功用】滋补肝肾。

【主治】适用于肝肾不足而致须发早白、神疲乏力、腰膝软弱等症。

名医点评

方中枸杞子,甘寒性润,色赤入走血分,善补肾益精,养肝明目;菊花体质轻轻主升,入金水阳分,能平肝明目;二者相配,养肝明目之效更彰。肉苁蓉,味甘咸,性温,功效补肾阳,益精血,润肠通便;熟地味甘,性微温,补血滋阴,益精填髓;二者相伍,肾阴肾阳同补。四药相合,肝肾阴阳平调,长服强身健体。

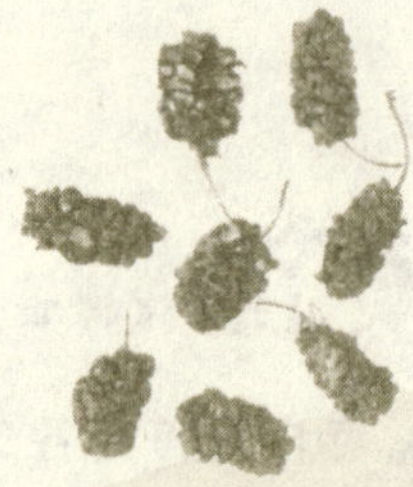

桑椹酒(《普济方》)

【组成】糯米1 000克,桑椹、甜酒曲各1 000克。

【用法】将桑椹捣烂取汁煮沸晾凉,酒曲研末,糯米蒸熟摊开晾凉,然后置于洁净干燥的陶器中,与甜曲末、桑椹汁相合拌匀,密封。冬日宜放于温暖处,经7~10天,药酒成,滤去渣,储入净器中,以备饮用。每日3次,每次饮服15~20毫升。

【功用】滋阴补血,益肾明目,生津止渴,润肠。

【主治】适用于须发早白、神经衰弱和治肝肾阴虚之眩晕、耳鸣、目暗、消渴及便秘等症。

【注意】脾胃虚寒、泄泻者忌服。

名医点评

桑椹,味甘,性寒,归心、肝、肾经,具滋阴补血,生津润肠之效。《滇南本草》称其"益肾脏而固精,久服黑发明目。"糯米,甘温,温补脾肺虚寒,坚大便,缩小便,收自汗。该酒甘甜适口,常饮精血充盈,发黑目明。

胡麻酒(《普济方》)

【组成】胡麻仁(黑芝麻)140克,黄酒1 000克。

【用法】将胡麻除去杂质,淘洗干净,微炒香,置瓷器内捣烂成泥,再将黄酒倒入瓷器内,同药泥搅匀,加盖密封,置阴凉干燥处。每日晃动数下,经7天后澄清透明即成。每日2次,每次15~20毫升。

【功用】补肝肾,润五脏。

【主治】适用于肝肾精血不足的眩晕、须发早白、腰膝酸软、步履艰难、肠燥便秘等症。

【注意】善饮酒者,可用白酒浸制,佐膳亦可。

名医点评

胡麻仁,即黑芝麻,甘平无毒,功能补肝肾、益精血、润肠燥,含丰富的油酸、亚油酸、卵磷酯、蛋白质以及钙、磷、铁等矿物质。动物实验表明,黑芝麻能降低胆固醇,润肠通便,对冠状动脉硬化、便秘有防治作用。

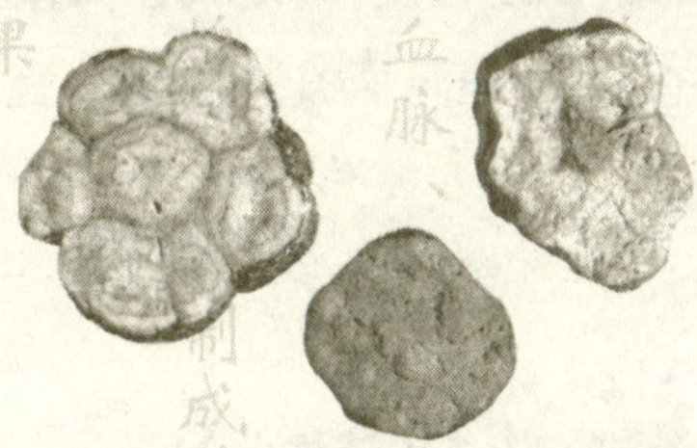

乌须酒(《寿世保元》)

【组成】赤白何首乌各250克,生地、生姜汁各60克,红枣肉、胡桃肉、莲肉、白蜜各45克,当归、枸杞子各30克,麦冬15克,米酒3 500克。

【用法】将上药加工碎,用细纱布袋盛之,扎紧口,再将酒倒入净坛中,放入药袋,加盖密封,置阴凉处。隔日摇动数下,浸泡14天后,去掉药袋,然后再用细纱布过滤澄清,加白蜜45克,储入净瓶中。每日早、晚各1次,每次15~20毫升。

【功用】久服补精益血,乌须黑发,延年益寿。

【主治】适用于精血不足,阴亏气弱所致的须发早白、腰膝酸软、头眩耳鸣、易于疲倦、面色少华等症。平素体质偏于气阴不足,而无明显症状者,亦可饮用。

【注意】阳虚怕冷患者忌用。

名医点评

何首乌具有补肝肾、益精血、乌须发、强筋骨的作用。《开宝本草》谓:“……益气血,黑髭鬓,悦颜色,久服长筋骨,益精髓,延年不老。”当归、枸杞补血益精;生地、麦冬养阴生津；红枣肉健脾养血；胡桃肉温肾助阳；莲子肉益肾固精，补脾养心；生姜汁温中开胃；白蜜补中润肠。诸药相合，功能补精益血，乌须黑发，久服延年益寿。

黄精酒(民间验方)

【组成】黄精20克，白酒500克。

【用法】将黄精洗净切片，装入纱布袋内，扎紧口，放入酒罐，将白酒倒入酒罐内，浸泡30天即成。每日3次，每次饮服5~10毫升。

【功用】益脾祛湿，乌发，润血燥。

【主治】适用于发枯变白、肌肤干燥易痒、心烦急燥而少眠等症。

名医点评

黄精，味甘性平，归脾、肺、肾经，功能滋肾润肺，补脾益气。《本草纲目》言"补诸虚……填精髓"，黄精含有醌类、粘液质、淀粉、生物碱等成分。药理实验发现本品有促进造血功能、延缓衰老和抗过氧化、降低血脂等作用。

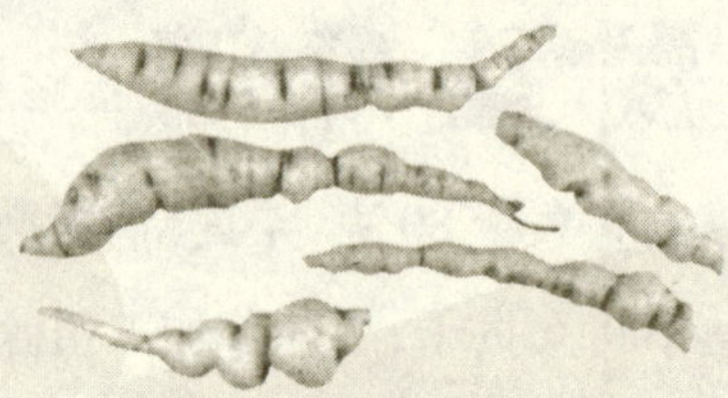

固本地黄酒(民间验方)

【组成】生地黄、熟地黄、天门冬、白茯苓、人参各30克，白酒1 000克。

【用法】上药共捣碎，用瓷缸盛之，倒入白酒浸药3天，再以文火煮沸，以酒黑色为度。不拘时，空腹服，随量。

【功用】补虚乌发，悦容颜。

【主治】适用于阴阳两虚、气弱精亏、须发早白、未老先衰等症。

名医点评

生地黄性寒，善于滋阴凉血，养阴生津；熟地黄性微温，长于补血益精，滋肾养肝。二药伍用，相互促进，其功益彰。天冬甘、苦、寒，功能养阴润燥，清火生津；人参味甘微苦，性微温，具有大补元气，补脾益肺，生津止渴，安神益智之效；茯苓甘淡，健脾安神，利水渗湿。诸药合用，固先天之本(肾)，补后天之本(脾)，故曰固本。

经验乌须酒(《万病回春》)

【组成】枸杞子60克,生地黄汁80克,醇酒1 000克。

【用法】将枸杞子捣碎,同酒盛于瓷器内,浸20天,开封添生地黄汁搅匀,再密封1个月即成。每日早、晚空腹温饮20~30毫升。

【功用】能乌须,使身轻体健。

【主治】适用于阴虚血热、须发早白、头晕目昏、口干舌燥等症。

名医点评

枸杞子,性味甘平,具滋补肝肾、益精明目之功,《得配本草》称其"补肝经之阴,益肾水之阳。退虚热,益精气,解消渴,祛湿风,强筋骨,利二便";生地黄,甘苦寒,归心肝肺经,具清热凉血,养阴生津之效。两者共用,滋阴益精,补肾养肝。肝肾精血充盛,故能乌须、轻身、延年。

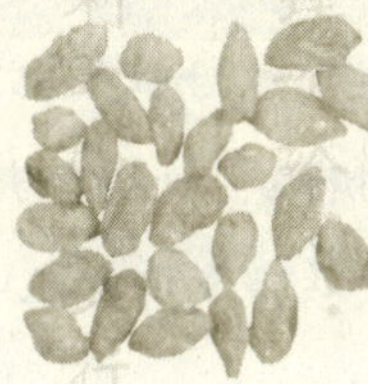

乌发益寿酒(经验方)

【组成】女贞子80克,旱莲草、黑桑椹各60克,黄酒1 500克。

【用法】将女贞子、旱莲草加工粗碎,桑椹微捣烂,然后用绢袋或细纱布袋装,并扎紧口,放入小坛内,倒入黄酒浸泡,加盖密封,置阴凉干燥处,每日摇动数下,经14天后开封,去掉药袋即可饮用。每日早、晚各1次,每次空腹温饮20~30毫升。

【功用】滋肝肾,清虚热,乌发益寿。

【主治】适用于肝肾不足所致须发早白、头晕目眩、腰膝酸困、耳鸣等症。

【注意】此药酒呈黑色,服药能使牙齿变黑。但只要在每次饮后刷一次牙,即可消失。阳虚怕冷者慎服。

名医点评

肾主藏精,"其华在发";肝主藏血,"发为血之余"。女贞子味甘、苦,性凉,归肝、肾经,能补肝肾阴,乌须明目;墨旱莲味甘、酸,性寒,归肝肾经,可补肝肾阴,则发乌而光泽。阴津充足,则肤滑而荣润。

首乌延寿酒(经验方)

【组成】何首乌200克,白酒1 000克。

【用法】将何首乌破碎研末,盛入瓷瓶中,注入白酒,加盖密封,置阴凉干燥处,每天晃动2次,10天后静置澄清,即可启封服用。每日早、晚各1次,每次15~20毫升。随饮随添新酒,直到药味淡即止。

【功用】补肝、益肾、养血。

【主治】适用于肝肾阴亏、须发早白、血虚头晕、腰酸软弱、筋骨酸痛。长期服用有延年益寿之效。

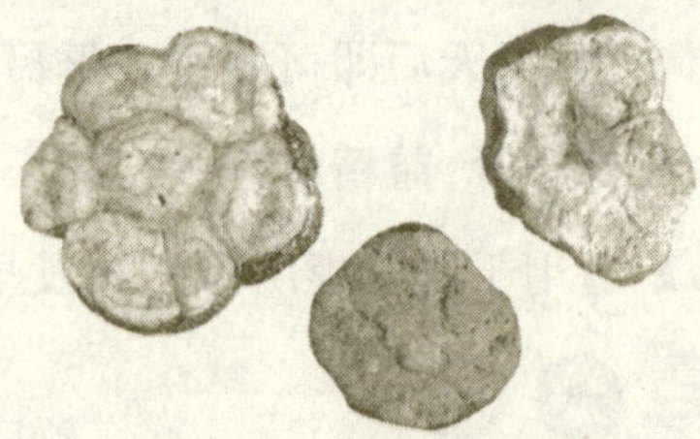

【注意】忌用铁器浸泡药酒。

名医点评

何首乌甘、涩,微温,归肝、肾经,具有补肝肾、益精血、乌须发、强筋骨的作用。《开宝本草》谓:"……益气血,黑髭鬓,悦颜色,久服长筋骨,益精髓,延年不老。"首乌的主要成分有磷脂、蒽醌类、葡萄糖苷类等。药理实验表明其有促进造血功能、调节内分泌、增强免疫、延缓衰老等作用。

首乌黑豆酒(广西验方)

【组成】制首乌90克,生地黄、熟地黄、天门冬、麦门冬各45克,枸杞子、牛膝、女贞子、当归各30克,黑豆60克,白酒2 500克。

【用法】将上药捣碎后,装入细纱布袋内扎紧口,放入容器中,倒入白酒密封浸泡15天以上,弃去药渣过滤即成。每日2~3次,每次饮服15~30毫升。

【功用】补肝益肾,生发乌发。

【主治】适用于青年脱发、白发(肾气足则发得养,脱发自生,白发变黑)。

名医点评

制首乌具有补肝肾、益精血、乌须发、强筋骨的作用;生地黄性寒,善于滋阴凉血,养阴生津;熟地黄性微温,长于补血益精,滋肾养肝。两药伍用,相互促进,其功益彰。天冬、麦冬养阴润燥，清火生津；枸杞子、女贞子、牛膝、当归滋补肝肾、养血生精；黑豆补肾虚，填精髓。全方共奏补肾益肝，生精养血之功。

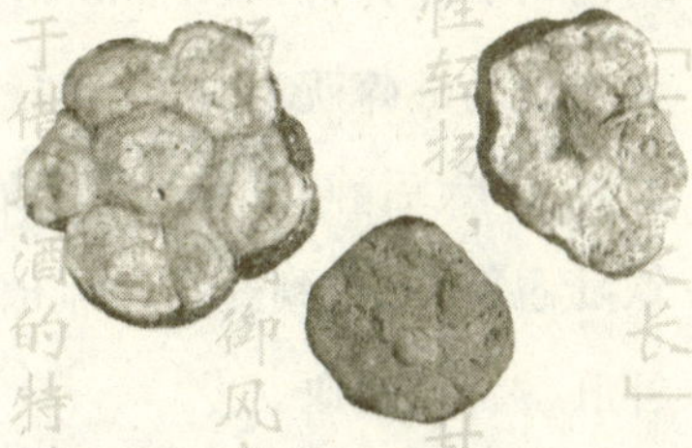

首乌乌发酒(验方)

【组成】制首乌、生地黄各40克，白酒1 000克。

【用法】先将首乌焖软，切成1厘米见方的小丁，生地黄洗净切片，同入瓷坛中，密封浸泡15天后即可服用。每日早、晚各1次，每次饮服15~30毫升。

【功用】补肝肾，益精血。

【主治】适用于肝肾虚所致的须发早白、眩晕乏力、遗精健忘、腰酸痛、消瘦失眠等症。

名医点评

首乌，气温味苦涩，苦补肾，温补肝，涩能收敛精气，故能养血益肝，固精益肾，健筋骨，乌髭发，为滋补良药；生地，甘、苦，寒，清热凉血，养阴生津。两药配伍，一温一寒，补肝肾，养阴血，生精乌发。

熟地枸杞沉香酒(《补品补药与补益良方》)

【组成】熟地、枸杞子各60克，沉香6克，白酒1 000克。

【用法】将上药加工碎，倒入净瓷瓶中，注入白酒封盖。置阴凉处，经常摇动，10天后开封，用纱布过滤一遍，澄清加入净瓶中备服用。每日3次，每次饮服10~15毫升。

【功用】补益肝肾。

【主治】适用于肝肾阴虚所致的脱发、白发、健忘、不孕等症。

名医点评

熟地，甘微温，补血滋阴，益精填髓，《本草纲目》谓："填骨髓，长肌肉，生精血，补五脏内伤不足，通血脉，利耳目，黑须发"；枸杞子，性味甘平，归肝、肾经，滋补肝肾、益精明目；两药共奏补肝肾，养精血之功。沉香，辛苦温，调中行气，为理气要药，与上药相配，使滋补而无滞腻之弊。

益阴酒（《药酒汇编》）

【组成】生地15克，女贞子、芝麻仁、枸杞子各30克，白酒1 000毫升，冰糖50克。

【用法】将4味药捣碎，入布袋，置容器中，加入白酒，密封，置文火上煮沸，取下待冷，浸泡14天后去药袋，加入冰糖，再兑入白开水250毫升，备用。每次饭前服10~20毫升，每日服3次。

【功用】滋肝肾，乌须发，补精血，益气力。

【主治】须发早白、头晕目眩、腰膝酸软、肾虚遗精、肠燥便秘等。

【注意】凡属阴虚所致者用之多效。

名医点评

生地黄性寒，善于滋阴凉血，养阴生津；女贞子味甘、苦，性凉，归肝、肾经，能补肝肾阴，乌须明目；枸杞子，性味甘平，具滋补肝肾、益精明目之功；黑芝麻，性味甘平无毒，功能补肝肾、益精血、润肠燥。四药相合，滋补肝肾，益精养血，乌须明目。

首乌归地酒（《药酒汇编》）

【组成】何首乌24克，当归12克，生地黄16克，黑芝麻仁12克，白酒500克。

【用法】将4味药捣碎，入布袋，置容器中，加入白酒，隔水以文火煮数沸，取出待冷后，密封，浸泡7天后过滤去渣，即成。每次服20毫升，每日服2次。

【功用】补肝肾，乌发，养精血，清热生津。

【主治】阴虚血枯、须发早白、腰膝酸痛、遗精、带下等症。

【注意】凡大便稀者忌服。

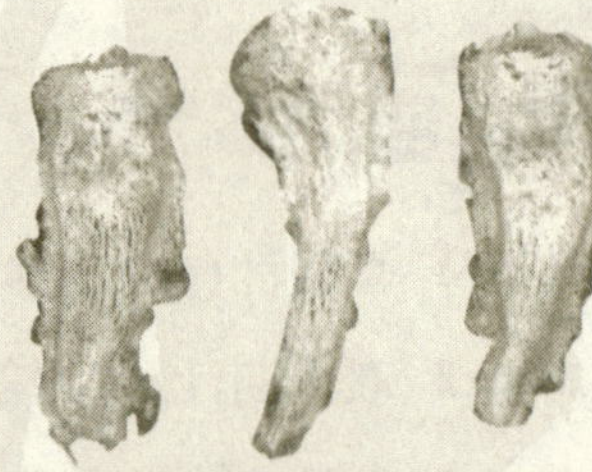

名医点评

首乌，气温，味苦涩，苦补肾，温补肝，涩能收敛精气，故能养血益肝，固精益肾，健筋骨，乌髭发，为滋补良药；黑芝麻，甘平无毒，主伤中虚羸，补五脏，益气力，长肌肉，填髓脑；当归甘辛温，补血活血，补中有动，行中有补；生地甘、苦、寒，清热凉血，养阴生津。本方补肝肾，养精血，乌须发，延年益寿。

第十七节 解酒醒酒

酒毒是由于饮酒过度，以致蕴湿酿热，酒毒积聚，表现为面目红赤、烦热躁动、心中懊、呃逆恶心、时时欲吐、胡言乱语，或哭笑无常、醉酒神昏等，甚则可因酒精中毒致死。《金匮要略·黄疸病脉证并治》中所述之酒疸(即酒黄疸)一病，即属于酒毒范畴。这里介绍的解酒毒药酒，常用药有柑子皮、豆豉、葱白、菘菜子、干蔓菁根、柏子仁、大麻子仁、葛根汁、枇杷叶汁、葛根花及小豆花等，文献记载不仅能解酒毒，治疗酒毒所致诸证，而且还有使“饮酒令人不醉”的作用。

饮酒令人不醉方(一)(《太平圣惠方》)

【组成】柏子仁、大麻子仁各30克。

【用法】上药捣筛为散，以水一大盏，煎至六分，去滓，放温。温服。

【主治】治饮酒令人不醉。都为一服，比常时乃进酒3倍。

名医点评

柏子仁性平而不寒不燥，味甘而补，辛而能润，其气清香，能透心肾，益脾胃，久服令人润泽美色，耳目聪明，不饥不老，轻身延年；大麻仁甘平，质润多脂，能润肠通便，且又兼有滋养补虚作用。两者相合，益脾胃，润肠道，补虚羸。

饮酒令人不醉方(二)(《太平圣惠方》)

【组成】葛根汁(或枇杷叶汁)一盏。

【用法】取上药汁，饮酒前服用。

【主治】欲饮时先服上药，即倍能饮酒。

名医点评

葛根味辛、甘，性平，功能开胃下食，利大小便，解酒毒。枇杷叶，味苦性平，功能和胃降气，清热解毒。煮汁饮，主渴疾。

饮酒令人不醉方（三）（《太平圣惠方》）

【组成】葛花 15 克、小豆花 15 克。

【用法】上药捣细筛为散。每服 3 克，以温酒调服之。

【主治】饮酒令人不醉。

名医点评

葛花，为葛的未开放的花蕾，性味甘平，功能善解酒毒，醒脾和胃；小豆花，味辛性平，消酒毒。两者合用，主要用于饮酒过度，头痛头昏，烦渴，呕吐等症。

解酒毒方（《太平圣惠方》）

【组成】柑子皮（洗焙干）60 克。

【用法】捣细筛为散，遇酒醉不醒，用之。炒 10 克，以水一中盏，煎三五沸，入少盐花，如茶旋呷，未效更服。

【主治】解酒毒，或醉昏闷烦满，要易醒宜服此方。

名医点评

柑皮味辛、甘，性寒。功能下气调中，解酒毒及酒渴。去白焙研末，点汤入盐饮之。

治酒醉不醒方（《太平圣惠方》）

【组成】豆豉 50 克，葱白（切）克。

【用法】上药以水二大盏，煮取一盏，去滓，涓涓饮之。

【主治】治酒醉不醒。

名医点评

豆豉解烦热热毒，调中发汗。佐辛平之葱白，发汗解毒，治中酒成病。

第十八节 防癌抗癌

蟾蜍酒（《民间百病良方》）

【组成】活蟾蜍5只，黄酒500克。

【用法】将蟾蜍置容器中，加入黄酒，隔水蒸煮1小时，去蟾蜍取酒，冷藏备用。口服，每次服10毫升，每日服3次。

【功用】解毒，止痛，消肿。

【主治】癌肿疼痛明显者等。

名医点评

蟾蜍，性凉微毒，功能清热解毒，消肿止痛。《本草纲目》言“治一切肿毒”。现代常用于治疗各种癌肿，以毒攻毒，具有一定疗效。

冰砂酊（《新中医》）

【组成】朱砂、乳香、没药各15克，冰片30克，米制白酒50毫升。

【用法】将4味药共研细末，置容器中，加入白酒，密封，浸泡2天，经沉淀后，每取少量澄清液装于小瓶内，外用。用消毒棉签或毛笔蘸药液外擦痛处皮肤上，待干后，再重复擦3~4遍即可。

【功用】拔毒消肿，通络止痛。

【主治】癌肿疼痛。

名医点评

朱砂甘寒，有毒，有较强的清热解毒作用；冰片，辛苦微寒，有清热解毒，防腐生肌之效；乳香、没药活血行气，消肿止痛生肌。四药相伍，清热解毒，活血止痛，治疗癌肿疼痛。

八角莲酒（《药酒汇编》）

【组成】八角莲、黄杜鹃各 25 克，紫背天葵 50 克，白酒 500 克。

【用法】将 3 味药洗净，切碎，入布袋，置容器中，加入白酒密封，浸泡 7 天后，过滤去渣，即成。口服，每次服 15 毫升，每日服 2~3 次。亦可用此药酒外涂擦患部。

【功用】清热解毒，活血散淤。

【主治】乳腺癌等。

名医点评

八角莲，味苦辛，性凉，功能消肿解毒，化痰散结，祛淤止痛；黄杜鹃，又名闹羊花，性温味辛，有毒，可祛风除湿定痛；紫背天葵清热解毒。三药相合，清热解毒，治疗癌肿。

大贝母酒（《药酒汇编》）

【组成】大贝母、核桃仁、连翘、金银花各 9 克，黄酒 100 克。

【用法】将 4 味药捣碎，置砂锅内，加入黄酒和水 100 毫升，煎服。每服 1 剂，每日 2 次。

【功用】抗癌。

【主治】乳腺癌。

名医点评

大贝母味苦性凉，归肝、脾、胃、大肠经，功能清热解毒，消肿散结；双花、连翘清热解毒、消痈散结；核桃仁补肾、温肺、润肠。全方解热毒，散郁结，有抗癌作用。

香蓼子酒（《癌瘤中医防治研究》）

【组成】蓼子(水红花子)20 克，木香 1.5 克，阿魏、急性子、大黄各 15 克，甘遂 9 克，巴豆 10 粒，白酒 500 毫升。

【用法】将 6 味药捣碎，同白酒一起纳入猪膀胱内，扎口，7 日后即可外用。外敷痛处，痛止停药。

【功用】活血化淤,散结止痛。

【主治】癌瘤疼痛剧烈之时。

名医点评

水红花子味咸,性微寒,功能散血消癥,消积止痛;木香行气止痛;阿魏,味苦、辛,性温,消散癥瘕积聚;急性子微苦,性温,破血、消积、软坚;大黄,清热解毒,活血祛淤;甘遂、巴豆峻下逐水,消肿散结。诸药相合,活血、消积、止痛。

消瘿抗癌酒(《药酒汇编》)

【组成】黄药子、海藻、昆布各250克,贝母200克,米酒(自酿)1 000克。

【用法】将4味药捣碎,入布袋,置瓦坛中,加入米酒,密封,以木灰火煨酒坛24小时,取出,待冷,即可取用。不拘时,徐徐饮用,常令有酒气相续为妙。

【功用】软坚散结、消肿解毒。

【主治】甲状腺癌、诸恶疮及癌肿等症。

名医点评

黄药子,味苦性平,有毒,归肺、肝经,功能消痰软坚散结,清热解毒;海藻、昆布味咸性寒,归肝、肾经,消痰软坚,利水消肿;贝母味苦性凉,归肝、脾、胃、大肠经,清热解毒,消肿散结。四药配伍,共奏清热解毒,软坚散结之功。

秤砣梨酒(《民间百病良方》)

【组成】秤砣梨30~60克,白酒500克。

【用法】将上药洗净,捣碎,置容器中,加入白酒,密封,浸泡15~20天后,过滤去渣,即成。每次服10毫升,每日服2次。

【功用】清热解毒,祛风活血。

【主治】子宫颈癌、子宫肿瘤等。

名医点评

秤砣梨，又名玉香梨，是云南省特有的优良果树品种，具有抗癌的功效。

复方壁虎酒（《北京中医史志》）

【组成】壁虎50克(夏季可用活壁虎10条,其作用迅速,效果与干品相同),泽漆100克,蜡皮、锡块各50克,黄酒100克。

【用法】将4味药置容器中(禁用铝铁制品),加入黄酒,密封,每日振摇2次,浸泡5~7天后即可取用。酒尽添酒,味薄即止。每次服25毫升,每日服3次。饭前半小时服用(天冷时可温服)。能进食后,每次再调服壁虎粉2克及蟾皮粉1克。

【功用】攻毒杀虫,治噎嗝。

【主治】食道癌。

名医点评

壁虎，咸寒，有小毒，入心、肝经，功能祛风定惊，解毒散结，通络止痛；泽漆，辛苦微寒，有毒，入大肠、小肠、肺经，具有散结消肿之效。伍用蜡皮、锡块可攻毒杀虫，治噎嗝。

蜂房全蝎酒（《百病中医药酒疗法》）

【组成】露蜂房、全蝎各20克,小慈菇、白僵蚕各25克,蟾蜍皮15克,白酒450克。

【用法】将5味药捣碎,置容器中,加入白酒,密封,浸泡7天后,即可取用。酒尽添酒,味薄即止。每次空腹服15毫升,每日服3次。

【功用】攻毒,杀虫。

【主治】食道癌、胃癌等。

名医点评

露蜂房，甘平，归胃经，可攻毒杀虫，祛风止痛；全蝎、僵蚕攻毒散结，息风止痉，通络止痛；山慈菇清热解毒，消痈散结；蟾蜍皮清热解毒，利水消胀。全方具有攻毒杀虫，散结止痛的作用，可用于治疗食道癌、胃癌等。

三桔酒（《药酒汇编》）

【组成】青桔叶、青桔皮、桔核各 15 克，白酒 250 克。

【用法】将前 3 味切碎，置容器中，加入黄酒和水 250 毫升，煎至 200 毫升，过滤去渣，即成。每日 1 剂，分 2 次温服。

【功用】开郁散结，通络消肿。

【主治】乳癌初期、乳房结核。

名医点评

青桔皮，性味辛苦温，功能疏肝理气，消积化滞；桔叶，性味辛苦平，功能疏肝行气，散结消肿；桔核，性味苦平，功能理气散结止痛。三桔相伍，行气、散结、消肿之功益彰。

蟹壳酒（《民间百病良方》）

【组成】生蟹壳数十枚，黄酒适量。

【用法】将上药置瓦上焙干研细末，备用。每取药末 2 克用黄酒 30 毫升送服，每日服 2~3 次。

【功用】破淤消积。

【主治】乳腺癌。

名医点评

螃蟹，性味咸寒，入肝、胃经，功能除热解结，散血通经。

鳗鱼酒（《民间百病良方》）

【组成】鳗鱼 500 克，黄酒 500 克。

【用法】将鳗鱼去内脏，洗净，置砂锅中，加入黄酒和水 500 毫升，用文火炖至熟烂，加少许食盐，即成。蘸酪随量食用。

【功用】补应损,活血止血。

【主治】白血病便血,兼消瘦、低热等。

名医点评

鳗鱼,性味甘平,具有补虚养血,杀虫祛风之功效。本品含有丰富的脂肪和碳水化合物,营养丰富,是久病、虚弱、贫血、肺结核病人的滋补佳品。

紫杉酒(《民间百病良方》)

【组成】紫杉茎皮1 000 克,黄酒2 500 克。

【用法】将上药洗净,切碎,置容器中,加入黄酒,密封,浸泡7天后,过滤去渣,即成。每次服10毫升,每日服2次。

【功用】抗癌。

【主治】白血病和一切肿瘤。

名医点评

紫杉茎皮中含有紫杉醇,紫杉醇能够促进微管聚合,抑制微管解聚,阻断有丝分裂,从而抑制肿瘤生长,具有较强的抗癌作用。其抗癌谱较广,主要治疗卵巢癌、乳腺癌,对肺癌、淋巴瘤、白血病、脑瘤等也有一定疗效。

止痛擦剂(验方)

【组成】硼砂10克,枯矾15克,冰片45克,95%酒精500毫升。

【用法】先将冰片溶化于酒精内,后再投入硼砂、枯矾,混合后即可外用(放置时间越久、则效果越好)。外用,在癌瘤引起之疼痛部位擦用,每日应用次数视病情而定。

【功用】理气,通淤,止痛。

【主治】晚期癌瘤疼痛。

名医点评

硼砂，甘咸而凉，外用清热解毒；冰片，辛苦微寒，有清热解毒，防腐生肌之效；枯矾，外用解毒杀虫，收湿止痒。三者并用，解毒止痛。

鲜橙酒（验方）

【组成】鲜橙8个，米酒20克。

【用法】取上药去皮绞汁，冲入米酒，即成。每次服1剂，每日服2次。

【功用】舒肝，行气，通血脉，止痛。

【主治】乳腺癌伴有肿块者。

名医点评

橙子，味酸，性寒，功能“行风气，疗瘿气，发瘰疬。”故对乳腺癌兼有肿块者有一定疗效。

蝎虎酒（《万病回春》）

【组成】活蝎虎1只，白酒100克。

【用法】将蝎虎投入茶杯，加入白酒将其醉死，浸泡7日后，将酒炖熟，去蝎虎，备用。不拘时，每次徐徐饮10~15毫升。

【功用】消肿，祛痛，攻毒，杀虫。

【主治】食道癌。

名医点评

蝎虎即壁虎。壁虎，咸寒，有小毒，入心、肝经，功能祛风定惊，解毒散结，通络止痛。制以白酒，可降低其寒凉之性和腥臭之气。

第二章

关于药酒的知识

第一节 药酒的起源与发展

药酒，在中医方剂学上又称为酒剂。所谓药酒，一般是把植物的根、茎、叶、花、果和动物的全体或内脏以及某些矿物质成分按一定比例浸泡在低浓度食用酒精、白酒、黄酒、米酒或葡萄酒中，使药物的有效成分溶解于酒中，经过一定时间后去除渣滓而制成的，也有一些药酒是通过发酵等方法制得的。因为酒有它的自身作用，所以酒与中药材配伍，可以增强药力，既能防治疾病，又可用于病后辅助治疗。药酒应用于防治疾病，在我国医药史上已处于重要地位，成为历史悠久的传统剂型之一，至今在国内外医疗保健事业中享有较高的声誉。作为我国医药学宝库中的一大奇葩，药酒的出现，首先得益于人类对酒的发现，它的发展，则是借助于酿酒技术的不断进步和完善。现代医学证实，适当饮酒，可驱寒暖身，通络祛风，舒筋活血，消积健脾和安神镇静，有一定的治病保健的功效。

酒与医药的结合，是我国医药发展史上的重要创举。古时"酒"写作"酉"，《说文解字》这么解释："酉，就也，八月黍成，可为耐酒"。"就"意为"成熟"，"黍成"就可做酒(酉)，黍，甘平，益气补中，不也是中药吗？古时候"醫"字从酉(酒)，即说明酒与医药的密切关系，所以后世又有"酒为百药之长"的说法。这可以理解为在众多的药中，酒是效果最好的药，另一方面，酒还可以提高其他药物的效果。酒与药有密不可分的关系，在远古时代，酒就是一种药，古人说"酒以治疾"。古人酿酒目的之一是做药用的。可见在古代，酒在医疗中的重要作用。远古的药酒大多是酿造成的，药物与酒醪混合发酵，在发酵过程中，药物成分不断溶出，才可以充分利用。

殷商的酒类，除了"酒"、"醴"之外，还有"鬯"。鬯是以黑黍为酿酒原料，加入郁金香草(也是一种中药)酿成的。这是有文字记载的最早药酒。鬯常用于祭祀和占卜。鬯还具有驱恶防腐的作用。《周礼》中还记载："王崩，大肆，以鬯。"也就是说帝王驾崩之后，用鬯酒洗浴其尸身，可较长时间地保持不腐。所以说药酒的起源与酒的产生是分不开的。我国现存的最早的药酒方见于 1973 年发掘的长沙马王堆三号汉墓出土的一部医方专书，后来被称为《五十二病方》，被认为是公元前 3 世纪末，秦汉之际的抄本，其中用到酒的药方不下于 35 个，其中至少有 5 方可认为是酒剂配方，用以治疗蛇伤、疽、疥瘙等疾病。其中有内服药酒，也有供外用的。《养生方》、《杂疗方》是马王堆西汉墓中出土帛书，可辨识的药酒方共有 6 个。其中大多数资料已不齐，比较完整的是《养生方》"醪利中"的第 2 方。该方包括了整个药酒工艺的最早的完整记载，此方共包括了 10 道工序，也是我国药学史上的重要史料。其中记载了浸取药汁和米饭，使之发酵，再加药和药汁，沃以美酒，放置一定时间的酿制过程，服用方法及主治功效。由此可见，我国的药酒在先秦时期就有了一定的发展。但值得强调的是远古时代的药酒大多数是药物加入到酿酒原料中一块发酵的，而不是像后世常用的浸渍法。其主要原因可能是远古时代的酒保藏不易，浸渍法容易导致酒的酸败，药物成分尚未溶解充分，酒就变质了。

秦汉之际，我国现存最早的中医经典著作《黄帝内经》也对酒在医学上的贡献作了专门论述，《黄帝内经》中的《素问·汤液醪醴论》专篇曾指出："自古圣人之作汤液醪醴，以为备耳。"这就说古人之所以酿造醪酒，是专为药而备用的。醪醴，就是用五谷制成的酒类，醪为浊酒，醴为甜酒，并论述了醪醴与防病治病的关系，在其他篇章中还提及了治膨胀的"鸡矢醴"，治经络不通，病生不仁的"醪药"，主治色大深的"醒酒"，治尸厥的"左角发酒"等，均系较早的药酒记载。

至汉代，随着中药方剂的发展，药酒逐渐成为中药方剂中的一个组成部分，而且针对性和疗效也有了很大提高。在《史记·扁鹊仓公列传》中有"其在肠胃，酒醪之所及也"的记载，表明扁鹊认为用酒醪治疗肠胃疾病的看法，这篇著作中还收载了西汉名医淳于意的25个医案，如用药酒治愈济兆王病“风蹶胸满”和甾川王美人患“难产症”的验案。约在汉代成书的《神农本草经》中有如下一段论述：“药性有宜丸者，宜散者，宜水煮者，宜酒渍者”。用酒浸渍，一方面可使药材中的一些药用成分的溶解度提高，另一方面，酒行药势，疗效也可提高。东汉，张仲景的《伤寒杂病论》中载“妇人六十二种风，腹中血气刺痛，红蓝花酒主之”，书中除有红蓝花酒、麻黄醇酒汤、括蒌薤白白酒汤外，尚有很多方药均是以酒煎煮，或以酒和水混煎，借酒以加强药效。《金匮要略》中还记载了一些有关饮酒忌宜事项，如“龟肉不可合酒果子食之”，“饮白酒，食生韭，令人病增”，“夏月大醉，汗流，不得冷水洗着身及使扇，即成病。”“醉后勿饱食，发寒冷。”这些实用知识对于保障人们的身体健康起了重要的作用。可见时至汉代，药酒和将酒用于医疗方面已非常丰富和普遍，故班固在《前汉书·食货志》中称酒“为百药之长”。

南朝齐梁时期的著名本草学家陶弘景在《本草集经注》中提出“酒可行药势”，在总结前人采用冷浸法制备药酒的经验基础上，提出了一套冷浸法制药酒时“凡渍药酒，皆须细切，生绢袋盛之，乃入酒密封，随寒暑日数，视其浓烈，便可漉出，不必待至酒尽也。滓可暴燥微捣，更渍饮之，亦可散服”的方法，阐明了粉碎度、浸渍时间及浸渍时的气温对于浸出速度、浸出效果的影响。并指出71种药材不可浸酒，可见此时药酒的制法和用法已不断完善。

北魏贾思勰的《齐民要术》，虽为农业专著，但对药酒的酿造方法，特别是对浸药专用酒的制作，从曲的选择到酿造步骤均作了较为详细的说明，在卷七还总结性论述了当时的制曲酿酒技术、经验及原理。热浸法制药酒的最早记载大概是北魏《齐民要术》中的一例“胡椒酒”，该法把干姜、胡椒末及安石榴汁置入酒中后，“火暖取温”。尽管这还不是制药酒，但作为一种方法在民间流传，故也可能用于药酒的配制。热浸法确实成为后来的药酒配制的主要方法。晋代葛洪的《肘后备急方》中记有桃仁酒、猪胰酒、金牙酒、海藻酒等治疗性药酒。酒不仅用于内服药，还用来作为麻醉剂，传说华佗用的“麻沸散”，就是用酒冲服。华佗发现醉汉治伤时，没有痛苦感，由此得到启发，从而研制出“麻沸散”。

唐宋时期，药酒补酒的酿造较为盛行。这一期间的一些医药巨著如《备急千金要方》、《外台秘要》、《太平圣惠方》、《圣济总录》都收录了大量的药酒和补酒的配方和制法。如唐·孙思邈的《备急千金要方》共收有药酒方80余首，涉及补益强身、内科、外科、妇科等方面，并对酒与药酒的毒副作用已有一定认识，针对当时一些人因嗜酒纵欲所引起的种种病症，研制了一些相应的解酒方剂。《千金翼方》卷十六设“诸酒”专节，载酒方20余首，是我国现存医著中最早对药酒的专题综述。对药酒的服法提出了要求：“凡服药酒，饮得使酒气相接，无得断绝，绝则不达药力，多少皆以知为度，不可全醉及吐，则大损人也。”唐·王焘的《外台秘要》卷三十一“古今诸家酒方”一节中共收载了药酒11方。其中9方为用加药酿制法，同时对酿造的工艺也记述颇详。此外，《千金要方》中还记有用药酒治唐国寺僧允忽“癫疾失心”的验案。宋代《太平圣惠方》所设的药酒专节多达6处。除了这些专节外，还有大量的散方见于其他章节中。连同《圣济总录》、《太平惠民和剂局方》、《三因方》、《本事方》、《济生方》等书中的药酒方，计有药酒方数百种，运用药酒治病的范围也已涉外科、妇科、五官科等多种疾病，对于药酒的主要功效也有了进一步明确的认识，如《圣济总录》卷四认为“药酒长于宣通气血，扶助阳气，既可用于祛疾，又可以用其防病。”“兼有血气滞，陈寒痼冷，偏枯不随，拘挛痹厥之类，悉宜常服。”在药酒制法上，已开始对多种药物均采用隔水加热的“煮酒法”，这样可以提高药物有效成分的浸出率，增强药酒的功效。这一时期药酒发展的一个重要特点就是用于补益强身的养生保健药酒渐多，有些药酒不但具有治病养生的特点，而且口味纯正，成了宫廷酒。除了上述大型方书所记载的药酒外，宋·陈直《养老奉亲书》中也收载了许多适合老年人服用的养生保健药酒。唐、宋时期，由于饮酒风气浓厚，社会上酗酒者也渐多，解酒、戒酒似乎也很有必要，故在这些医学著作中，解酒、戒酒方也应运而生。唐、宋时期的药酒配方中，用药味数较多的复方药酒所占的比重明显提高，这是当时的显著特点。复方的增多表明药酒制备整体水平的提高。唐、宋时期，药酒的制法有酿造法、冷浸法、热浸法。以前两者为主。《圣济总录》中有多例药酒采用隔水加热的“煮出法”。这一时期，药酒已开始由治疗性药酒向补益强身的养生保健酒发展，质量有了提高，不仅达官贵人饮用，而且有不少成了宫廷御酒。

元、明、清时期，随着经济、文化的进步，医药学有了新的发展。药酒在整理前人经验，创制新配方，发展配制法等方面都取得了新的成就，使药酒的制备，达到了更高的水平。这一时期，我国已积累了大量医学文献，前人的宝贵经验受到了元、明、清时期医家的普遍重视，因而，在元、明、清时期，出版了不少著作，为整理前人的经验作出了重要的贡献。元代忽思慧所著《饮膳正要》是我国第一部营养学专著，收集了不少适合中老年人饮用的养生保健酒，并对酒的利弊概括为“酒味性甘、辛，性热，有毒，主行药势，杀百邪，通血脉，厚肠胃，消忧愁，少饮为佳，多饮则伤神损寿，易人本性，其毒甚也，饮酒过度，伤生之源！”《饮膳正要》中关于饮酒避忌的内容，是很有道理的，具有重要的价值。书中的一些补酒，虽没有详细记载，但都是颇为有效的。明代的医药学家在整理继承前人经验的同时又创制出许多新的药酒方。在明代医学书中，如《普济方》、方贤的《奇效良方》、陈梦雷的《医学全录》、王肯堂的《证治准绳》、李时珍的《本草纲目》等收载了大量的药酒配方，既有前人的传世经典之作，又有当代人的创新之举。据有人统计，《本草纲目》中共计药酒方约为200多种。这些配方极大多数是便方，具有用药少，简便易行的特点。《遵生八笺》是明代高濂所著的养生食疗专著，其中的《饮馔服食笺》共有三卷，收酿造类内容17条。酿造类中的碧香酒、地黄酒、羊羔酒等，均为宋代以来的名酒。其中一些是极有价值的滋补酒。此外在《遵生八笺》中的《灵秘丹药笺》中还有30多种药酒。《普济方》通卷收载的药酒配方达300余首。此外，如明代吴昆的《医方考》载药酒7种，吴基的《扶寿精方》载药酒9种，龚廷贤的《万病回春》和《寿世保元》两书载药酒近40种。明代的民间作坊已有药酒出售，如意仁酒、羊羔酒等。而老百姓自饮自酿的酒中也有不少药酒，如端午节的菖蒲酒、中秋节的桂花酒、重阳节的菊花酒等。至清代，药酒又有了进一步的发展，又创造出许多新的药酒配方。如汪昂的《医方集解》、王孟英的《随息居饮食谱》、吴谦等人的《医宗金鉴》、孙伟的《良朋汇集经验神方》和项友清的《同寿录》等等，均收载了不少明、清时期新创制的一些药酒配方。《随息居饮食谱》是清代王孟英所编撰的一部食疗名著，书中的烧酒条下附有7种保健药酒的配方、制法和疗效。这些药酒大多以烧酒为酒基，与明代以前的药酒以黄酒为酒基有明显的区别。以烧酒为酒基，可增加药中有效成分的溶解。这是近现代以来，药酒及滋补酒类制造上的一大特点。清代的药酒，除了用于治病外，最大的特点就是养生保健药酒较为盛行，尤其是宫廷补益药酒空前兴旺发达。明、清时期出现的新方有两个值得提出的特点：

1.补益性药酒显著增多：明代吴基的《扶寿精方》药酒门载药酒方9首，方虽不多，但集方极精，其中有著名的“延龄聚宝酒”、“史国公药酒”等。在《万病回春》和《寿世保元》两书中，记载药酒近40种，补益为主的药酒占有显著地位，像八珍酒、扶衰仙凤酒、长生固本酒、延寿酒、延寿瓮头春酒、长春酒、红颜酒等都是配伍较好的补益性药酒，有较大的影响。吴、龚二氏辑录的药酒方，对于明清时期的补益性药酒的繁荣起了积极的作用。在前面所列的清代书目中，也记载着数目可观的补益性酒，其中的归圆菊酒、延寿获嗣酒、参茸酒、养神酒、健步酒等都是较好的补益性药酒。与明清以前的药酒相比，这一时期可说是补益药酒繁荣的时期。

2.慎用燥热之药：唐、宋时期的药酒，常用一些温热燥烈的药物，像乌头、附子、肉桂、干姜等。这样的药物如果滥用，往往会伤及阴血。金元时期我国医学界学术争鸣十分活跃，滥用温燥药的风气受到许多著名医家的批评。这对明清时期的医学有深刻的影响。故明、清的很多药酒配方采用平和的药物以及补气养阴药物组成，这样就可以适用于不同病情和机体状况，使药酒可以在更广泛的领域中发挥作用。明、清时期还出现了一批方论专书，作者着重研究用药组方的规律，结合优秀方剂，从理论上阐述用药道理和配伍规律，像明代吴昆的《医方考》，清代汪昂的《医方集解》。这些专著阐述配方时也涉及到药酒。《医方考》一书中就论述了7种药酒配方的组方用药的道理和主治功效，其中包括虎骨酒、史国公酒、枸杞酒、红花酒、猪膏酒等。这对于促进药酒配方的研究，指导正确使用起到了一定的作用。明、清时期的药酒在配制方法上，突出表现了在热浸法的普遍使用上。适当提高浸渍温度可使植物性药材组织软化、膨胀，增加浸出过程中的溶解和扩散速度，有利于有效成分的浸出，而且还可以破坏药材中的一些酶类物质，增强药酒的稳定性，因此采用热浸法对于许多药物来说具有更好的浸出的效果，是一种科学方法。

民国时期，由于战乱不断，百业不兴，加之大肆扼杀中医，药酒也难逃厄运，没有取得多大进展。新中国成立后，中医中药事业得到了空前的大发展，作为中医方剂之一的药酒，不仅继承了传统的制作经验，而且采取了现代科学技术的方法，严格了卫生与质量标准，使药酒的生产逐步向标准化和工业化发展，药酒的质量也大大提高。医药学家还对许多传统中药名酒(如五加皮酒、十全大补酒、史国公药酒、龟龄集酒等)的功效、配方进行了大量的实验研究和临床验证，为药酒的应用和提高疗效提供了宝贵依据。同时，在中药药酒的文献整理、研究和不断开发药酒新品种方面都做了不少工作。如在文献整理研究中，近年来也有一些药酒专著出现，如许青峰的《治疗与保健药酒》辑药酒方146首，孙文奇的《药酒验方选》载药酒方361首，李明哲的《药酒配方500例》，陈贵廷等的《百病中医药酒疗法》共载药酒1 364首。此外，如《中国药典》等国家颁布的书籍中，亦对一些传统中药名酒的配方、制作工艺、质量与卫生要求等作了规定。以上均为中药药酒的开发研究、药酒的制作工艺和质量的提高提供了方便。在不断开发研制药酒的新品种和剂型改革方面也取得了很大进展。一是开发新品种，如根据清代宫廷配方研制的“清宫大补酒”，根据宋代名方研制而成的“十全大补酒”，根据古方研制的金童常乐酒、罗汉补酒等多品种、高质量的药酒，不断涌向市场。有的药酒已进入千家万户，走出国门，越来越受到广大人民和患者的欢迎和普遍饮用。二是药酒的制作工艺和剂型改革，也正在朝着节约利用中药材，提高其有效成分的浸出和回收以及方便使用，疗效显著的方向发展。例如近年来有报道认为：采用比《中国药典》规定含醇量(40%~50%)高10%以上白酒(含醇量达60%左右)作为提取用溶液，浸泡中药饮片，量为处方全量的50%左右，即可减少杂质的浸出，而提高有效成分浸出的效果，并认为采取“浸渍-渗漉+洗涤+甩干”的新工艺方法，可最大程度(几乎全部利用)地利用药渣中的有用成分，并提高了药酒的收得率，减少了白酒用量，且能保证药酒的质量，从而改进了采用榨取效果差的榨法。此外，由于中药酒剂(酊)具有用量小(内服或外用)，药效迅速，有一定防腐性等优点，因而便于长期保管和使用。又有报道，将丸剂改制为酒剂使用，如“藿香正气水”，原为宋代古方“藿香正气散”(煮散)，早期改为“藿香正气丸”，现又将丸剂改制成酒剂。其次，目前国外也很重视中药酒剂的研究，如运用我国中药材大黄等制成的“大黄酒”，具有健脾和胃、宽肠消胀、行气活血等功效，可用于胃脘胀满、大便秘结、少食纳呆以及用于减肥等等。“酒”系谷类和曲酿而成的流质，其气彪悍，质清，具有治病强身的功效，其作用已如上述。而中药一般多系天然之晶，毒副作用少。酒、药结合配制的药酒，介于食和药之间，有病可以医病，无病可以防病健身，古代即用药酒来预防瘟疫流行，如《千金要方》所说：“一人饮，一家无疫，一家饮，一里无疫。”随着人们生活水平的不断提高，中药药酒的应用必将更为广泛。

第二节 药酒的分类与配伍规律

1. 药酒的命名：最早的药酒方与其他中药方剂一样是没有名称的，在马王堆出土的帛书中，所记载的药酒方，就没有具体的方名。这种情况在唐代方书中仍保留不少，如《千金要方脾脏下》“治下痢绞痛肠滑不可差方”。《外台秘要》卷十五的“疗风痹瘾方”等。最早的药酒命名，现见于先秦及汉代，如《内经》中的“鸡矢醴”及《金匮要略》中的“红兰花酒”等，多以单味药或一方中主药的药名作为药酒名称，这方法成为后世药酒命名的重要方法。汉代以后，药酒命名的方法逐渐增多，传统命名的方法，归纳有以下几种：

(1) 单味药配制的酒，以药名作为酒名，如羌活酒。

(2) 二味药制成的药酒，大都二药联名，如五倍子白矾酒。

(3) 多味药制成的酒用一个或两个主药命名，如羌独活酒；或用概要易记的方法命名，如五蛇酒、五精酒、五枝酒、二藤酒。

(4) 以人名为药酒名称，如仓公酒、史国公酒、北地太守酒等，以示纪念。为了区别，有时也用人名与药名或功效联名的，如崔氏地黄酒，周公百岁酒等等。

(5) 以功能主治命名，如安胎当归酒、愈风酒、红颜酒、腰痛酒。这一命名方法，在传统命名方法中也占相当比重。

(6) 以中药方剂和名称直接作为药酒名称，如八珍酒、十全大补酒等。

此外，还有一些从其他各种角度来命名的药酒，如白药酒、玉液酒、紫酒、仙酒、青囊酒等，数量不多，不一一列举。

2. 药酒的分类与作用：酒有多种，其性味功效大同小异。一般而论，酒性温而味辛，温者能祛寒，辛者能发散，所以酒能疏通经脉、行气和血、蠲痹散结、温阳祛寒，能疏肝解郁、宣情畅意。又因为酒为谷物酿造之精华，故还能补益肠胃。此外，酒能杀虫驱邪、辟恶逐秽。酒与药物的结合是饮酒养生的一大进步。酒之于药主要有3个方面的作用：①酒可以行药势。古人谓“酒为诸药之长”。酒可以使药力外达于表而上至于颠，使理气行血药物的作用得到较好的发挥，也能使滋补药物补而不滞。②酒有助于药物有效成分的析出。酒是一种良好的有机溶媒，大部分水溶性物质及水不能溶解，需用非极性溶媒溶解的某些物质，均可溶于酒精之中。中药的多种成分都易于熔解于酒精之中。酒精还有良好的通透性，能够较容易地进入药材组织细胞中，发挥溶解作用，促进置换和扩散，有利于提高浸出速度和浸出效果。③酒还有防腐作用。一般药酒都能保存数月甚至数年时间而不变质，这就给饮酒养生者以极大的便利。

中国的药酒和滋补酒的主要特点是在酿酒过程中或在酒中加入了中草药，因此两者并无本质上的区别。但前者主要以治疗疾病为主，有特定的医疗作用；后者以滋补养生健体为主，有保健强身作用。滋补酒用药，讲究配伍，根据其功能，可分为补气、补血、滋阴、补阳和气血双补等类型。《博物志》曾记载道：“昔有三人冒雾晨行，一人饮酒，一人饱食，一人空腹。空腹者死，饱食者病，饮酒者健。此酒势辟恶，胜于他物之故也。”从这则记载可以看到酒对于健康的作用。目前市面上出售的药酒，按其所浸药物的不同，大致可分为两大类：一类是以治疗为主的药酒。其作用是祛风散寒、养血活血、舒筋通络。如用于骨肌损伤的跌打损伤酒；用于风湿性关节炎及风湿所致肌肉酸痛的风湿药酒、追风药酒、风湿骨痛酒、五加皮酒、虎骨木瓜酒等。对风湿症状较轻者，可选购药性温和的木瓜酒、风湿关节酒、冯了性药酒、养血愈风酒；若患风湿多年，肢体麻林，半身不遂者，则宜选购药性猛烈的三蛇酒、五蛇药酒、蕲蛇药酒等。另一类是以补虚强壮为主要功效的补酒。其作用是滋补气血虚弱，宜选用气血双补的药酒。药酒的作用，包含有“酒的作用和药物功效”的双重作用。由于每种药酒都配入了不同的中药材，因此药酒的作用也随之而异。就其总体而言，药酒的作用非常广泛，既有补益人体之阴、阳、气、血偏虚的补性药酒，也有祛邪治病的药性药酒，其作用也有区别。如以补虚强壮为主的养生保健美容药酒，主要作用有滋补气血、温肾壮阳、养胃生精、强心安神、抗老防衰、延年益寿。以治病为主的药性药酒，主要作用有祛风散寒、止咳平喘、清热解毒、养血活血、舒经通络等。疾病不同，作用亦异。

药酒，是由酒与药物配制而成。然而药物的配入，是有针对性的和选择性的，都是按特定要求加入的，因此配入酒中的药物不同，其药酒的作用也不同。如药性药酒，是以防治疾病为主的药酒，在配方上都有严格细致的要求，是专为疾病而设的；补性药酒，虽然对某些疾病也有一定的防治作用，但主要是对人体起滋补增益作用，促进人体健康，精力充沛，预防病邪袭人。但也有一定要求，是专门为补虚纠偏，调整阴阳而设的。某些药酒系用中医之秘典，以多种名贵中药材为原料精心配制。此类药酒尤其适宜于青壮年人群和中老年人群，它具有温肾壮阳、强筋健骨、填精益髓、通和血脉之功效，对陈年风湿、痉痛、腰臀酸痛、腿脚不便、房室虚损等效果显著。因此每一种药酒都有不同的作用重点，都有其适应范围，难以尽述。由此可见，药酒的作用，是多种多样的。

3. 药酒的选用与配伍：选用药酒很重要，一要熟悉药酒的种类和性质，二要针对病情，适合疾病的需要，三要考虑自己的身体状况，四要了解药酒的使用方法。根据中医理论，各种药酒有寒、热、温、凉等不同药性，人体也有虚、实、寒、热等不同体质。所以得遵循"虚则补之，实则泻之，寒则热之，热则寒之"的用药原则。要根据各人体质，虚弱情况区别对待，做到科学地选择和应用，才能发挥药酒的功效，达到补益的目的。一般地说，平素阳虚，每到冬天就格外怕冷，小便多者，应该选择温肾助阳的药酒，补阳功效最好的要属含鹿茸类药酒，它具有温补肾阳、益精血的作用，而且温而不燥，如参茸酒、周公百岁酒、龟龄酒等，此外以鹿角胶为主配制的如虫草补酒、福禄补酒、人参鹿茸酒等也可选用。平素气短懒言、面色无华、疲倦乏力、易出虚汗的气虚者，应该选择有补气作用的药酒，人参是补气药中的佼佼者，故应选择一些含有人参为主的药酒，如人参补酒、参桂酒、人参百岁酒、人参鹿茸酒、十全大补酒等。有血虚者，证见头昏眼花、面色苍白，以及妇女月经延后、量少，色淡应该选择有补益气血功效的药酒，如十全大补酒、补益杞圆酒、桑椹酒、味美思等。若是妇女产后血虚、面色萎黄或苍白者，还可选用一些适应妇女特点的补酒，如乌鸡补酒、八珍酒、毛鸡酒，这类酒对促进产妇健康，祛淤生新，润和气血，振奋精神有较好作用。有脾胃虚弱、消化不良、不思饮食者，可选择有健补脾胃作用的药酒，如十二红药酒、竹叶青、松龄太平春酒、中国养命酒等。平素易腰酸背疼、筋骨不健、易劳累者，可选择有舒筋活血、强壮筋骨作用的药酒，如虎骨酒、史国公酒、状元红、杜仲糯米酒、养血愈风酒等，但这类药酒药性较猛烈，身体虚弱者及老年人应慎用。气血双亏者可选用龙凤酒、山鸡大补酒、益寿补酒、八珍酒、十全大补酒等。脾气虚弱者可选用人参酒、当归北芪酒、长寿补酒。肝肾阴虚者可选用当归酒、枸杞子酒、蛤蚧酒、枸圆酒等。风寒湿痹、中风后遗症等病症可选用驰名中外的国公酒、冯了性药酒和其他对症药酒。风湿性、类风湿性关节炎或风湿所致的肌肉酸痛者可选用风湿药酒、追风药酒、风湿性骨痛酒、五加皮酒等。如果风湿症状较轻者可选用药性温和的木瓜酒、养血愈风酒等；如风湿多年，肢体麻木，半身不遂者则可选用药性较猛的蟒蛇药酒、三蛇酒、五蛇酒等。骨肌损伤者可选用跌打损伤酒、跌打药酒等。阳痿者可选用多鞭壮阳酒、助阳酒、淫羊藿酒、青松龄药酒、海狗肾酒等。神经衰弱者可选用五味子酒、宁心酒、合欢皮酒等。月经病者可选用妇女调经酒、当归酒等。

药酒所治疾病甚多，一般可参考本书所列病症之药酒方，随症选用，凡此种种，这里不一一例举。在预防疾病上，古人和民间也早有实践，如重阳节饮用菊花酒，可抗老防衰；夏季饮用杨梅醴，可预防中暑；常饮山楂酒，可防止高血脂的形成，减少动脉硬化的产生；长期服用五加皮酒、人参酒则可健骨强筋、补益气血、扶正防病等等。

4. 中药药酒不宜配伍的西药：

(1) 大量饮酒并服用巴比妥类中枢神经抑制药会引起严重的中枢抑制。当饮用了中等量的酒并同时服用镇静剂量的巴比妥类药时就可引起明显的中枢抑制，使病人的反应能力低下，判断及分析能力下降，出现明显的镇静和催眠效果，如再加大用量可导致昏迷意外。

(2) 精神安定剂氯丙嗪、异丙嗪、奋乃静、安定、利眠宁和抗过敏药物扑尔敏、赛庚定、苯海拉明等如与酒同用，对中枢神经亦有协同抑制作用，轻则使人昏昏欲睡，重则使人血压降低，产生昏迷，甚至出现呼吸抑制而死亡。

(3) 在服用单胺氧化酶抑制剂时,人体内多种酶的活性会因此而受到抑制。此时饮酒会因其分解酒精的酶系统受抑制而使血液中的乙醛浓度增加,导致乙醛中毒,出现恶心、呕吐、头痛、血压下降等反应。酒精还有诱导增加药物分解酶的作用,可使抗凝血药的作用时间缩短。

(4) 酒精对凝血因子有抑制作用,会使末梢血管扩张,所以,酒与抗凝血药不宜同时服用。

(5) 酒精的药酶诱导作用可使利福平分解加快,对肝脏的毒性增强;还可使苯妥英钠、氨基比林等药物的分解加快,从而降低了药物的作用。

(6) 糖尿病人服药期间宜戒酒,因为少量的酒即可使药酶分泌增多,使降血糖药物胰岛素、优降糖等药物的疗效降低,以致达不到治疗效果。如果大量饮用酒会抑制肝脏中酶的分泌,使降糖药的作用增强,导致严重的低血糖反应,甚至昏迷死亡。

(7) 心血管疾病患者服药时宜戒酒,以免出现严重的不良反应。服用硝酸甘油的患者,如果大量饮酒会引起肠胃不适,血压下降,甚至会发生昏厥。

(8) 高血压患者如果既饮酒又服用胍乙啶、肼苯达嗪等降压药或速尿、利尿酸、氯噻酮等利尿药,均会引起体位性低血压。服用优降宁时则反应更为严重,会出现恶心、呕吐、胸闷、呼吸困难等,甚至会出现高血压危象。

(9) 酗酒会增加和诱发多种药物的毒副作用,酗酒者会发生酒精性肝炎,如再服用氨甲喋呤会干扰胆碱合成,加重肝损伤,使谷丙转氨酶升高,引起肝昏迷和呼吸抑制。

(10) 酒精和阿司匹林都能抑制胃粘膜分泌,增加上皮细胞脱落,并破坏胃粘膜对酸的屏障作用,阻断维生素 K 在肝脏的作用,阻止凝血酶原在肝脏中的形成,引起出血性胃炎,促使胃出血加剧或导致胃穿孔等严重后果。

(11) 酒与磺胺类药物同用会增强酒精的精神毒性。而灰黄霉素与酒同用则易出现情绪异常及神经症状。酒与地高辛等洋地黄制剂同用,可因酒精降低血钾浓度的作用,使机体对洋地黄药物的敏感性增强而导致中毒。

第三节　药酒的配制方法

1. 有关药酒制作法的文献记载:药酒制作法,古人早有论述,如《素问》中有“上古圣人作汤液醪”,“邪气时至,服之万全”的论述,这是药酒治病的较早记载。东汉张仲景的《金匮要略》中收载的红蓝花酒、麻黄醇酒汤所采取的煮服方法,则类似于现代的热浸法。湖南长沙马王堆 3 号墓出土的《养生方》中,发现一个比较完整的药方酒,其中记载了浸取药汁和米饭,使之发酵,再加药和药汁,沃以美酒,放置一定时间的酿制过程和服用方法及主治功效。从目前流传的文献看,我国第一部药物著作《神农本草经》中,只记载药物宜酒渍及不可入酒者,未提及药酒制作。直到公元 500 年左右,陶弘景的《本草经集注》才有“凡渍药酒,随寒暑日数,视其浓烈,便可漉出,不必待至酒尽也。滓可曝燥,微捣更渍饮之”的记载。唐代孙思邈《备急千金要方酒醴第四》则较全面地论述了药酒的制法、服法,“凡合药酒皆薄切药,以绢袋盛药,内酒中,密封头。春夏四五日,秋冬七八日,皆以味足为度,去滓服,酒尽后,其滓捣,酒服方寸匕,日三;大法;冬宜服酒,至立春宜停”。又如《本草纲目》记载烧酒的制作即用蒸馏法,“用浓酒和糟入甑,蒸汽令上,用器承取霹滴,凡酸之酒,皆可烧酒和曲酿瓮中七日,以甑蒸取,其清如水,味极浓烈,盖酒露也。”此种操作方法即与现代基本相同。此外,还对冷浸法加药酿制及传统热浸法等制作药酒的方法及操作要法，均作了比较详细的说明。以后，各家著作对药酒的制作也有类似论述，归纳起来大致可分 3 类：①药物加工，切成细料后直接用酒渍而成；②药物用水煮汁加曲酿制而成；③药物用水煮汁酿酒，再浸渍其他药料而成。如《千金翼方》中的杜仲酒、麻子酒就是分别用第①、②种方法制作而成的。《千金要方》中的术膏酒就是用的第③种方法。大致涉及酒的选择，药料的取材及加工、制备的方法，过滤澄清等几个方面。根据历代的医药文献记载，古人的药酒与现代药酒具有不同的特点：一是古代药酒多以酿制酒的药酒为主，亦有冷浸法、热浸法；二是基质酒，多以黄酒为主，而黄酒性较白酒缓和。现代药酒，则多以白酒为溶媒，含酒精量一般在 50%~60%，少数品种仍用黄酒制作，含酒精量在 30%~50%，制作方法为浸提法，很少有用酿造的。

2. 药酒制作前的准备工作：药酒，除专业厂家制作外，在民间家庭中也可以自配自制药酒，许多人喜欢自己动手配制药酒，并且保持着每年配制和饮用药酒的习惯。无论专业厂家或家庭配制药酒，在制作前，都必须做好以下几项准备工作：

(1) 保持作坊清洁，严格卫生要求。配制药酒作坊要做到“三无”，即无灰尘、无沉积、无污染。配制人员亦要保持清洁，闲杂人等一律不准进入场地。

(2) 要根据自身生产条件制作适宜药酒。每一种药酒都有不同的配方和制作工艺要求，所以不是每个专业厂家，更不是每个家庭都能配制的，要根据自身生产条件，配制技术而定。如家庭自制药酒，首先需要选择适合家庭制作的药酒配方，并不是所有药酒配方都适宜家庭制作，例如有毒副作用的中药材需经炮制后才能使用，如果对药性、剂量不甚清楚，又不懂药酒配制常识，则需要请教中医师，切忌盲目配制饮用药酒。

(3) 配制药酒中的酒和中药材，要选取正宗酒和药，切忌用假酒、伪药，以免造成不良后果，妨碍健康或影响治疗效果。配制药酒，一般宜用优质高度白酒(或中低度白酒或其他酒类，按需要而定)，所选之酒，应根据个人身体情况选择。一般认为浸泡药酒以 50~60 度的米酒及优质烧酒较为合适。因为酒的浓度过低，有效成分不易浸出，会影响治疗效果，而且药酒易变质。但酒的浓度过高，药材所含的少量水分反被吸收，使药料质变坚硬，有效成分亦难析出。对于不善饮酒者，亦可用低度白酒、黄酒和米酒或果酒等基质酒，但浸出时间要适当延长，或浸出次数适当增加，以保证药物中有效成分的溶出。但是，现在市售的白酒中不时会有假冒伪劣产品出现，应当引起注意。假酒中的甲醇含量高，甲醇绝对不是甲等好酒，它的分子是由一个甲基与羟基化合而成，具有毒性，甲醇蒸汽可经呼吸道吸入人体，即使外用，也可少量吸收，如果经口误服可经消化道吸收，并产生中毒症状。甲醇对人体的毒性，主要是对神经系统的刺激和麻痹作用。甲醇在人体内先后被氧化成甲醛和甲酸，甲醛和甲酸的毒性更强，比甲醇大 30 倍及 6 倍。人在饮用甲醇含量很高的酒后，就会引起急性中毒，一般 8~36 小时左右即出现中毒症状。轻度中毒的症状有头晕、头痛、呕吐，较严重的可出现眼珠疼痛、视力模糊、复视、眼前闪光等视力障碍症状，进而视力急剧减退，甚至双目失明。因为甲醇对视网膜有特殊亲和力，可使视网膜细胞发生变性，造成视神经萎缩，以致两目失明。甲醇还具有蓄积性，多次少量饮用工业酒精兑制的酒，往往也会使甲醇积累而造成对人体的危害。甲醇中毒尚无特效疗法，对于误服甲醇中毒者，应及时送医院抢救。选用白酒配制药酒，一定要用正宗中药材，切忌用假冒伪劣药材；对于集市贸易出售的中药材，要先认准后再购，不可轻信商贩之言。即使自行采集的鲜药、生药往往还需要先行按规定要求加工炮制。对于来源于民间验方中的中药，首先要弄清其品名、规格、要防止同名异物或异名同物而搞错药材，更要警惕假冒伪劣中药材，而造成用药错误。

(4) 准备好基质用酒。目前用于配制药酒的酒类，除白酒外，还有医用酒精(忌用工业酒精)、黄酒、葡萄酒、米酒和果露酒等多种，具体选用何种酒，要按配方需要和疾病而定。

(5) 制备药酒的中药材，制作前都要切成薄片，或捣碎成粗颗粒状。凡坚硬的皮、根、茎等植物药材可切成3毫米厚的薄片,草质茎可切成3厘米长碎段,种子类药材可以用棒击碎。同时在配制前,要将加工后的药材洗净(防止污染杂质),晾干后方能使用。

(6) 要准备好配制药酒用的容器和加工器材及封容器口的材料。容器大小要按配制量而定。

(7) 要熟悉和掌握配制药酒常识及制作工艺技术。

3. 药酒制备方法:根据我国古今医学文献资料介绍,配制药酒的方法甚多,概括起来,目前一般常用的有如下几种:

(1) 冷浸法:冷浸法最为简单,尤其适合家庭配制药酒。采用此法时可先将炮制后的中药材薄片或粗碎颗粒,置于带盖的陶、瓷罐或带塞玻璃瓶等非金属的容器中(或先以绢袋盛药再纳入容器中)。加入适量的白酒,处方若未规定酒的用量,可按药物与白酒以1:5~10比例,即100~200克药材加1000毫升白酒浸入,密闭浸渍。每天震荡或搅拌1~2次,浸渍7天后,可改为每周1次震荡搅拌,搅拌次数多一些,浸出效果可更好。共浸渍30天,酒精浓度高,时间可缩短。1个月左右,待有效成分溶解到酒中以后,即可取上清液。压榨药渣,榨出液与上清液合并,四层纱布滤清。其渣可加酒再浸泡1次。可采用饮1杯,加入1杯,直至药味清淡为止。如连续浸制,残渣则不必压榨,可再添加新酒浸渍。调补之品的人参、黄芪、当归及桔皮等多是如此。若所制药酒需加糖或蜜调味着色,可将沙糖用等量白酒温热溶解、过滤,再将药液与糖液混合搅匀,后密封,静置14天以上,取上清液装瓶即得。此外若一开始就放入甘味料,生药的成分较不易溶解,所以最好是浸泡10天以后再加入。下层混浊物是不容于乙醇的蛋白质、黏液质、树胶等成分,去除这些杂质,使药酒不易被细菌污染,不易变质,有利于储存。加糖可消除酒的烈性,长期储存也不会变,存放的越久越醇化。

(2) 热浸法:热浸法是一种古老而有效的制作药酒的方法。通常是将中药材与酒同煮一定时间,然后放冷储存。这种方法的优点是既能加快浸取速度,又能使药的成分容易并且能完全浸出。但煮酒时一定要注意安全,既要防止酒精燃烧,又要防止酒精挥发。因此也可采用隔水煮炖的间接加热方法。此法适宜于家庭制作药酒,其方法是:将中药材与酒先放在小砂锅内,或搪瓷罐等容器中,然后放在另一更大的盛水锅中炖煮,但热浸时间不宜过长,否则酒易挥发散失。此时一般可于药面出现泡沫时离火,趁热密封,静置15天左右,吸取上清液,压出残渣中的余酒,合并静置澄清,过滤即可。工业化生产时,可将粗碎后的中药材用纱布包好,悬于白酒中,再放人密封的容器内,置水浴上用40~50℃低温浸渍3~7天,也可侵渍两次,合并浸液,放置数日后过滤即得。此外,还可在实验室或生产车间中采用回流法提取,即在浸药的容器上方加上回流冷却器,使浸泡的药材和酒的混合物保持微沸,根据不同的中药材和不同的酒度,再确定回流时间。回流结束后即进行冷却,然后过滤即得。

(3) 煎煮法:此法必须将中药材粉碎成粗末,全部放人砂锅中,加水至出药面约10厘米,浸泡约6小时,然后加热煮沸1~2小时,过滤后,药渣再加水适量复煎1次,合并两次药液,静置8小时后,再取上清液加热浓缩成稠状清膏(一般生药5千克,煎成2千克左右)。待冷后加入与清膏等量的酒,混匀,置于容器中,密封,约7天后取上清液,即成。煎煮法,用酒量较少,服用时酒味不重,便于饮用,尤其对不善于饮酒的人尤为适宜。但含挥发油的芳香性中药材不宜采用此法。

(4) 酿制法:又称发酵法。是用粮食、药物、水、适量酒曲,经过加温、蒸制等处理后,再通过保温发酵的作用而成。酒味浓郁香甜,醇厚爽口,刺激性小。如《千金翼方》记载的白术酒、枸杞酒等,都是用此方法酿造。但是,这种方法工艺较复杂,不易掌握,常常出现酒质不稳定的现象,容易影响服用和疗效。其制作方法有三:

1)先将中药材加水煎熬,过滤去渣后,浓缩成药汁,有些药物如桑椹、梨、杨梅等,也可直接压榨取汁,再将糯米煮成饭,然后将药汁、糯米饭和酒曲拌匀,置于干净的容器中,加盖密封,置保温处10天左右,并尽量减少与空气的接触,且保持一定的温度,发酵后滤渣即成。

2)将药物切片粉碎,用 50~55 度白酒浸渍 20 天左右,压榨、过滤,得浸出液,另将所需粮食蒸熟后进行糖化发酵,然后加入药物浸出液,拌匀陈酿,1 个月后,压榨、过滤,取汁即可。

3)将药物、糯米分别蒸熟,待冷却后,合在一起,拌匀,入曲陈酿。

(5) 渗漉法:是现代工业化生产药酒的方法,家庭手工制酒很少使用,渗漉法适用于药厂生产。将药材碎成粗粉,放在有盖容器内,再加入药材粗粉量 60%~70%的浸出溶媒均匀湿润后,密闭,放置 15 分钟至数小时,使药材充分膨胀后备用。另取脱脂棉一团,用浸出液湿润后,轻轻垫铺在渗漉筒(一种圆柱型或圆锥型漏斗,底部有流出口,以活塞控制液体流出)的底部,然后将已湿润膨胀的药粉分次装人渗漉筒中,每次投入后,均要压平。装完后,用滤纸或纱布将上面覆盖。向渗漉筒中缓缓加入溶媒时,应先打开渗漉筒流出口的活塞,排除筒内剩余空气,待溶液自出口流出时,关闭活塞。继续添加熔媒至高出药粉数厘米,加盖放置 24~48 小时,使溶媒充分渗透扩散。然后打开活塞,使漉液缓缓流出。如果要提高漉液的浓度,也可以将初次漉液再次用作新药粉的溶媒进行第二次或多次渗漉。收集渗漉液,静置,滤清,灌装即得。

4. 家庭如何自制药酒:药酒服用简便,疗效显著,许多家庭在选购成品药酒的同时,还喜欢自己动手配制药酒,保持着每年配制、饮用的习惯。自行配制的特点,除较为经济实惠外,还可根据个人体质情况、特点选用药物,这样更有针对性,收效更加显著。但是,如果对药性、剂量不清楚,又不懂药酒配制常识,最好在中医师的指导下配药,不可自己盲目滥造。现简单介绍药酒配制方法如下:

(1) 选好配方:自制药酒应当选用适合家庭自制的安全可靠的药酒配方。有些配方并不适宜自制,如某些有毒性的中药,是必须炮制后才能用的,一般家庭无此条件。民间流传的一些单方、验方,如要配制药酒,应当先请教医生,弄清楚药物性质和适用范围,以免误事甚至引起中毒。

(2) 药材处理:一般制备酒剂的药材都切成薄片或捣碎成粗颗粒。要按医生处方配齐所用药物的种类、剂量,将其洗净晒干。凡坚硬的皮、根、茎等药物,切成 3 毫米厚的药片子;草质茎根,切成 3 厘米长度的段;种子类用棒击碎。有些药物,还需经过一定的加工炮制处理。民间验方的中药,首先要弄清其品名、规格,要防因同名异物或异名同物而搞错药材。

(3) 酒的选择:用来泡药酒的白酒度数有讲究,一般不宜过高。因为药材中的有效成分,有的易溶于水,有的易溶于酒精,如果酒的度数过高,虽然可以增加酒精溶性成分的析出,但不利于水溶性成分的溶解。一般而言,泡药酒的白酒度数在 50 度左右最好。对于不善饮酒者,亦可用低度白酒或黄酒,但浸出时间及次数宜适当增加。

(4) 浸制方法:以上几种制作方法中,以冷浸法操作最为简单,不需要特殊设备,适宜于家庭自己配制,所以较为常用。

泡药酒时应将动、植物药材分别浸泡,服用时再将泡好的药酒混合均匀。这是因为动物药材中含有丰富的脂肪和蛋白质,其药性需要较长的时间才能泡出来,而植物药材中的有效成分能迅速溶解于水或酒精中,分开浸泡,便于掌握浸泡时间。泡药酒不宜用塑料制品,因为塑料制品中的有害物质容易溶解于酒里,对人体造成危害,最好用陶瓷或玻璃瓶子。同时,泡药酒还应尽量避免阳光照射或灼热辐射。

药酒首要的是要注重效能,而不注重味道,所以一般味道皆不太好,但由于每天都是持续饮用,所以浸泡时最好使它能变得较为美味。最简单的方法就是放入甘味料,如冰糖、蜂蜜等用以调味,但最好加一点蜂蜜,因蜂蜜性温和,加入药酒后不仅可以减少药酒对肠胃的刺激,还有利于保持和提高药效,不过最好选择可配合药材的甘味料。如果不能饮用白酒,可根据自己的爱好选用低度米酒、葡萄酒或其他果酒作为基酒进行浸泡。

第四节　药酒的使用方法及注意事项

1. 药酒的适用范围：我国的传统药酒，可说是最好的“日常营养品”。药酒乃是将药材浸入酒中，放置一段时间后，药材便会释出所含成分，融入酒中，形成具有治病强身的液体。适度饮用此液体，不但可以促进血液循环、改善虚弱体质、补充体力、消除疲劳，而且还可防止老化，提高新陈代谢等。由于药酒是用酒精浸泡而成的，所以除了生药的功效外，酒精亦能促进药效。其中包括：①帮助消化，促进食欲；②促进血液循环，使身体暖和；③帮助睡眠；④使大脑皮质麻醉并有效消除精神压力；⑤可增加血液中有益的胆固醇。总而言之，药酒就是将药的功效与酒精融为一体。药酒是将药物浸泡于酒中，使药中的有效成分溶于酒中，目的是利用酒的辛温行散之性，以活络通经。因酒本身也是一种药物，有畅通血脉、散淤活血、祛风散寒、消冷积、医胃寒、健脾胃、止疼痛、提精神和引药上行、助药之力等功效，所以，酒和药加在一起，可以增强药效，服用也很方便。不少学者认为，少量饮酒可使人的唾液、胃液分泌增多，能够促进胃的消化和吸收。因此，遵照医生嘱咐，饮用少量药酒，即使时间长一点也无妨。因为药酒具有“药食同用”的特点，所以，药酒的适用范围广泛。概而言之，主要适用于：①能治疗疾病。药酒能治疗之疾病甚多，凡内科、妇科、儿科、骨伤科、外科、皮肤科、眼科和耳鼻喉科等各科多种常见多发病和部分疑难病症均可疗之，无论急性疾病，还是慢性疾病均适用，而且疗效显著。②能预防疾病。由于药酒有补益健身之功，能增强人体的免疫功能和抗病能力，防止病邪对人体的侵害，故能预防疾病而免于发病。③能美容润肤，保护人体外在美观。④能养生保健，益寿延年。坚持服用保健药酒，能保持人的旺盛精力，延长人的寿命，使之达到最高极限，对年老体弱者尤为适用。⑤能做病后调养和辅助治疗，促进病体早日康复。

2. 药酒的使用方法：药酒的使用方法，一般可分为内服和外用两种。但有的药酒，既可内服，也可外用。外用法，一般按要求使用即可。药酒的饮用方法颇有讲究，古代医训曰：“药酒补虚损，宜少服用取缓效；攻寒湿，宜多服而取速效”。下面先谈谈内服药酒的使用方法。

(1) 饮量适度：这一点是至关重要的。古今关于饮酒害和利之所以有较多的争议，问题的关键即在于饮量的多少。少饮有益，多饮有害。宋代邵雍诗曰：“人不善饮酒，唯喜饮之多；人或善饮酒，难喜饮之和。饮多成酩酊，酩酊身遂疴；饮和成醺酣，醺酣颜遂酡。”这里的“和”即是适度。无太过，亦无不及。太过伤损身体，不及等于无饮，起不到养生作用。李时珍说：“酒，天之美禄也。少饮则和血行气，壮神御寒，消愁遣兴，痛饮则伤神耗血，损胃亡精，生痰动火，此物损益兼行。药酒亦然。”可见药酒虽好，但必须适度饮用。由于药酒中含有一定量乙醇，摄入过量，会损害人体健康。所以必须正确饮用，才能充分发挥药酒的功效，避免其危害人体。为了寻找一个对肝脏安全的饮酒量，有人根据大量的病理资料研究了乙醇消耗量与肝损害的关系，每日饮酒量，以相当于每千克体重饮用 1g 乙醇量为预防肝损害的安全量上限。若饮酒量超过每千克体重 2.5g 乙醇量，肝损害率就会显著升高。根据这个上限，相当于 60kg 体重的人，每日饮 60%的白酒 100g。为了安全，乙醇的每日摄入量须限制在 45g 以下。服用药酒要根据人对酒的耐受力，每次可饮 10~30 毫升，每日早晚饮用，或根据病情及所用药物的性质及浓度而调整。药酒不可多饮滥服，以免引起头晕、呕吐、心悸等不良反应。即使是补性药酒也不宜多服，如多服了含人参的补酒可造成胸腹胀闷、不思饮食。多服了含鹿茸的补酒可造成发热、烦躁，甚至鼻出血等症状。总之饮用不宜过多，要按要求而定。平时习惯饮酒的人服用药酒的量可稍高于一般人，但要掌握分寸，不能过度。不习惯饮酒的人服用药酒时则应从小剂量开始，逐步过渡到需要服用的量，也可以用冷开水稀释后服用。酒量小的人，可把浸泡好的药酒用纱布过滤，兑入适量的冷糖水或蜂蜜水，稀释后的药酒更适合口味。不善饮酒者，可将药酒按 1:1~10 的比例兑在葡萄酒、黄酒或冷开水中，按量饮用。药酒中虽含有酒精，但浓度不高，服用量又少，一般不会产生副作用，少量饮用还可使唾液、胃液的分泌增加，有助于胃肠的消化和吸收。患有肝肾疾病、高血压、过敏性疾病、皮肤病者，最好不要饮用药酒。即使需要使用时，也应将药酒按量兑加 5~10 倍的水，放在锅里煮一下，除去大部分酒气后再饮用。

(2) 饮酒时间：一般认为，酒不可夜饮。《本草纲目》有载：人知戒早饮，而不知夜饮更甚。既醉且饱，睡而就枕，热拥伤心伤目。夜气收敛，酒以发之，乱其清明，劳其脾胃，停湿生疮，动火助欲，因而致病者多矣。由些可见，之所以戒夜饮，主要因为夜气收敛，一方面所饮之酒不能发散，热壅于里，有伤心伤目之弊；另一方面酒本为发散走窜之物，可扰乱夜间人气的收敛和平静，伤人之和。从提高药物疗效的角度上来看，晚上服用不如白天服用效果好。因为药物的吸收排出有一定的昼夜节律，通常饮药酒，在体内清除和代谢的速度以早晨至中午最慢，加之肝药酶(一种存在于肝脏中的促进药物转化的生物催化剂)的活性较高，此时血液中酒、药的浓度均很高，有利于发挥治疗作用。而在下午 2 点至夜间 0 点，酒精在体内代谢和清除速度最快，则血液中酒的浓度较低，对大脑的抑制作用也最弱，这是因为此时肝药酶的活性最高(最高点在午夜 2 点)。同时，肾功能(肾小球滤过率、肾血流量、排尿量和尿素清除率等)的最高点在下午 5 点以后，下午至晚上饮酒，在体内排泄和代谢最快。所以，老人饮药酒最好在白天，每天下午两点以后饮酒较安全。因为上午几个小时，胃中分解酒精的酶——酒精脱氢酶浓度低，饮用等量的酒，较下午更易吸收，使血液中的酒精浓度升高，对肝、脑等器官造成较大伤害。此外，空腹、睡前、感冒或情绪激动时也不宜饮酒，尤其是白酒，以免心血管受损害。服用药酒还需注意季节时令，孙思邈说："冬服药酒二三剂，立春即止，此法终身常尔，则百病不生。"说明冬季是饮用药酒的最佳时节，尤其对于中老年人。按"用寒则远寒，用热则远热"的原则。温阳补性药酒，适用于冬季，补气药或补阳药组成的药酒，炎夏应少用为宜。而清热补阴性药酒，应于炎夏使用。否则适得其反，不但达不到进补强身的目的，反而有损健康。服药酒如为了治病，可以四季随时配制服用；而滋补类药酒，冬令浸服尤宜，根据民间习惯，可从冬至日起，连服 2~3 个月，但也不必过于拘泥时日。药酒通常应在饭前服用，一般不宜佐膳饮用，以便药物迅速吸收，较快地发挥治疗作用。有些滋补性药酒，也可以在就餐时服用。慢慢地饮，边饮酒，边吃点菜。

(3) 饮酒温度：在这个问题上，一些人主张冷饮，而也有一些人主张温饮。主张冷饮的人认为，酒性本热，如果热饮，其热更甚，易于损胃。如果冷饮，则以冷制热，无过热之害。元代医学家朱震亨说："理直冷饮，有三益焉。过于肺入于胃，然后微温，肺先得温中之寒，可以补气；次得寒中之温，可以养胃。冷酒行迟，传化以渐，人不得恣饮也。"但清人徐文弼则提倡温饮，他说酒"最宜温服"，"热饮伤肺"、"冷饮伤脾"。比较折中的观点是酒虽可温饮，但不要热饮。药酒以温饮为佳，能更好地发挥药酒的温通补益作用，迅速发挥药效。至于冷饮温饮何者适宜，这可随个体情况的不同而有所区别对待。

(4) 辨证服用：药酒的使用，也应根据中医的理论，进行辨证服用，尤其是保健性药酒，更应根据自己的年龄、体质强弱、嗜好等选择服用。保健性药酒，由于多以补益强身为主，因而对选择不够重视，若使用不当，易产生不良后果。所以服补益酒前，必须先弄清自己的体质状况，根据医生的诊断，确诊性质，随后选方服用合适的药酒。根据中医理论，饮酒养生较适宜于年老者、气血运行迟缓者、阳气不振者，以及体内有寒气、有痹阻、有淤滞者。这是就单纯的酒而言，不是指药酒。药酒随所用药物的不同而具有不同的性能，用补者有补血、滋阴、温阳、益气的不同，用攻者有化痰、燥湿、理气、行血、消积等的区别，因而不可一概用之。体虚者用补酒，血脉不通者则用行气活血通络的药酒；有寒者用酒宜温，而有热者用酒宜清。有意行药酒养生者最好在医生的指导下做选择。每一种药酒，都有适应范围，不能见药酒就饮。如遇有感冒、发热、呕吐、腹泻等病症的人，不宜饮用滋补类药酒。

(5) 因人而异：服用药酒要注意年龄和生理特点。对于女性来说，妇女有经、带、胎、产等特点，所以在妊娠期、哺乳期就不宜使用药酒。在行经期，如果月经正常，也不宜服用活血功效强的药酒。就年龄而言，年老体虚者，因新陈代谢较缓慢，在服用药酒时可适当减量。相反，青壮年由于新陈代谢相对旺盛，用量可多一些。对于儿童来说，古代有用药酒治疗佝偻病等。但儿童生长发育尚未成熟，其大脑皮层生理功能尚不完善，身体各器官均处于生长发育过程中，容易受到酒精的伤害，且年龄小的幼儿，酒精中毒的机会越多。酒精可对儿童组织器官产生损害，可导致急性胃炎或溃疡病，还能引起肝损伤，导致肝硬化。酒精对脑组织的损害更为明显，使儿童记忆力减退，智力发育迟缓。因此，儿童一般不宜服用药酒，如病情需要，也应注意适量，或尽量采用外用法。

(6) 坚持饮用：任何养生方法的实践都要持之以恒，久之乃可受益，饮酒养生亦然。古人认为坚持饮酒才可以使酒气相接。唐代大医学家孙思邈说："凡服药酒，欲得使酒气相接，无得断绝，绝则不得药力。多少皆以和为度，不可令醉及吐，则大损人也。"当然，孙思邈积年累月、坚持终生地饮用，他可能是指在一段时间里要持之以恒。补虚的，则需要较长时间饮服，才能奏效，不能痛饮以求速效。

(7) 最佳佐菜：空腹饮酒有损健康，选择理想的佐菜既可饱口福，又可减少酒精之害。从酒精的代谢规律看，最佳佐菜当推高蛋白和含维生素多的食物。如新鲜蔬菜、鲜鱼、瘦肉、豆类、蛋类等。注意，切忌用咸鱼、香肠、腊肉下酒，因为此类熏腊食品含有大量色素与亚硝胺，与酒精发生反应，不仅伤肝，而且损害口腔与食道粘膜，甚至诱发癌症。

(8) 外用药酒：主要用于运动系统的损伤治疗。使用时，先将药酒涂擦患处，然后在患处及其周围反复按、揉、抚摩，并配合捏压、弹拨、捋顺、旋转等辅助手法，以提高疗效。涂擦时以温擦为宜，这样有利于药酒渗透到皮下组织，发挥药物活血化淤、消炎止痛功效。按摩时间每次约15~20分钟，每日1次或隔日1次，一般每5次为1个疗程。

不能内服规定外用的药酒，如我国民间有端午节用雄黄酒灭五毒和饮雄黄酒的习俗，其实，雄黄酒只宜外用杀虫，不宜内服。因为雄黄是一种有毒的结晶矿物质，主要成分为二硫化砷，遇热可分解成二氧化二砷，毒性更大。如果雄黄中混有朱砂，情况更糟。因为砷和汞都是致癌物质，并易为消化道吸收而引起肝脏损伤。饮用雄黄酒，轻则出现头昏、头痛、呕吐、腹泻等症状，重则引起中毒死亡。因此端午节时饮雄黄酒的习俗是有害人体健康的，不宜再沿袭这一旧习俗了。

(9) 不能同时饮多种酒：饮用药酒时，应避免不同治疗作用的药酒交叉饮用，以免影响治疗效果。

(10) 用于治疗的药酒在饮用过程中应病愈即止，不宜长久服用。补性药酒，也要根据自己的身体状况，适宜少饮，不可过剂。

(11) 忌口：一般来说，当饮用药酒时，凡属生冷、油腻、腥臭等不易消化及有特殊刺激性的食物都应避免。饮酒时如同时摄入脂肪、牛奶、甜饮料，吸收速度会降低，但如饮碳酸饮料，则加速乙醇吸收。

3. 服用药酒注意事项：

(1) 少饮有益，多饮有害：用酒泡制中药，可"引药上行"，发挥"引经"作用，即更好地发挥药效，对有适应证的人，服用对症的药酒是有好处的。但药酒也是酒，其主要成分是乙醇，现代科学研究证明，酒对人体健康有两重性，有益也有害，主要与饮酒的量有关，少量饮酒有益，多饮有害。少饮可刺激食欲，兴奋中枢神经系统，增加高密度脂蛋白，有利于胆固醇的分解代谢；多饮则可损害肝脏功能，引起肝内脂肪沉积，并可诱发溃疡病，干扰营养素的吸收等。所以，患有胃及十二指肠溃疡病、食管炎、胃炎、胰腺炎、脂肪肝、肝硬化、肝炎等病史的人，以不饮或少饮为佳。如遇感冒、发热、咽痛及气管炎等，均应停服。其他老年人服用药酒时，也应注意选用药酒要对症，用量遵医嘱或按用量说明，不得超过剂量，更不能拿药酒当一般酒饮。有人以为补酒无碍，多喝一点也没关系，这种认识是不对的，因为过量会引起不良反应，所以应当慎用。

(2) 肝病患者忌多饮酒：因为肝炎病人的肝功能不健全，解毒能力降低，饮酒会使酒精在肝脏内积聚，使肝细胞受损伤而进一步失去解毒能力，加重病情。慢性肝炎患者继续饮酒会导致慢性酒精中毒和肝硬化。

(3) 高血压病人忌多饮酒：研究人员发现，收缩压和舒张压均随着饮酒量的增多而逐步升高，血压升高愈大，其心、脾、肾等重要器官的并发症也愈多，其寿命愈短。因此高血压患者宜戒酒，服用治疗药酒也应适量。

(4) 冠心病人忌饮酒过多：大量饮酒会减少脂肪作为热能的消耗，使低密度脂蛋白和甘油三脂的血浓度增加，同时却阻碍了高密度脂蛋白的合成，增加了胆固醇在血管壁上的沉着。体内对极低密度脂蛋白的处理主要依靠脂蛋白脂肪酶的作用，大量饮酒会使酶的活性受抑制，从而增加了动脉粥样硬化的发病率。但每天规律性地少量饮酒的冠心病患者的冠状动脉狭窄的程度有所减轻，血液中高密度脂蛋白的含量升高，冠心病症状缓解。少量饮酒虽能减少动脉粥样硬化的危险，但不能因此而开怀痛饮。因为一次饮白酒 150~200 毫升，可引起严重的冠状动脉痉挛所致的心绞痛。长期过量饮酒还可使血液中的脂肪物沉积在血管壁上，使管腔变小，造成心肌营养不良，心脏扩大，心肌肥厚，继而促进心率增加，心肌收缩功能减退，从而出现心律失常，在酒精中毒性心脏病晚期还常见进行性心脏衰竭，故冠心病患者要少饮为宜。

(5) 骨折后忌大量饮酒活血：有些人认为，骨折后大量饮白酒或药酒活血，可以起到活血作用，有利康复。其实，这是一种误解。因为骨折后饮酒过多，会损害骨骼组织的新陈代谢，使其丧失生长发育和修复损伤的能力。同时，酒精还能影响药物对骨骼的修复作用。因而骨折后不能饮酒过多，否则对骨折的愈合是十分不利的。但少量饮用药酒，则有助于骨折的早日愈合。

(6) 长期过量饮酒可致骨质疏松：有关专家认为，饮酒过度所引起的营养不良和吸收障碍，均能使骨质形成和骨矿质减少，日久可以导致骨质疏松症。饮白酒过量会引起股骨坏死。

(7) 不能边看电视边喝酒：大家知道，酒中含有的乙醇进入人体后会很快地扩散到血管；由于醇类易溶于水，而眼球内腔的玻璃体含水量达 99%，对乙醇有较强的亲和力，极易损伤视网膜。医书上说："酒使人眼睛充血易伤目"。同时酒会消耗大量的维生素 B，当眼睛缺少维生素 B 后极易发生角结膜干燥、视神经炎及晶状体混浊。所以，喝醉了酒的人普遍是眼球上布满血丝，出现红眼现象。近代医学界研究证实：酒中有害醇类(如甲醇)也会对视网膜、视神经有明显的毒害作用，若饮酒过多，酒中的有害成分能使视神经萎缩，严重的甚至可导致失明。劝君切莫面对开着的电视机，边看边饮酒引以为乐，以免贻害眼睛。

(8) 外用药酒时应注意：①外用药酒多数为活血化淤、行血止痛类药物，因而切忌内服，以免引起中毒反应；②按摩手法宜先轻后重，临近结束时再逐渐减轻；③软组织损伤在 2 天内出现局部出血、红肿，如果在患处用力按摩，会使症状加重，故不宜使用；④用药酒按摩推拿组织时，注意不要直接按擦骨凸部，以免损伤骨面的软组织和骨膜组织而加重病情；⑤药酒按摩方法不宜用于新鲜的骨折、关节脱位、表皮破损，对心、肝、肺、肾有严重疾患者也应禁止用该法治疗；⑥对有骨肿瘤、骨结核、软组织化脓性感染等，只可在疼痛较重处作表面涂抹，不要推拉重压，以免病灶扩散。

(9) 对有些疾病如浸润性或空洞性肺结核、癫痫、心脏功能不全、慢性肾功能不全等，均不适宜服用药酒，以免加重病情。对酒过敏的人及患皮肤病等病人要禁用或慎用药酒。

(10) 药酒也不适合出血性疾病、口腔炎、各种癌病、哮喘患者，以及儿童、孕妇、产妇使用。另外，服用其他药物的同时，也应该避免饮用药酒。饮酒后 12 小时内不宜服某些药物，或服了药物后 12 小时内不宜再饮酒；酒后忌洗澡。

4. 药酒的储存：凡从药房购进或自己配制的药酒，如果储存与保管不善，不但影响药酒的治疗效果，而且会造成药酒的变质或污染，因而不能再饮用。因此，对于服用药酒的人来说，掌握一定的储存和保管药酒的基本知识，是十分必要的。储存药酒的一般要求是：

(1) 凡是用来配制或分装药酒的容器均应清洗干净，然后用开水煮烫消毒，方可盛酒储存。

(2) 家庭配制的药酒,应及时装进细口长颈大肚的玻璃瓶中,或者其他有盖的容器中,并将容器口密封好。

(3) 药酒储存宜选择在温度变化不大的阴凉处,室温以 10~15℃为好。不能与汽油、煤油以及有刺激性气味的物品混放,以免药酒变质、变味。

(4) 夏季存放药酒时要避免阳光的直接照射,以免药酒中的有效成分被破坏,使药酒的功效减低。

(5) 家庭自制的药酒,要贴上标签,并写明药酒的名称、作用和配制时间、用量等内容,以免时间久了发生混乱,造成不必要的麻烦,或导致误用错饮而引起不良反应。

(6) 低度酒不宜久存,久存低度酒会导致微生物繁殖。

5. 解酒、醒酒及戒酒:醉酒是常常发生的事,如何醒酒,使醉酒者尽快恢复过来?如何使人彻底戒酒?在这方面,古人也有许多经验之谈。在唐代的医书《外台秘要》中引用了许多前人的古方,如:"饮酒连日醉不醒方九首"。《肘后》疗饮酒连日醉不醒方(4 首),所用药物有芜菁菜、葛根、葛藤、葛根汁、菊花末、小豆叶、井中倒生草等。据不完全统计,在《太平圣惠方》、《世医得效方》、《普济方》、《医方类聚》等书中有 150 多种解酒、戒酒的药方,其中解酒药方有 90%,戒酒药方占 10%。元代《居家必用事类全集》中也记载了一些药方,下面作一简单介绍。

(1) 解酒:关于解酒方,《醴乐志》云:"柘浆折朝酲,言甘蔗汁治酒病也。"《开元遗事》云:"兴庆池南有草数丛,叶紫而茎赤,有醉者摘叶臭之,立醒,故谓之醉醒草。"醉酒莫过于烧酒醉人者,轻者伤身败体,重则危及性命。清·王士雄的《随息居饮食谱》载:"解酒毒,(大醉不醒),枳子煎浓汁灌;人乳和热黄酒服,外以生熟汤浸其身,则汤化为酒,而人醒矣。""解烧酒毒,芦菔汁,甘蔗浆,随灌。绿豆研水灌,或以枳子煎浓汤灌。大醉不醒,急用热豆腐遍体贴之,冷即易,以醒为度。外用井水浸其发,并用故帛浸湿,贴于胸隔,仍细细灌之,至苏为度。""解酒醉:饮酒大醉,冲葛粉食之即解,烧酒醉者,饮糖茶或麻油。糯米炒焦,冲水作茶饮。饥时米即可食。"元代无名氏《居家必用事类全集》的《饮食类》之解醒汤:"中酒后服之。白茯苓(一钱半),白豆蔻仁(半两),木香(半钱),桔红(一钱半),莲花青皮(三分),泽泻(二钱),神曲(一钱,炒黄),缩砂仁(半两),葛花(半两),猪苓(去黑皮,半钱),干生姜(二钱),白术(二钱),人参(一钱)。研为细末,和匀,每服二钱半,白汤调下,但得微汗,酒疾去矣,不可多食。"

(2) 戒酒:饮酒过多既然有害身体,甚至危及性命,戒酒当然也有必要。然而嗜酒如命者,若要让其断酒,恐怕也不容易。古人却也有妙方。如唐代的《外台秘要》中有断酒方 15 首。其中如"《千金》断酒方:酒七升,著瓶中,熟朱砂半两著酒中,急塞瓶口,安猪圈中,任猪啄动,经七日,取尽饮之,永断。""又方:腊月鼠头灰柳花等份,黄昏时酒服一杯。""又方:白猪乳汁一升饮之,永不饮酒。""又方:刮马汗和酒饮之,终身不饮酒。""又方:大虫屎中骨烧灰,和酒与饮。""又方:白狗乳汁,酒服之。""又方:腊月马脑,酒服之。""又方:驴驹衣烧灰,酒服之。"

这些方法大概是对嗜酒者的一种心理疗法,使嗜酒者饮过这些经过特殊处理的酒后,产生对酒的一种厌恶心理。经过这些方法处理的酒,虽有酒味,但酒的口感令人作呕,从而打消饮酒的念头。有些配料如马脑,驴驹衣灰,白狗乳汁,是否真有效益,可能还得加以验证。

(3) 饮酒不醉之方:古代书籍中甚至还有所谓的"饮酒不醉"之良方。如清代无名氏之《调鼎集》载:"饮酒欲不醉者,服硼砂末少许,其饮葛汤,葛丸者效迟。"《千金方》:"七夕日采石菖蒲,末服之,饮酒不醉。大醉者,以冷水浸发即解。又:饮酒先服食盐一匕,饮必倍。又:清水漱口,饮虽多不乱;或曰:酒毒自齿入也。"上述药方是否奏效,还未验证。当然也不可全信。用中草药解酒醉,有独特的效果。现代医学工作者应用传统医学中的国粹古方——酒仙乐(又名解酒灵),其成分为:人参、天麻、黄连、黄柏、黄芩、葛花、葛根、枳子、元胡、麝香等二十余种中草药配伍而成,经过加工炮制成为细末粉剂型。可在饮酒前服,亦可在饮酒过程中兼服,还可以在酒后服用。此药为天然动、植物或生物制品,经过有关部门检验,对人体一般无害无毒，副作用也几乎未出现。据国外消息，美国官方有关机构对中国传统的解酒药方也正在进行各种研究，一旦通过各种毒理性实验，则可以推向市场。中国文化源远流长，酒海中的宝藏也是琳琅满目，只要认真加以发掘，可以继续为人类的物质生活和精神生活作出贡献。

(4) 卫生部门许可在酒中应用的中药名称：1987 年国家医药管理局曾公布了经卫生部批准允许的一批药材名称，既可作食品使用，也可作药品应用。

第一批 33 种：酸枣仁、栀子、甘草、代代红、罗汉果、肉桂、决明子、莱菔子、陈皮、砂仁、乌梅、肉豆蔻、白芷、菊花、藿香、沙棘、郁李仁、青果、薤白、薄荷、丁香、良姜、白果、香橼、火麻仁、桔红、茯苓、香薷、红花、紫苏、乌梢蛇、蝮蛇、牡蛎。

第二批共 29 种：八角、茴香、刀豆、姜、枣、山楂、小茴香、木瓜、龙眼肉、百合、花椒、赤小豆、芡实、佛手、杏仁、淡豆豉、昆布、桃仁、莲子、桑椹、黑胡椒、菊苣、蜂蜜、榧子、山药、黑芝麻、薏仁米、青果。

(5) 能“解酒”的 6 味中药：酗酒、醉酒引起身体不适，中医古称“酒毒”。历代医家通过摸索，发现某些中药对缓解饮酒过度有效，但其机制尚待研究。兹录述于此，供参考。

1) 枳(木具)子：能治酒醉、烦热、口渴、呕吐、二便不利等。《滇南本草》明确提出其“治一切左瘫右痪，风湿麻木，能解酒毒……”。《世医得效方》拟枳木具子丸治“饮酒多发积”。此外，枳木具子也能解酒。

2) 葛花：善解酒毒，醒脾和胃，解渴，主治饮酒过度、头痛头昏、烦渴呕吐、胸膈饱胀等症。《脾胃论》有葛花解酲(酲：醉后神志不清)汤，《滇南本草》有葛花清热丸等，均疗醉酒为患。此外，葛根、葛谷(葛的种子)也有醒酒作用。

3) 草果：具燥湿散寒、除痰截疟之功，因气芳香，有辟浊之性，《本草》引李杲云：“温脾胃，止呕吐，治脾寒湿、寒痰……消宿食，解酒毒、果积，兼辟瘴解瘟。”

4) 高良姜：有散寒止痛，温中止呕之功。《本草从新》载本品“暖胃散寒，消食醒酒，治胃脘冷痛。”

5) 菊花：能疏散风热，平肝明目，清热解毒。《药鉴》载其“……解醉汉昏迷，易醒，共干葛(宜葛花)煎汤。”

6) 竹茹：有清热化痰、除烦止呕之功，对胃热或痰热所致的呕吐效果好。《得配本草》云其“得鸡子，治饮酒头痛。”《药品化义》亦载其治“酒伤呕吐”。

第三章

中国酒文化

第一节 酿酒起源的传说

酒，是人们津津乐道的一个话题。在数千年人类丰富多彩的文化生活中，酒扮演了一个十分重要的角色。众所周知，在中华民族悠久历史的长河中，很多事物都走在世界的前列，酒也是一样，有着它自身的光辉篇章。中国是世界上最早发明酒的国家之一，关于酒的记载史不绝书，但我们的先祖中是谁最早创制了酒，这项发明的桂冠应属于谁呢？千百年来这个问题一直众说纷纭，莫衷一是。在古代，往往将酿酒的起源归于某某人的发明，把这些人说成是酿酒的祖宗，由于影响非常大，以致成了正统的观点。对于这些观点，宋代《酒谱》曾提出过质疑，认为"皆不足以考据，而多其赘说也。"这虽然不足于考据，但作为一种文化认同现象，不妨罗列于下。主要有以下几种传说：

1. 上天造酒说：带有神话色彩的说法是"天有酒星，酒之作也，其与天地并矣"，认为酒是天上酒星酿造的。素有"诗仙"之称的李白，在《月下独酌·其二》一诗中有"天若不爱酒，酒星不在天"的诗句。东汉末年以"座上客常满，樽中酒不空"自诩的孔融，在《与曹操论酒禁书》中有"天垂酒星之耀，地列酒泉之郡"之说。经常喝的大醉，被誉为"鬼才"的诗人李贺，在《秦王饮酒》一诗中也有"龙头泻酒邀酒星"的诗句。此外如"吾爱李太白，身是酒星魂"，"仰酒旗之景曜"，"拟酒旗于元象"，"囚酒星于天岳"等等，都经常有"酒星"或"酒旗"这样的词句。窦苹所撰《酒谱》中，也有"酒星之作也"的话，意思是自古以来，我国祖先就有酒是天上"酒星"所造的说法。不过这连《酒谱》的作者本身也不相信这样的传说。酒旗星的发现，最早见《周礼》一书中，据今已有近三千年的历史。二十八宿的说法，始于殷代而确立于周代，是我国古代天文学的伟大创造之一。在当时科学仪器极其简陋的情况下，我们的祖先能观察到这几颗并不怎样明亮的"酒旗星"，并留下关于酒旗星的种种记载，这不能不说是一种奇迹。至于因何而命名为"酒旗星"，古人认为它"主宴飨饮食"，不仅说明我们的祖先有丰富的想象力，而且也证明酒在当时的社会活动与日常生活中，确实占有相当重要的位置。然而，酒自"上天造"之说，既无立论之理，又无科学论据，此乃附会之说，文学渲染夸张而已，姑且录之，仅供鉴赏。

2. 杜康造酒说：另一则传说认为酿酒始于杜康(夏朝时代的人)。西晋人江统在《酒诰》中说："酒之所兴，肇自上皇。或云仪狄，一曰杜康。"而在这两种说法中，又以杜康造酒之说流传更广，更为人所熟知。大家耳熟能详的曹操《短歌行》诗中这样写道："慨当以慷，忧思难忘，何以解忧，惟有杜康。"可见，杜康因其最早造酒，早在汉代他的名字已成为酒的代名词，曹操是东汉末年人，但关于杜康造酒的记载却要早得多。秦汉时期成书的《世本》有"少康作秫酒"之说，东汉《说文解字》中解释"少康，杜康也"。《说文解字》中解释"酒"字的条目中有："杜康作秫酒"。其后，历代都有杜康造酒的记载与传说。

杜康所处时代不详，相传生活在夏商时期，属今洛阳市汝阳县杜康村人。据说他幼年常牧羊于家乡附近的空桑洞(今杜康村西南)，偶然发现自己吃剩放在桑树空洞中的米饭(秫)有特殊的香味，于是受到启发，经过反复研制，终于发明了酒。江统在《酒诰》中也说："有饭不尽，委余空桑，郁积成味，久蓄气芳，本出于此，不由奇方。"这就是酒的作法，并无什么奇异的办法。由一点生活中的偶尔的机会作契机，启发创造发明之灵感，这是很合乎一些发明创造的规律的，这段记载在后世流传，杜康便成了很能够留心周围的小事，并能及时启动创作灵感之发明家了。宋人朱翼中在《酒经》中也有同样记载，"杜康作秫酒"，"空桑饭，酝以稷麦，以成醇醪，酒之始也。"可以看出这个故事流传久远。今天，在汝阳杜康村一带，仍有酒泉沟、空桑洞、杜康河这些地名，成为杜康造酒的历史佐证。杜康创造的"秫酒"酿造方法，奠定了中国古代白酒酿造的工艺基础，对中国酒文化的发展作出了重要贡献。秦汉以后，杜康酒多被作为宫廷御用，历代帝王对杜康也多有加封，尊他为“酒仙”。于是，大家都把杜康奉为造酒业的祖师爷。

3. 仪狄酿酒：另一则传说认为夏禹时期的仪狄发明了酿酒。相对于杜康造酒，仪狄造酒的传说没这么丰富，但记载也很早。公元前二世纪史书《吕氏春秋》云：“仪狄作酒。”《世本》是秦汉间人辑录古代帝王公卿谱系的书，书中讲：“仪狄始作酒醪，变五味；少康作秫酒”。认为仪狄是酒的始作人，后来又衍生出西汉人刘向编订的《战国策》记：“昔者，帝女令仪狄作酒而美，进之禹，禹饮而甘之，曰‘后世必有以酒亡其国者’，遂疏仪狄而绝旨酒。”其他如《太平御览》等书也有仪狄造酒的类似记载。但关于仪狄的其他情况却很少，传说也不多。《世本》上提到禹喝了他造的美酒之后，感到酒的魅力将令后代必有为饮酒而亡国的，于是就疏远了仪狄，并下令断绝造酒。可能是由于被视为上古圣君的禹对仪狄造酒并不赞赏，并疏远他的缘故，因此关于仪狄的历史记载才语焉不详，流传也远次于杜康。

4. 酿酒始于黄帝时期：另一种传说则表明在黄帝时代人们就已开始酿酒。汉代成书的《黄帝内经·素问》中记载了黄帝与歧伯讨论酿酒的情景，《黄帝内经》中还提到一种古老的酒——醴酪，即用动物的乳汁酿成的甜酒。黄帝是中华民族的共同祖先，很多发明创造都出现在黄帝时期。《黄帝内经》一书实乃后人托名黄帝之作，其可信度尚待考证。

那么，酒之源究竟在哪里呢？窦苹认为“予谓智者作之，天下后世循之而莫能废，”这是很有道理的。劳动人民在经年累月的劳动实践中，积累下了制造酒的方法，经过有知识、有远见的“智者”归纳总结，后代人按照先祖传下来的办法一代一代地相袭相循，流传至今。这个说法是比较接近实际，也是合乎唯物主义的认识论的。

第二节　考古资料对酿酒起源的佐证

与文献、传说相比，事实更有说服力。人工酿酒的先决条件，是陶器的制造，否则，便无从酿起。裴李岗文化时期（公元前 5 000~6 000 年）、河姆渡文化时期（公元前 4 000~5 000 年）均有陶器和农作物遗存，均具备酿酒的物质条件。磁山文化时期距今 7 000 余年，有发达的农业经济。据有关专家统计：在遗址中发现的“粮食堆积为 100m³，折合重量 5 万公斤”，还发现了一些类似于后世酒器的陶器。有人认为磁山文化时期，谷物酿酒的可能性是很大的。三星堆遗址地处四川省广汉，埋藏物为公元前 4 800 年至公元前 2 870 年之间的遗物。该遗址中出土了大量的陶器和青铜酒器，其器形有杯、觚、壶等。其形状之大也为史前文物所少见。1979 年，考古工作者在山东莒县陵阴河大汶口文化墓葬中发掘到大量的酒器。尤其引人注意的是其中有一组酒器，包括酿造发酵所用的大陶尊、滤酒所用的漏缸、储酒所用的陶瓮、用于煮熟物料所用的炊具陶鼎，还有各种类型的饮酒器具 100 多件。据考古人员分析，墓主生前可能是一职业酿酒者。在发掘到的陶缸壁上还发现刻有一幅图，据分析是滤酒图。大约在 5000 年前的龙山文化时期，酒器就更多了。国内学者普遍认为龙山文化时期酿酒是较为发达的行业。偃师二里头文化遗址（龙山文化发展而来），出土有多种用来温酒或饮酒的铜爵，有平底的、凸底的；其他发现的殷商时代的酒器，如：壶（贮酒器）、樽（储酒而备斟之器）、卣（成鬯备移运之器）、爵、觚和觯（均为饮酒器）、斗（斟酒器）等，不一而足，种类繁多；在郑州还发掘出了商代酿酒作坊。另外，安阳出土的甲骨文中，出现了“酉、酒、鬯、醴”等字，学术界一致公认这些是中国酒最初的名字。以上考古得到的资料都证实了古代传说中的黄帝时期，夏禹时代确实存在着酿酒这一行业。

第三节　现代学者对酿酒起源的看法

1. 酒是天然产物：中国是世界上最早酿酒的国家之一，对世界酿酒技术的发展作出过巨大的贡献。酒作为一种独特的物质，其产生和发展与生产力的发展有着密切的关系。在原始社会里，我们的祖先巢栖穴居，主要以野果裹腹。野果中含有能够发酵的糖类，在酵母菌的作用下，可以产生一种具有香甜味的液体，这就是最早出现的天然果酒。我国晋代的江统在《酒诰》中写道："酒之所兴，肇自上皇，或云仪狄，又云杜康。有饭不尽，委馀空桑，郁积成味，久蓄气芳，本出于此，不由奇方。"在这里，古人提出剩饭自然发酵成酒的观点，是符合科学道理及实际情况的。江统是我国历史上第一个提出谷物自然发酵酿酒学说的人。总之，人类开始酿造谷物酒，并非发明创造，而是发现。方心芳先生则对此作了具体的描述："在农业出现前后，储藏谷物的方法粗放。天然谷物受潮后会发霉和发芽，吃剩的熟谷物也会发霉，这些发霉发芽的谷粒，就是上古时期的天然曲蘖，将之浸入水中，便发酵成酒，即天然酒。人们不断接触天然曲蘖和天然酒，并逐渐接受了天然酒这种饮料，久而久之，就发明了人工曲蘖和人工酒。"现代科学对这一问题的解释是：剩饭中的淀粉在自然界存在的微生物所分泌的酶的作用下，逐步分解成糖分、酒精，自然转变成了酒香浓郁的酒。在远古时代人们的食物中，采集的野果含糖分高，无须经过液化和糖化，最易发酵成酒。

2. 果酒和乳酒：人类有意识地酿酒，是从模仿大自然的杰作开始的。我国古代书籍中就有不少关于水果自然发酵成酒的记载。如宋代周密在《癸辛杂识》中曾记载山梨被人们储藏在陶缸中后竟变成了清香扑鼻的梨酒。元代的元好问在《蒲桃酒赋》的序言中也记载某山民因避难山中，堆积在缸中的蒲桃也变成了芳香醇美的葡萄酒。古代史籍中还有所谓"猿酒"的记载，当然这种猿酒并不是猿猴有意识酿造的酒，而是猿猴采集的水果自然发酵所生成的果酒。

在旧石器时代，人们以采集和狩猎为生，水果自然是主食之一。水果中含有较多的糖分（如葡萄糖、果糖）及其他成分，在自然界中微生物的作用下，很容易自然发酵生成香气扑鼻，美味可口的果酒。人类社会进入旧石器时代的后期，虽说当时人类基本上还过着采集和渔猎的生活，但已能打制许多获取自然物的石头工具，在此时，人类就具有野果自然发酵酿酒的知识了。随着社会的发展，人类社会进入新石器时代，畜牧业逐渐产生并发展起来，当猎获到哺乳幼兽的母兽时，人们可能尝到兽乳。动物的乳汁中含有蛋白质、乳糖，含糖的兽奶受到自然界酵母菌等微生物作用极易发酵成酒。以狩猎为生的先民们也有可能意外地从留存的乳汁中得到乳酒。在《黄帝内经》中，记载有一种"醴酪"，即是我国乳酒的最早记载。自然发酵而成的果酒和用乳酿制的酒，可以说是最原始、最古老的酒了。根据古代的传说及酿酒原理的推测，人类有意识酿造的最原始的酒类品种应是果酒和乳酒。因为果物和动物的乳汁极易发酵成酒，所需的酿造技术也较为简单。

3. 谷物酿酒：在我国，由谷物粮食酿造的酒一直处于优势地位，而果酒所占的份额很小，因此，酿酒的起源问题主要是探讨谷物酿酒的起源。随着农业文明的出现，谷物酿酒取代了天然果酒。这标志着酒已经开始作为一种人类创造的物质出现在社会生活中，人类已经有了自觉的饮酒需求。农业的发展，生产出来的谷物由于保管等原因而发霉发芽成酒的事必定会多起来。人们尝到了谷物变成的酒后，模仿着干起来，谷物酿酒就问世了。到商代，酿酒技术有了长足的进步，曲蘖开始出现。"蘖"是用发芽的谷物制成的酿酒发酵剂，用这种糖化剂所酿成的酒叫"醴"，醴是一种甜酒。曲主要是以含淀粉的谷物为原料的培养微生物的载体，在其中培养着丰富的菌灵——曲霉菌、根霉菌、毛霉菌以及酵母菌等。以曲酿酒能同时起到糖化和酒化的作用，从而把谷物酿酒的两个步骤——糖化和发酵结合到一起，为我国后来独特的酿酒方法——曲酒法和固态发酵法奠定了基础。

谷物酿酒始于何时，有两种截然相反的观点。传统的酿酒起源观认为：酿酒是在农耕之后才发展起来的，这种观点早在汉代就有人提出了，汉代刘安在《淮南子》中说："清盎之美，始于耒耜"。现代的许多学者也持有相同的看法，有人甚至认为是当农业发展到一定程度，有了剩余粮食后，才开始酿酒的。另一种观点认为谷物酿酒先于农耕时代，如在 1937 年，我国考古学家吴其昌先生曾提出一个很有趣的观点："我们祖先最早种稻种黍的目的，是为酿酒而非做饭……吃饭实在是从饮酒中带出来。"这种观点在国外是较为流行的，但一直没有证据。时隔半个世纪，美国宾夕法尼亚大学人类学家索罗门·卡茨博士发表论文，又提出了类似的观点，认为人们最初种粮食的目的是为了酿制啤酒，人们先是发现采集而来的谷物可以酿造成酒，而后开始有意识地种植谷物，以便保证酿酒原料的供应。该观点的依据是：远古时代，人类的主食是肉类不是谷物，既然人类赖以生存的主食不是谷物，那么对人类种植谷物的解释可能也可另辟溪径。国外发现在一万多年前，远古时代的人们已经开始酿造谷物酒，而那时，人们仍然过着游牧生活。

第四节　酒在我国的发展

中国酒的历史极为悠久。在我们的祖先尚为猿的时候，就已经和酒发生了关系。因为，地球上最早的酒，应是落地野果自然发酵而成的。所以，酒的出现，不是人类的发明，而是天工的造化。裴李岗文化时期、河姆渡文化时期均有陶器和农作物遗存，均具备酿酒的物质条件。由此可以推知，约在 7 000 年前，人工酿酒就开始了。

《孔丛子》有言："尧舜千钟。"这说明在尧时，酒已流行于社会。"千钟"二字，则标志着这是初级的果酒。《史记》记载，仪狄造"旨酒"以献大禹，这是以粮酿酒的发端。自夏之后，经商周，到秦朝，在这个时期，由于有了火，出现了五谷六畜，加之酒曲的发明，使我国成为世界上最早用曲酿酒的国家。醴、酒等品种的产出，仪狄、杜康等酿酒大师的涌现，为中国传统酒的发展奠定了坚实的基础。就在这个时期，酿酒业得到很大发展，并且受到重视，官府设置了专门酿酒的机构，酒由官府控制。酒成为帝王及诸侯的享乐品。这个阶段，酒虽有所兴，但并未大兴。饮用范围主要还局限于社会的上层，但即使是在上层，对酒也往往存有戒心。因为商、周时期，皆有以酒色乱政、亡国、灭室者，因此使酒业的发展受到一定影响。从秦王朝到宋朝，在这个时期，《齐民要术》、《酒法》等科技著作问世，黄酒、果酒、药酒及葡萄酒等酒品也有了发展，李白、杜甫、白居易、杜牧、苏东坡等酒文化名人辈出。各方面的因素促使中国传统酒的发展进入了灿烂的黄金时代。酒之大兴，是始自东汉末年至魏晋南北朝时期。这主要是由于当时长达两个多世纪的战乱纷争，统治阶级内部产生了不少失意者、文人墨客，崇尚空谈，不问政事，借酒浇愁，狂饮无度，使酒业大兴。特别是魏晋时期，酒业更大兴起来了，上至士大夫，下至黎民百姓，无不以嗜酒为乐。古人还把各种饮法加以区别——喝得规矩的叫"宴"，不管酒量大小都得举杯共饮的叫"沉"，以酒为乐、一醉方休的叫"湎"。这一阶段的汉唐盛世及欧、亚、非陆上贸易的兴起，使中西酒文化得以互相渗透，为中国白酒的发明及发展进一步奠定了基础。酿酒工艺的进一步突破，是金元时期。1975 年，在河北青龙县出土了铜制蒸馏器，经科学检测，其下限不晚于金大定年间(1161~1190 年)。又有资料提出"烧酒始于金世宗大定年间"。李时珍在《本草纲目》中又说："烧酒非古法也，自元时始创其法。用浓酒和糟入甑，蒸令气上，用器承取滴露。凡酸坏之酒，皆可蒸烧。近时，惟恐以糯米或粳米或黍或大麦蒸熟，和曲酿瓮中七日，以甑蒸取。其清如水，味极浓烈，盖酒露也。”这段话的核心之点，是说酿酒的程序，由原来的蒸煮、曲酵、压榨，改而为蒸煮、曲酵、蒸馏。所谓突破，其本质就是酒精提纯。这一生产模式，已和现代基本相同了。但从金、元、明的戏曲、小说、笔记中考察，当时的蒸馏酒，尚未普及于社会。清代乾隆年间，直隶宣化对酿酒户征收烧锅税，这才标志出白酒业的兴旺发达。从此，白、黄、果、葡、药5类酒竞相发展，绚丽多彩，而中国白酒则欣欣深入生活，成为人们普遍接受的饮料佳品。但当时人们主要是凭经验酿酒，生产规模一般不大，基本上是手工操作。酒的质量没有一套可信的检测指标作保证。自清末到现在，由于引入西方的科技知识，尤其是微生物学、生物化学和工程知识后，传统酿酒技术发生了巨大的变化，人们懂得了酿酒微观世界的奥秘，生产上劳动强度大大降低，机械化水平提高，酒的质量更有保障。西方先进的酿酒技术与我国传统的酿造技艺争放异彩，使我国酒苑百花争艳，春色满园；啤酒、白兰地、威士忌、伏特加及日本清酒等外国酒在我国立足生根；竹叶青、五加皮、玉冰烧等新酒种产量迅速增长；传统的黄酒、白酒也琳琅满目，各显特色。特别是在这一时期的后期，即新中国建立的50多年来，中国酿酒事业进入了空前繁荣的时代。

第五节　灿烂眩目的中华酒文化

1. 先贤善饮：在中国文化的总范畴里，存在着一个相对独立、蕴涵丰富、完整而系统的酒文化体系。诸如：几千年不断改进和提高的酿酒技术和工艺，酒对人类社会调谐和破坏的历史，历代政府为酒的酿造和销售所制定的法律制度，不同地域和民族的多姿多彩的酒礼酒俗，古今已有的形形色色的酿酒工具和饮酒器皿，墨客骚人所写的关于酒的诗文词曲，载于各种典籍的关于饮酒的轶闻趣事，还有花样百出的酒令、诗意浓郁的酒名等等，等等，就构成了一个博大宏富的中国酒文化宝库。

与商人、匠人、农人以及做官之人相比，文人似乎和酒更有缘分。一是文人多嗜酒。酒能激发灵感，活跃形象思维；酒后吟诗作文，每有佳句华章。饮酒本身，也往往成为创作素材。一部中国文学史，几乎页页都散发出酒香。中国文人的杰出代表李白和杜甫，都终生嗜酒。李白自称“酒仙”，杜甫因有一句“性豪业嗜酒”，被郭沫若先生谥之为“酒豪”。郭老还煞费苦心地统计出，在他们现存的诗作中，言及酒的，李占17%，杜占21%。这就使我们想到，假设没有酒，李、杜的诗歌一定会少了许多韵味，我们今天读到的《李太白集》、《杜工部集》，也一定会薄了许多。二是文人饮酒特别讲究那个饮的过程，特别讲究饮酒过程中的那套繁文缛节。于是，便要制定颇为严刻的觞政，便要舞弄花样百出的酒令。那酒令，可不是好玩的，是对人的聪明才情、知识水平、文学修养和应变能力的严峻考验；没有满腹诗书和机敏睿智，是要临场出丑的。文人们硬是把这一套玩出美妙的极至，硬是把经史百家、诗文词曲、歌谣谚语、典故对联等等文化内容，都出神入化地囊括到酒令中去了。于是，酒宴始终，便充溢着浓浓的而又绵绵的书卷气和文化味。觥筹交错中，不仅享受了酒的醇美，也享受了文化的馨香。古代文人宴饮时的逸雅情趣，我们是不能亲眼见识了，只能从《红楼梦》、《镜花缘》等小说和记载酒令的书籍中窥知若干。由于文人的参与，饮酒才饮出了档次，饮出了境界，饮出了无限风光。酒文化中的精采部分，实在是文人创造的。李白与曹操、陶渊明、王维、李贺、王翰、苏轼、晏殊、李清照等的咏酒、饮酒篇什，将中国酒文化的生动民俗美和深层的社会积淀演绎得淋漓尽致，并组成恢宏的酒文化历史画廊，放射出不朽的光辉。

古代的画家、书法家也大多嗜酒，原因有二：一是他们的气质与性格特征鲜明，多愁善感，生活追求浪漫气息，希望淋漓尽致地表现自己的个性，因而以酒浇愁，借酒兴来体味生活的趣味；二是酒能推助书画作品的产生，因酒具有兴奋中枢神经系统的功效，它可使人精神亢奋，才思敏捷，从而激发出珍贵的灵感，这样，不但易于促成书画艺术品的诞生，而且可提高作品的质量。“书圣”王羲之醉时挥毫而作《兰亭序》，“遒媚劲健，绝代所无”，而至酒醒时“更书数十本，终不能及之”。其他如郑板桥、吴道子、张旭等的许多艺术精品的产生也都与酒密切相关。

2. 文人与酒：中国古代的不少诗人都爱酒、好酒，他们的诗兴因酒而勃发，借酒浇出美丽的诗篇！酒催诗兴，诗助酒兴。酒能使人大脑兴奋，情绪和思维进入高度活跃状态，即灵感状态，酒能产生异常的创作冲动和丰富的联想。酒想起诗，赋诗想起酒。酒与诗好像是孪生兄弟，结下了不解之缘。

(1)《诗经》与酒：中国何时有酒，谁也说不清，《诗经》就有“厌厌夜饮，不醉无归”之句。《诗经》是我国最早的一部诗歌总集，我们从中可以闻到浓烈的酒香。西周至春秋时期，歌曲主要分风、雅、颂三类。风是民歌，雅是贵族和士大夫根据民歌改编创作的歌曲，颂是祭祀乐歌。风、雅歌曲在宫廷及士大夫宴乐时演唱，一般以瑟或琴伴奏，故有“弦歌”之称。颂亦用瑟伴奏，但也有加琴或搏拊的。现存歌词 305 首，即孔子所编的《诗经》一书。这 305 首歌曲中，有不少与酒有关，经常被士大夫用于“乡饮酒礼”。其中有 12 首风、雅歌曲《鹿鸣》、《四牡》、《皇皇者华》、《鱼丽》、《南有嘉鱼》、《南山有台》、《关帷》、《葛草》、《卷耳》、《鹊巢》、《采蘩》、《采苹》，被称为《风雅十二诗谱》。饮酒是乐事，但由于受到生产力的制约，酿造一点酒并不容易，所以有了一点酒，往往想到我们的祖先，用作祭祖之用，与神灵共享。《大雅·旱麓》中有“清酒既载，(马辛)牡既备。以享以祀，以介景福”的描写。酒是美妙的东西，有了它，不仅要与神灵“共享”，而且用以招待客人。中华民族是个好客的民族，有亲朋来访，都要以美酒待客，一者是主人体面，二者也增加欢趣。《小雅·鹿鸣》中有“呦呦鹿鸣，食野之慧。我有嘉宾，德音孔昭。我有旨酒，嘉宾示燕以敖…… 呦呦鹿鸣，食野之芩。我有嘉宾，鼓瑟鼓琴……我有旨酒，以燕乐嘉宾之心” 的描写。《诗经》中还有“十月获稻、为此春酒”和“为此春酒，以介眉寿”的诗句。再如《鱼丽》“ 鱼丽于言，鱼尝室。君子有酒，旨且多。鱼丽于言，纺维。君子有酒，多且旨。鱼丽于言，鱼匽鲤。君子有酒，旨且有。物其多矣，维其嘉矣。物其旨矣，维其借矣。物其有矣，维其时矣。”再如《南有嘉鱼》“南有品金，是然革革。意子有理，品真式是以乐。南有嘉鱼，羔然汕汕。君子有酒，嘉宾式燕以衎。南有缪木，甘瓠累之。君子有酒，嘉宾式燕绥之。翩翩者辙，羔然来思。君子有酒，嘉宾式萍、又思”等均有酒的描写。

(2) 楚辞与酒：战国时期的楚辞《九歌》之一《东皇太一》中有“瑶席兮玉啡，主持把兮穗芳。恙肴蒸兮兰藉，奠桂酒兮椒浆。扬梓兮树鼓，疏缓节兮安歌，陈芋瑟兮浩倡。”《九歌》本是古代乐歌，《离骚》、《天问》都曾提到它。传说它是夏启从天上偷来的。屈原的《招魂》一诗，也有一些关于酒的诗句，如“华酌既陈，有琼浆些”，“美人既醉，朱颜院些”，“娱酒不废，沈日夜些”。

(3) 三曹论酒：到了汉末，天下动乱，连年争战，人们的生命，朝不保夕。建安三曹，作诗前都喜欢饮酒，尤其一代枭雄曹操，三国时期著名政治家、军事家、文学家，是个具有雄才大略的人，他希望平定各地的割据势力，统一河山，使天下出现大治，就可无忧无虑痛饮两杯。“对酒歌，太平时，吏不呼门。王者贤且明，宰相股肱皆忠良”(《对酒》)。人们讲究文明，讲究礼节，互敬互让，尊老爱幼，路不拾遗，无所争讼。国家的法度，公正无私，判刑合理，官吏爱民如子。老天爷体察善良的百姓，风调雨顺，仓廪满盈。他一边饮酒一边驰骋想象，为我们勾勒出一个人间乐园，可说是开了“桃花源”理想世界的先河。然而理想终归是理想，醉意过后，回眸人间，一片混乱。以有限的生命，去追求遥遥无期的目标，其难无异登天。于是深感力不从心，悲从中来。他的《短歌行》“对酒当歌，人生几何？譬如朝露，去日苦多。慨当以慷，忧思难忘，何以解忧，唯有杜康。青青子衿，悠悠我心。但为君故，沈吟至今。呦呦鹿鸣，食野之苹。我有嘉宾，鼓瑟吹笙。明明如月，何时可掇？忧从中来，不可断绝。越陌度阡，枉用相存。契阔谈讌，心念旧恩。月明星稀，乌鹊南飞，绕树三匝，何枝可依？山不厌高，海不厌深，周公吐哺，天下归心。”更是借酒兴表露了他的老骥伏枥、老而弥坚的壮志胸怀。在中国几千年历史上，不少武将喜欢附庸风雅写写文章。可是，既能运筹帷幄决胜千里，又才华横溢、出口成章的少之又少。数尽历代英豪，亦不过曹操、辛弃疾、王阳明等廖廖数人而已。而在这几个人中，曹操的文学成就更显卓越。他博学多才，雅好辞章，礼遇文人，创造并领导了建安文学集团，开创了文学上的一代新风。《短歌行》、《龟虽寿》、《观沧海》等诗，艺术水平都达到很高的境界，千百年来为人们传诵，至今不衰。像"对酒当歌，人生几何？譬如朝露，去日苦多"这一句，语言平白浅易，却令人回味无穷，堪称"人人心中所有，人人笔下所无"的绝句。《蒿里行》中"白骨露于野，千里无鸡鸣"一句，短短十字，就将连年战乱给人民带来的灾难表现得淋漓尽致，与"凭君莫话封侯事，一将功成万骨枯"、"可怜无定河边骨，犹是春闺梦里人"等句有异曲同工之妙。作为一个从马上征战得来天下的杰出军事家，能够发出这样的感叹更是难能可贵。《观沧海》中"日月之得，若出其中；星汉灿烂，若出其里"一句，气势非凡，反映出作者的豪放旷达。《龟虽寿》的"老骥伏枥，志在千里；烈士暮年，壮心不已"更是千古不朽之名句。纵观曹操一生，雄才大略，文治武功，马上平定天下，笔上著诗传世，如此成就，古今几人能够？

(4) 陶渊明论酒：东晋诗人陶渊明"性嗜酒，而家贫不能恒得……选饮辄尽，期在必醉，既醉而退，曾不惜去留。"体现了诗人开朗、旷达的胸襟。他的诗中有酒，他的酒中有诗。他虽然官运不亨通，只作过几天彭泽令，便赋"归去来兮"，但当官和饮酒的关系却那么密切。其时衙门有公田，可供酿酒。他下令悉种粳以为酒料，连吃饭的大事都忘记了。还是他夫人力争，才分出一半公田种稻。后因不堪"心为形役"而辞官归隐，弃官就无禄，喝酒就成了大问题。然而回到四壁萧然的家，最初使他感到欣喜的是"携幼入室，有酒盈樽"。但以后的日子如何，可就不管了。归隐后醉酒成了他的日常活动，正是他"悠然见南山"的豁达，才醉出了中国文学史上的一代宗师。

(5) 唐诗与酒：唐代的酒业到了鼎盛时期，唐代的诗歌创作也达到高峰。酒与诗，这两者之间，相得益彰。在唐代许多诗人的心目中，人生的最大快乐，不是封侯拜相，不是拥有金山银海，不是得道成仙，而是有诗与酒的享受。唐朝是中国诗歌繁盛的年代，嗜酒的诗人尤其多。李白、杜甫、白居易都是海量之人，酒能激发灵感，活跃形象思维；酒后吟诗作文，每有佳句华章。饮酒本身，也往往成为创作素材。李白和杜甫，中国文人的杰出代表，都终生嗜酒。李白自称"酒仙"，杜甫因有一句"性豪业嗜酒"，被郭沫若先生谥之为"酒豪"。魏晋文人，处在政治动荡的社会，朝不保夕，心中充满忧伤和恐惧，饮酒是为了消忧，逃避现实，无法谱出昂扬的情调。而唐代的诗人，生于政治较为开明之世，社会处在上升发展阶段，故有一股朝气，回荡于诗中。诗情豪迈，酒情热烈，如奏黄钟大吕，有宏亮激越之音。

唐朝大诗人李白的饮酒是很有名的。在李白坎坷的一生中，酒如同他的挚友，始终紧随其生命历程，并赋予他极大极多的创作灵感。李白诗风雄奇豪放，想象丰富，富有浓厚的浪漫主义色彩，对后世影响很大。李白一生嗜酒，与酒结下了不解之缘。当时杜甫在《饮中八仙歌》中，极其传神地描绘了李白："李白斗酒诗百篇，长安市上酒家眠。天子呼来不上船，自称臣是酒中仙。"这四句诗，一写出酒与诗的密切关系，二写出同市井平民的亲近，三写出藐视帝王的尊严。因此，人民群众很喜欢李白，称他为"诗仙"、"酒仙"。为了称颂和怀念这位伟大的诗人，古时的酒店里，都挂着"太白遗风"、"太白世家"的招牌，此风流传到近代。而咏酒诗篇更是表现出他豪放张扬的个性，《将进酒》即其中的代表作。"君不见黄河之水天上来，奔流到海不复回；君不见高堂明镜悲白发，朝如青丝暮成雪。人生得意须尽欢，莫使金樽空对月。天生我才必有用，千金散尽还复来。烹羊宰牛且为乐，会须一饮三百杯。岑夫子，丹丘生，将进酒，君莫停。与君歌一曲，请君为我倾耳听。钟鼓馔玉不足贵，但愿长醉不复醒。古来圣贤皆寂寞，惟有饮者留其名。陈王昔时宴平乐，斗酒十千恣欢谑。主人何为言少钱，径须沽取对君酌。五花马，千金裘，呼儿将出换美酒，与尔同销万古愁。" 长安放还，在"抱用世之材而不遇合"，治国齐天下怀抱落空之后，他感到人生快事莫如置酒会友，于是藉酒兴诗情，来了一次淋漓畅酣的发抒——"烹羊宰牛且为乐，会须一饮三百杯"，"钟鼓馔玉不足贵，但愿长醉不愿醒。古来圣贤皆寂寞，惟有饮者留其名"。"五花马，千金裘，呼儿将出换美酒，与尔同销万古愁。"此时此地，"酒仙"李白已不满足于浅酌低唱，而是整头整头地烹牛宰羊，不喝上"三百杯”决不罢休，豪壮的诗句随之喷涌而出，使人恍若看到李白眼花耳热的飘然醉态和奔涌跌宕的感情激流。环顾全篇，直如大河奔腾，曲折回荡，纵横捭阖，力能扛鼎。当然，“嗜酒见天真”的李白，绝非见酒即喝得烂醉的“醉汉”。这在他的《行路难三首》中得以充分表现。要在平时，面对美酒佳肴，加上朋友的一片盛情，肯定会“将进酒，杯莫停”，一饮三百杯。但在这一次，他却“停杯投箸不能食，拔剑四顾心茫然”，唱出“行路难，行路难，多歧路，今安在？长风破浪会有时，直挂云帆济沧海。”既形象地展示了其内心的苦闷与抑郁，又表现了他乐观自信，顽强坚持的理想品格和积极入世的追求，凸现了极高的思想境界。李白才华横溢，素有远大抱负，而朝政昏暗，使他一生蹭蹬不遇。到了晚年，幻想破灭，心气亦平和了许多，这从他的《下终南山过斛斯山人宿置酒》一诗中可以看出：“暮从碧山下，山月随人归。却顾所来径，苍苍横翠微。相携及回家，童稚开荆扉。绿竹入幽径，青萝拂行衣。欢言得所憩，美酒聊共挥。长歌吟松风，曲尽河星稀。我醉君复乐，陶然共忘机。”李白的酒中趣表现出他的洒脱豪放的个性，无羁无绊的处事态度，无疑与酒趣对他的抚慰解顾有关。虽然照样欢言笑谈，美酒共挥，酒醉情至，放声长歌，直唱到天河群星疏落，籁寂更深，但此时我们体会到的却多是冲淡天然，掩抑收敛，看不到他的豪情狂气了。“李白一斗诗百篇”。酒的消耗与诗的产量成正比。李白的诗，是一篇篇“醉”出来的，酒气熏天，酒香遍地。酒像诗的触发剂，没有它的投入，诗的产生形成就无从谈起。李白的“黄金白壁买歌笑，一醉累月轻王侯。”、“平台为客忧思多，对酒遂作《梁园歌》。”、“还倾四五酌，自咏《猛虎词》。”、“兰陵美酒郁金香，玉碗盛来琥珀光。但使主人能醉客，不知何处是他乡。”没有酒就没有中国历史上伟大的诗人李白，这样说恐怕并不过分。他用如椽巨笔，将他的豪迈诗情与酒的诸般美妙巧妙地糅合在一起，达到美的极致。

酒与诗是双美，缺一不可。只会端起杯来傻喝狂醉，那样一点诗意也没有。当然酒与诗的“分工”又不同。白居易《移家入新宅》的“取兴或奇酒，放情不过诗。”高高兴兴地饮酒，诗也就流出来了。白居易是位大酒徒。他的一生不仅以狂饮著称，而且也以善酿出名。他为官时，分出相当一部分精力去研究酒的酿造。酒的好坏，重要的因素之一是看水质如何。但配方不同，亦可使“浊水”产生优质酒，他上任一年自惭毫无政绩，却为能酿出美酒而沾沾自喜。在酿的过程中，他不是发号施令，而是亲自参加实践。“百事尽除去，唯余酒与诗。”（白居易《对酒行吟赠同志》）。又如王维的“渭城朝雨温轻尘，客舍青青柳色新。劝君更尽一杯酒，西出阳关无故人”在唐代曾广为传唱。此曲原是一首琴歌，因琴歌将王维的诗重复了3次，故取名为《阳关三叠》。这首琴歌在流传过程中，渐渐脱离歌词成为一首古琴独奏曲。杜甫《饮中八仙歌》“李白斗酒诗百篇，长安市上酒家眠，天子呼来不上船，自称臣是酒中仙。”杜甫《独酌成诗》“醉里从为客，诗成觉有神”。诗人们的许多优秀作品多靠饮酒激发的灵感，在微醉中创作出来的，杜甫在《饮中八仙哥》中说的“李白斗酒诗百篇”是对诗人的酒与创作关系的理解和高度概括。

(6) 宋词与酒：宋词的词牌，与酒有关者甚多，例如：醉太平（醉思凡）、酒蓬莱、醉中真（即浣溪沙）、频载酒、醉厌厌（即南歌子）、醉梦迷（即采桑子）、醉花春（即渴金门，又名不怕醉、东风吹酒面）、醉泉子、倾杯乐、醉桃源（即阮郎归）、醉偎香（即朝中措）、醉梅花（即鹤鸪天）、酒落魄（即一制珠，又名醉落拓）、题醉袖（即踏莎行）、醉琼校（即定风波）、酶江月（即念奴娇）、貂裘换酒（即贺新郎）。宋词中，反映或描写酒的作品不少。例如苏轼《念奴娇》的“人生如梦，一樽还酹江月”，《水调歌头》的“明月几时有，把酒问青天”；李清照《凤凰台上忆吹萧》的“新来瘦，非干病酒，不是悲秋”，都提到了酒。

对诗人来说，酒能产生异常的冲动和丰富的联想，激发出灵感。历史上，与酒结下不解之缘的诗人文士很多，苏轼是其中的一个，而且是突出的一个。苏轼字东坡，四川眉山人，宋代著名的文学家，也是著名的酒徒。“明月几时有，把酒问青天，不知天上宫阙，今夕是何年”是诗人在醉意朦胧中一气呵成的。苏轼把酒在诗歌创作中的作用说得最为透彻，外面的世界和人的内心世界都是丰富多彩，千姿百态的。到处都诗情画意，只要喝上酒，诗便自然出来。我们从他嗜酒如命和风度潇洒的神态，可以寻到李白和白居易的影子。他的诗，他的词，他的散文都有浓浓的酒味。正如李白的作品一样，假如抽去酒的成分，色香味都为之锐减。"俯仰各有志,得酒诗自成。"(苏轼《和陶渊明〈饮酒〉》)"身后名轻,但觉一杯重"。在他看来,功名利禄不如一杯酒的分量。苏轼一生坎坷,仕途艰难。贬了又贬,足迹遍及半个中国。直到59岁那年,还被贬到广东惠州。3年后,又贬去海南。旧时,人寿很短,60岁算是高龄了,但仍不被朝廷放过。可是,他豁达开阔,大放大畅,不在乎人生的苦难。这与他从酒那里取得胆识、性情不无关系。"酒醒还醉醉还醒,一笑人间今古"。他在《行香子》词中又写道:"浮名浮利,虚苦劳神。""几时归去,作个闲人,对一张琴,一壶酒,一溪云。"苏轼的许多名篇,都是酒后之作。"明月几时有,把酒问青天",固然如此;《前赤壁赋》、《后赤壁赋》等等,他多少借了酒的灵气,流传千古。他在惠州,为当地酒取过很多名字:家酿酒叫"万户春",糯米酒叫"罗浮春",龙眼酒叫"桂酒"(龙眼又名桂圆故也),荔枝酒叫"紫罗衣酒"(荔枝壳为紫红色)……他自己也自酿酒浆,招人同饮。他写道:"余家近酿,名之曰万家春,盖岭南万户酒也。"这酒是"雪花浮动万家春",好像是上面飘有酒粕的糯米酒。他搜集民间的酒方,埋在罗浮山一座桥下,说将来有缘者,喝了此酒能够升仙。他赞惠州酒好,写信给家乡四川眉山的陆续忠道士,邀他到惠州同饮同乐,说往返跋涉千里也是值得的。说饮了此地的酒,不但补血健体,还能飘飘欲仙,陆道士果真到惠州找他。酒的力量之大,酒的浓香之烈,由此可见。

欧阳修是妇孺皆知的醉翁。他那篇著名的《醉翁亭记》,从头到尾一直"也"下去,贯穿一股酒气。无酒不成文,无酒不成乐。天乐地乐,山乐水乐,皆因为有酒。"环滁皆山也。其西南诸峰,林壑尤美,望之蔚然而深秀者,琅琊也。山行六七里,渐闻水声潺潺而泻出于两峰之间者,酿泉也。峰回路转,有亭翼然临于泉上者,醉翁亭也。作亭者谁?山之僧智仙也。名之者谁?太守自谓也。太守与客来饮于此,饮少辄醉,而年又最高,故自号日醉翁也。醉翁之意不在酒,在乎山水之间也。山水之乐,得之心而寓之酒也"(《醉翁亭记》)。

南宋政治诗人张元年说:"雨后飞花知底数,醉来赢得自由身。"酒醉而成传世诗作,这样的例子在中国诗史中俯拾皆是。

(7) 书画家与酒:不仅为诗如是,在绘画和中国文化特有的艺术书法中,古代的画家、书法家也大多嗜酒。东晋大书法家"书圣"王羲之,初向卫夫人学书法,后去官,与东土士子日尽山水之游,饮钓自娱,书法更加精进。"书圣"王羲之醉时挥毫而作《兰亭序》,"遒媚劲健,绝代所无",而至酒醒时"更书数十本,终不能及之"。李白写醉僧怀素:"吾师醉后依胡床,须臾扫尽数千张。飘飞骤雨惊飒飒,落花飞雪何茫茫。"怀素酒醉泼墨,方留其神鬼皆惊的《自叙帖》。唐代"草圣"张旭"每大醉,呼叫狂走,乃下笔",于是有其"挥毫落纸如云烟"的《古诗四帖》。"草圣"张旭作书,往往是酒后激情方起,醉后大呼狂走才索笔,有时甚至不用笔,而"以头濡墨,一甩而就","变化无穷,若有神助",待酒醒后再写,竟"不可复得"。宋代书法家苏舜钦,官运不佳,被谪放到苏州时,常练草书,有时酒酣落笔,较之平时更洋洋洒洒,别具一格,人争传之。明朝遗臣朱耷,往往于醉后挥毫。人们知其嗜酒,闻字、画"皆得其醉后",所以,为了得到他的作品,便"置酒招之",将纸、墨置于席边,待酒兴大发,他便开始泼墨,或"攘笔搦管,狂叫大呼",结果是"洋洋洒洒,数十幅立就",而"醒时,欲觅其片纸只字不可得,虽陈黄金万镒于前夕顾也!"(见《清朝艺苑》)。不仅书法家创作借助于酒力,许多画家亦然。在美术史上,秦汉间的"千岁翁"安期生,曾"以醉墨洒石上,皆成桃花"(《酉阳杂俎》)。唐代"吴带当风"的画圣吴道子,作画前必酣饮大醉方可动笔,醉后为画,挥毫立就。"每欲挥毫,必须酣饮"(潘天寿《中国绘画史》)。张志和"喜酒,常在酣醉后,或击鼓吹笛,舐笔成画"(潘天寿《中国绘画史》)。宋代包鼎,为画虎专家,每当画虎之前,总是首先"酒扫一室,屏人声,塞门涂牖,穴屋取明,一饮斗酒",然后"脱衣,据地卧、起、行、顾",感到自己真像老虎时,又"复饮斗酒,取笔一挥尽意而去"(见《后山谈丛》)。元代画家钱选,"酒不醉,不能画"。"元四家"中的黄公望也是"酒不醉,不能画"。明代画家吴伟好"剧饮",人们欲得到他的画,需"载酒……往"。清代画家中,郑板桥的字画不能轻易得到,于是求者拿狗肉与美酒款待,在郑板桥的醉意中求字画者即可如愿。郑板桥也知道求画者的把戏,但他耐不住美酒狗肉的诱惑,只好写诗自嘲:“看月不妨人去尽,对月只恨酒来迟。笑他缣素求书辈,又要先生烂醉时。”

我国古代借酒作画、作书者,远非上述诸人。可以说,大部分画家和书法家的许多艺术精品的产生,都与酒密切相关。当然,他们之所以能创作出精湛的艺术品,最主要的原因,还是他们的勤学苦练。但是,也绝不能忽视酒对书画作品诞生的巨大推助作用。这是书画家饮食生活中的一种重要的文化现象。

3. 酒的礼俗:在我国古代,酒被视为神圣的物质,酒的使用,更是庄严之事,非祀天地、祭宗庙、奉佳宾而不用,形成远古酒事活动的俗尚和风格。随酿酒业的普遍兴起,酒逐渐成为人们日常生活的用物,酒事活动也随之广泛,并使之程式化,形成较为系统的酒风俗习惯。这些风俗习惯内容涉及人们生产、生活的许多方面,其形式生动活泼、姿态万千。

(1) 重大节日的饮酒习俗:中国人一年中的几个重大节日,都有相应的饮酒活动,如端午节饮“菖蒲酒”,重阳节饮“菊花酒”,除夕夜的“年酒”。在一些地方,如江西民间,春季插完禾苗后,要欢聚饮酒,庆贺丰收时更要饮酒,酒席散尽之时,往往是“家家扶得醉人归”。

1) 春节:俗称过年。汉武帝时规定正月初一为元旦;辛亥革命后,正月初一改称为春节。春节期间要饮用屠苏酒、椒花酒(椒柏酒),寓意吉祥、康宁、长寿。

“屠苏”原是草庵之名。相传古时有一人住在屠苏庵中,每年除夕夜里,他给邻里一包药,让人们将药放在水中浸泡,到元旦时,再用这水对酒,合家欢饮,使全家人一年中都不会染上瘟疫。后人便将这草庵之名作为酒名。饮屠苏酒始于东汉。明代李时珍的《本草纲目》中有这样的记载:“屠苏酒,陈延之《小品方》云,‘此华佗方也’。元旦饮之,辟疫疠一切不正之气。”饮用方法也颇讲究,由“幼及长”。“椒花酒”是用椒花浸泡制成的酒,它的饮用方法与屠苏酒一样。梁宗懔在《荆楚岁时记》中有这样的记载,“俗有岁首用椒酒,椒花芬香,故采花以贡樽。正月饮酒,先小者,以小者得岁,先酒贺之。老者失岁,故后与酒。”宋代王安石在《元旦》一诗中写道:“爆竹声中一岁除,春风送暖入屠苏。千门万户曈曈日,总把新桃换旧符”。北周庚信在诗中写道:“正朝辟恶酒,新年长命杯。柏吐随铭主,椒花逐颂来。”

2) 中和节:又称春社日,时在农历二月初一,祭祀土神,祈求丰收,有饮中和酒、宜春酒的习俗,说是可以医治耳疾,因而人们又称之为“治聋酒”。宋代李在诗中写道:“社翁今日没心情,为乏治聋酒一瓶。恼乱玉堂将欲通,依稀巡到等三厅。”据《广记》记载:“村舍作中和酒,祭勾芒种,以祈年谷。”据清代陈梦雷纂的《古今图书集成·酒部》记载:“中和节,民间里闾酿酒,谓宜春酒。”

3) 清明节:时间约在阳历4月5日前后。人们一般将寒食节与清明节合为一个节日,有扫墓、踏青的习俗。始于春秋时期的晋国。这个节日饮酒不受限制。据唐代段成式著的《酉阳杂俎》记载:在唐朝时,于清明节宫中设宴饮酒之后,宪宗李纯又赐给宰相李绛酴酒。清明节饮酒有两种原因:一是寒食节期间,不能生火吃热食,只能吃凉食,饮酒可以增加热量;二是借酒来平缓或暂时麻醉人们哀悼亲人的心情。古人对清明饮酒赋诗较多,唐代白居易在诗中写道:“何处难忘酒,朱门美少年,春分花发后,寒食月明前。”杜牧在《清明》一诗中写道:“清明时节雨纷纷,路上行人欲断魂;借问酒家何处有,牧童遥指杏花村。”

4) 端午节:又称端阳节、重午节、端五节、重五节、女儿节、天中节、地腊节。时在农历五月初五,大约形成于春秋战国之际。人们为了辟邪、除恶、解毒,有饮菖蒲酒、雄黄酒的习俗。同时还有为了壮阳增寿而饮蟾蜍酒和镇静安眠而饮夜合欢花酒的习俗。最为普遍及流传最广的是饮菖蒲酒。据文献记载:唐代光启年间(885~888年),即有饮“菖蒲酒”事例。唐代殷尧藩在诗中写道:“少年佳节倍多情,老去谁知感慨生,不效艾符趋习俗,但祈蒲酒话升平。”后逐渐在民间广泛流传。历代文献都有所记载,如唐代《外台秘要》、《千金方》、宋代《太平圣惠方》,元代《元稗类钞》,明代《本草纲目》、《普济方》及清代《清稗类钞》等古籍书中,均载有此酒的配方及服法。菖蒲酒是我国传统的时令饮料,而且历代帝王也将它列为御膳时令香醪。明代刘若愚在《明宫史》中记载:“初五日午时,饮朱砂、雄黄、菖蒲酒、吃粽子。”清代顾铁卿在《清嘉录》中也有记载："研雄黄末、屑蒲根，和酒以饮，谓之雄黄酒。"由于雄黄有毒，现在人们不再用雄黄兑制酒饮用了。对饮蟾蜍酒、夜合欢花酒，在《女红余志》、清代南沙三余氏撰的《南明野史》中有所记载。

5）中秋节：又称仲秋节、团圆节，时在农历八月十五日。在这个节日里，无论家人团聚，还是挚友相会，人们都离不开赏月饮酒。文献诗词中对中秋节饮酒的反映比较多，《说林》记载："八月黍成，可为酎酒"。五代王仁裕著的《天宝遗事》记载，唐玄宗在宫中举行中秋夜文酒宴，并熄灭灯烛，月下进行"月饮"。韩愈在诗中写道："一年明月今宵多，人生由命非由他，有酒不饮奈明何？"到了清代，中秋节以饮桂花酒为习俗。据清代潘荣陛著的《帝京岁时记胜》记载，八月中秋，"时品"饮"桂花东酒"。我国用桂花酿制露酒已有悠久历史，2300年前的战国时期，已酿有"桂酒"，在《楚辞》中有"奠桂酒兮椒浆"的记载。汉代郭宪的《别国洞冥记》也有"桂醪"及"黄桂之酒"的记载。唐代酿桂酒较为流行，有些文人也善酿此酒，宋代叶梦得在《避暑录话》有"刘禹锡传信方有桂浆法，善造者暑月极美、凡酒用药，未有不夺其味、沉桂之烈，楚人所谓桂酒椒浆者，要知其为美酒"的记载。金代，北京在酿制"百花露名酒"中就酿制有桂花酒。清代酿有"桂花东酒"，为京师传统节令酒，也是宫廷御酒。对此在文献中有"于八月桂花飘香时节，精选待放之花朵，酿成酒，入坛密封三年，始成佳酿，酒香甜醇厚，有开胃，怡神之功……"的记载。直至今日也还有在中秋节饮桂花陈酒的习俗。

6）重阳节：又称重九节、茱萸节，时在农历九月初九日，有登高饮酒的习俗。始于汉朝。宋代高承著的《事物纪原》记载："菊酒，《西京杂记》曰：'戚夫人侍儿贾佩兰，后出为段儒妻，说在宫内时，九月九日佩茱萸，食蓬饵，饮菊花酒，云令人长寿'。登高，《续齐谐记》曰：'汉桓景随费长房游学'。谓曰：'九月九日，汝家当有灾厄，急令家人作绢囊，盛茱萸，悬臂登高山，饮菊花酒，祸乃可消'。景率家人登，夕还，鸡犬皆死。房曰，'此可以代人'。"自此以后，历代人们逢重九就要登高、赏菊、饮酒，延续至今不衰。明代医学家李时珍在《本草纲目》一书中，对常饮菊花酒可"治头风，明耳目，去痿，消百病"，"令人好颜色不老"，"令头不白"，"轻身耐老延年"等。因而古人在食其根、茎、叶、花的同时，还用来酿制菊花酒。除饮菊花酒外，有的还饮用茱萸酒、茱菊酒、黄花酒、薏苡酒、桑落酒、桂酒等酒品。历史上酿制菊花酒的方法不尽相同。晋代是"采菊花茎叶，杂秫米酿酒，至次年九月始熟，用之"，明代是用"甘菊花煎汁，同曲、米酿酒。或加地黄、当归、枸杞诸药亦佳"。清代则是用白酒浸渍药材，而后采用蒸馏提取的方法酿制。因此，从清代开始，所酿制的菊花酒，就称之为"菊花白酒"。

7）除夕：俗称大年三十夜。时在一年最后一天的晚上。人们有别岁、守岁的习俗。即除夕夜通宵不寝，回顾过去，展望未来。始于南北朝时期。梁代徐君倩在《共内人夜坐守岁》一诗中写道："欢多情未及，赏至莫停杯。酒中喜桃子，粽里觅杨梅。帘开风入帐，烛尽炭成灰，勿疑鬓钗重，为待晓光催。"除夕守岁都是要饮酒的，唐代白居易在《客中守岁》一诗中写道："守岁樽无酒，思乡泪满巾"。孟浩然写有这样的诗句："续明催画烛，守岁接长宴"。宋代苏轼在《岁晚三首序》中写道："岁晚相馈问为'馈岁'，酒食相邀呼为'别岁'，至除夕夜达旦不眠为'守岁'。"除夕饮用的酒品有"屠苏酒"、"椒柏酒"。这原是正月初一的饮用酒品，后来改为在除夕饮用。宋代苏轼在《除日》一诗中写道："年年最后饮屠苏，不觉来年七十岁。"明代袁凯在《客中除夕》一诗中写道："一杯柏叶酒，未敌泪千行。"唐代杜甫在《杜位宅守岁》一诗中写道："守岁阿成家，椒盘已颂花。"除夕午夜，全家聚餐又名为团圆酒，向长辈敬辞岁酒，这一习俗延续到今。

（2）酒俗之劝酒一说：中国人饮宴时，很喜欢劝人多饮。这种做法，起源也是极早的。《诗经·小雅·楚茨》中有："以为酒食，以享以祀，以妥以侑，以介景福"的诗句。侑就是劝的意思。诗名的本意是唯恐受享者没有吃饱，故而劝饮劝食。劝人多饮几杯酒的做法，一方面表达了敬酒人的真诚，希望对方喝好喝够，同时也可以活跃酒宴的气氛，为饮酒者助兴。但不知从什么时候起，劝酒"劝"过了头，竟然带有相当的"强迫"之意，甚至以灌醉对方为乐。这种做法，自古以来就遭到不少人的反对。《孔丛子》、《积善录》、《遯翁随笔》等古籍中，都有反对劝人强饮的记载。

4) 酒的历史故事：

1) 酒池肉林：商代晚期的帝王，多是淫暴之主，一味追求享受安乐。商代的贵族也多酗酒，据现代人分析推测，由于当时的盛酒器具和饮酒器具多为青铜器，其中含有锡，溶于酒中，使商朝的人饮后中毒，身体状况日益下降。商末帝纣，却是一个好色好酒的人，《史记·殷本纪》称："(纣)以酒为池，县(悬)肉为林，使男女裸相逐其间，为长夜之饮。"后人常用"酒池肉林"形容生活奢侈，纵欲无度。商纣的暴政，加上酗酒，最终导致商代的灭亡。周代在商人的聚集地曾发布严厉的禁酒令。

因酒误事误国的例子在古代不可胜数，楚恭王与晋国的军队战于鄢陵，楚国打了败仗，楚恭王的眼睛也中了一箭，为准备下一次战斗，召大司马子反前来商量，子反却喝醉了酒，无法前来。楚恭王只得对天长叹，说"天败我也"。将因酒误了战事的子反杀了。只得班师回朝。

帝王因酒误事有时也是好事，如齐桓公因为醉酒，将帽子丢了，齐桓公为此事感到羞耻，于是三天都不上朝，恰逢粮荒，管仲只好自作主张，打开公家的粮仓，救济灾民。灾民欣喜若狂，当时流传的民谣说：(齐桓公)为什么不再丢一次帽子啊。

2) 箪醪劳师：东周春秋时代，越王勾践被吴王夫差战败后，为了实现"十年生聚，十年教训 "的复国大略，下令鼓励人民生育，并用酒作为生育的奖品：生丈夫，二壶酒，一犬；生女子，二壶酒，一豚"。越王勾践率兵伐吴，出师前，越中父老献美酒于勾践，勾践将酒倒在河的上流，与将士一起迎流共饮，士卒士气大振。故此，绍兴现在还有"投醪河"。

类似的历史故事如《酒谱》所载，战国时，秦穆公讨伐晋国，来到河边，秦穆公打算犒劳将士，以鼓舞将士，但酒醪却仅有一钟，有人说，即使只有一粒米，投入河中酿酒(也可使大家分享)，于是秦穆公将这一钟酒倒入河中，三军饮后都醉了。

3) 鲁酒薄而邯郸围："鲁酒薄而邯郸围"的故事，说的是楚宣王会见诸侯，鲁国恭公后到并且酒很淡薄，楚宣王甚怒。恭公说，我是周公之后，勋在王室，给你送酒已经是有失礼节和身份的事了，你还指责酒薄，不要太过份了。于是不辞而归。宣王于是发兵与齐国攻鲁国。齐国的梁惠王一直想进攻赵国，但却畏惧楚国会帮助赵国，这次楚国有求，便不必再担心楚国来找麻烦了，于是赵国的邯郸因为鲁国的酒薄不明不白地做了牺牲品。

4) 鸿门宴：汉元年(前 206)十二月，项羽率军至函谷关。见关门紧闭，又听说刘邦已平定关中，大怒。于是命令英布攻破函谷关，准备讨伐刘邦。此时项羽拥兵 40 万，号称百万，驻扎新丰鸿门(今陕西临潼东的项王营)。刘邦有兵 10 万，号称 20 万，安营霸上。谋士范增劝说项羽立即攻击刘邦。项羽的叔父项伯与张良素有交情，当夜策马至刘邦军中将范增的计谋密告张良，劝张良赶快逃避。张良马上将情况告诉刘邦。刘邦请项伯从中调解，项伯要求刘邦第二天到鸿门。随后，项伯连夜赶回鸿门，劝说项羽。项羽认为项伯所说有理。第二天早晨，刘邦亲自来见项羽，项羽设宴招待。鸿门宴上，虽不乏美酒佳肴，但却暗藏杀机，项羽的亚父范增，一直主张杀掉刘邦，在酒宴上，一再示意项羽发令，但项羽却犹豫不决，默然不应。范增召项庄舞剑为酒宴助兴，趁机杀掉刘邦，项伯为保护刘邦，也拨剑起舞，掩护了刘邦，在危急关头，刘邦部下樊哙带剑拥盾闯入军门，怒目直视项羽，项羽见此人气度不凡，只好问来者为何人，当得知为刘邦的参乘时，即命赐酒，樊哙立而饮之，项羽命赐猪腿后，又问能再饮酒吗，樊哙说，臣死且不避，一杯酒还有什么值得推辞的。樊哙还乘机说了一通刘邦的好话，项羽无言以对，刘邦乘机一走了之。刘邦部下张良入门为刘邦推脱，说刘邦不胜饮酒，无法前来道别，现向大王献上白璧一双，并向大将军(亚父范增)献上玉斗一双，请收下。不知深浅的项羽收下了白璧，气得范增拨剑将玉斗撞碎。后人将鸿门宴喻指暗藏杀机。

5) 文君当垆：典出《史记·司马相如列传》："是时，卓王孙有女文君，新寡，好音。故相如缪如令相重，而以琴心挑之。相如之临邛，从车骑，雍容闲雅，甚都。及饮卓氏，弄琴，文君窃从户窥之，心悦而好之，恐不得当也。既罢，相如乃使人重赐文君侍者通殷勤。文君夜亡奔相如，相如乃与驰归成都，家居徒四壁立，文君久之不乐。曰：长卿第俱如临邛，从昆弟假犹足为生，何到自苦如此。相如与俱之临邛，尽卖其车骑，买一酒舍，酤酒而令文君当垆（酒肆），相如自著犊鼻裈（围裙）与保庸杂作，器于市中。卓文孙闻而耻之，为杜门不出。昆弟诸公更请王孙曰，有一男两女，所不足者，非财也。今文君已失身于司马长卿（相如字），长卿故倦游虽贫，其人材足依也。且又令客独奈保相辱如此。卓王孙不得已分予文君僮百人，钱百万及其嫁时衣被、财物，文君乃与相如归成都，买田宅为富人。"

这个典故流传甚广，人们常以此比喻美女卖酒，或表现饮酒和爱情，同时也常用来描写蜀地风情。李商隐《杜工部蜀中离席》诗"美酒成都堪送老，当垆仍是卓文君。"陆游《寺楼月夜醉中戏作》："此酒定从何处得，判知不是文君垆。"

6）煮酒论英雄：青梅煮酒论英雄是《三国演义》里最为精彩的内容之一。东汉末，曹操挟天子以令诸侯，势力大；刘备虽为皇叔，却势单力薄，为防曹操谋害，不得不在住处后园种菜，亲自浇灌，以为韬晦之计。用张飞这个粗人的话讲，就是"行小人事"。刘备乃当时豪杰，虽手下将不过关、张，兵不过三千(当时大都已被遣返)，但一向"信义著于四海"。《三国志》里说刘备"盖有高祖之风，英雄之器焉！"，意思是他与刘邦类似，天生就有领袖气概。刘备和刘邦一样，都不是屈居人下的将兵之才，而是领袖群伦的将将之才。曹操何等人物，遍识天下英雄，当然对刘备有很透彻的了解。他自然也知道，一旦羽翼丰满，刘备将是一位非常可怕的对手。一天，刘备正在浇菜，曹操派人请刘备，刘备只得胆战心惊地一同前往入府见曹操。一见面曹操就问刘备："你在家做的好事！"刘备当时已经暗受衣带诏，当即吓得面如土色。接着曹操拉着刘备的手走到后院，说："玄德学圃不易。"刘备才放下心来。曹操说，刚才看见园内枝头上的梅子青青的，想起以前一件往事(即"望梅止渴")，今天见此梅，不可不赏，恰逢煮酒正熟，故邀你到小亭一会。刘备听后心神方定。随曹操来到小亭，只见已经摆好了各种酒器，盘内放置了青梅，于是就将青梅放在酒樽中煮起酒来了，二人对坐，开怀畅饮。二人以青梅下酒，酒正酣时，天边黑云压城，忽卷忽舒，有若龙隐龙现。曹操说："龙能大能小，能升能隐；大则兴云吐雾，小则隐介藏形；升则飞腾于宇宙之间，隐则潜伏于波涛之内。方今春深，龙乘时变化，犹人得志而纵横四海。龙之为物，可比世之英雄。玄德久历四方，必知当世英雄。"曹操实乃不世出的绝顶人物，这一番话，看似描述龙之变化，目的是说"人得志而纵横四海"。显然，这是他的一番自我剖白，借物咏志。当然他也下了一个套，试探在刘备眼里，什么人能纵横四海，比得上我曹操。刘备接连指出袁术、袁绍、刘表、孙策和刘璋等地方豪强，都被曹操一一否决。刘备这个回答应该给满分，因为当时是个人都会如此回答。这样曹操也就认为刘备见识一般，和常人无异。接着曹操给出了当世英雄的标准，他说，"夫英雄者，胸怀大志，腹有良谋，有包藏宇宙之机，吞吐天地之志者也。"刘备继续装傻，问："谁能当之？"曹操指了指刘备，后指自己说："今天下英雄，惟使君与操耳！"当时天雨将至，雷声大作。刘备装作受了惊吓的样子，筷子掉到了地上。"一震之威，乃至于此。"曹操笑着说："丈夫亦畏雷乎？"刘备说："圣人迅雷风烈必变，安得不畏？"将内心的惊惶，巧妙地掩饰过去了。刘备经过这样的掩饰，使曹操认为自己是个胸无大志，胆小如鼠的庸人，曹操从此再也不疑刘备了。从曹操的"说破英雄惊杀人"到刘备"随机应变信如神"，可谓步步玄机。曹操的睥睨群雄之态，雄霸天下之志表露无疑。而刘备随机应变，进退自如，也表现出了一世豪杰所应有的技巧和城府。这一场政治交心，双方都是赢家。

7）竹林七贤："竹林七贤"指的是晋代七位名士：阮籍、嵇康、山涛、刘伶、阮咸、向秀和王戎。他们放旷不羁，常于竹林下，酣歌纵酒。其中最为著名的酒徒是刘伶。刘伶自谓："天生刘伶，以酒为名，一饮一斛，五斗解酲。"《酒谱》讲述刘伶经常随身带着一个酒壶，乘着鹿车，一边走，一边饮酒，一人带着掘挖工具紧随车后，什么时候死了，就地埋之。阮咸饮酒更是不顾廉耻，他每次与宗人共饮，总是以大盆盛酒，不用酒杯，大家围坐在酒盆四周用手捧酒喝。猪群来饮酒，不但不赶，阮咸还凑上去与猪一齐饮酒。刘伶曾写下《酒德颂》一首，大意是：自己行无踪，居无室，幕天席地，纵意所如，不管是停下来还是行走，随时都提着酒杯饮酒，惟酒是务，焉知其余。其他人怎么说，自己一点都不在意。别人越要评说，自己反而更加要饮酒，喝醉了就睡，醒过来也是恍恍惚惚的，于无声处，就是一个惊雷打下来，也听不见，面对泰山视而不见，不知天气冷热，也不知世间利欲感情。刘伶的这首诗，充分反映了晋代时期文人的心态，即由于社会动荡不安，长期处于分裂状态，统治者对一些文人的政治迫害，使文人不得不借酒浇愁，或以酒避祸，以酒后狂言发泄对时政的不满。阮籍饮酒狂放不堪，但最令世人称道的还是他以酒避祸，开创了醉酒掩盖政治意图的先河。据史料记载，魏文帝司马昭欲为其子求婚于阮籍之女，阮籍既不想与司马氏结亲也不愿得罪司马氏，阮籍借醉60天，使司马昭没有机会开口，遂作罢。这些事在当时颇具有代表性，对后世影响也非常大。

8) 清圣浊贤：三国魏初建时，曹操严厉禁酒，人们只好私下偷着饮酒，但讳言酒字，故用“贤人”作为“白酒”(或“浊酒”)的隐语，用“圣人”作为“清酒”的隐语。清圣浊贤演变成一个典故。还有一个“青州从事，平原督邮”的成语，也是美酒和恶酒的隐语。南朝人刘义庆在《世说新语》中记载，桓温手下的一个助手善于辨别酒的好坏，他则把好酒叫做“青州从事”，青州是一个地名，青州的辖境内有个地方叫齐郡，“齐”喻“肚脐”，好酒叫做“青州从事”，是因为好酒喝下去后，酒气可以通到脐部；他把坏酒称做“平原督邮”，是因为平原的辖境内有个地方叫鬲县，“鬲”喻“膈”，意思是说坏酒喝下去，酒气只能通到膈部。

9) 饮中八仙：唐朝著名诗人杜甫作了一首著名的诗《饮中八仙歌》，对唐朝八位嗜酒如命的名人作了生动的描述。诗人写道：知章骑马似乘船，眼花落井水中眠。汝阳三斗始朝天，道逢曲车口流涎，恨不移封向酒泉。左相日兴费万钱，饮如长鲸吸百川，衔杯乐圣称避贤。宗之潇洒美少年，举觞白眼望青天，皎如玉树临风前。苏晋长斋绣佛前，醉中往往爱逃禅。李白一斗诗百篇，长安市上酒家眠，天子呼来不上船，自称臣是酒中仙。张旭三杯草圣传，脱帽露顶王公前，挥毫落纸如云烟。焦遂五斗方卓然，高谈阔论惊四筵。

10) 杯酒释兵权：这则故事说的是宋代第一个皇帝赵匡胤自从陈桥兵变，一举夺得政权之后，却耽心从此之后他的部下也效仿之，想解除手下一些大将的兵权。于是在公元961年，安排酒宴，召集禁军将领石守信、王审琦等饮酒，叫他们多积金帛田宅以遗子孙，歌儿舞女以终天年，从此解除了他们的兵权。在969年，又召集节度使王彦超等宴饮，解除了他们的藩镇兵权。宋太祖的做法后来一直为其后辈沿用，主要是为了防止兵变，但这样一来，兵不知将，将不知兵，能调动军队的不能直接带兵，能直接带兵的又不能调动军队，虽然成功地防止了军队的政变，但却削弱了部队的作战能力。以至宋朝在与辽、金、西夏的战争中，连连败北。

除了以上历史故事外，在历代文学作品中，还有大量脍炙人口的与酒有关的描述，如荆柯饮燕市，《三国演义》中的张飞醉服严颜，关羽温酒斩华雄，《水浒传》中的景阳岗武松醉打老虎，鲁智深大闹五台山，《西游记》中的孙悟空偷饮长生不老酒，《红楼梦》中的万艳同杯(悲)等。

5. 酒联：

(1) 诗中酒联：

玉樽盈桂酒，河伯献神鱼(魏·曹值《仙人篇》)

酒能祛百虑，菊为制颓龄(晋·陶渊明《九日闲居》)

欲借一樽酒，共叙十年悲(隋·大义公主《因故人归作》)

老去不知花有态，乱来唯觉酒多情(唐·韦庄《与东呆生相遇》)

寒心未肯随春态，酒晕无端上玉肌(宋·苏轼《红梅三首》)

新诗淡似鹅黄酒，归思浓如鸭绿江(金元诗·完颜寿《思归》)

诗才忆曹植，酒盏愧陈遵(清·敦敏《小诗代简寄曹雪芹》)

豪饮李太白，雅酌陶渊明(现代诗·华罗庚《五粮液史话》)

(2) 名著中的酒联：

醉里乾坤大,壶中日月长(《水浒全传》第二十九回)

槽滴珍珠漏泄乾坤一团和气,杯浮琥珀陶溶肺腑万种风情(《隋唐演义》第九回)

嫩寒锁梦因春冷,芳气袭人是酒香(《红楼梦》第五回)

七十二候,陆剑南酿酒盈瓶;三百六旬,贾浪仙祭诗成轴

女虹各月四十有五日,饮酒百年三万六千觞(《济公全传》第二十二回)

清樽满赏山香曲,画舫遥听水调歌(《品花宝鉴》第四十六回)

誓挥铁骑驱胡虏,恭捧金瓯颂圣明(姚雪垠《李自成》)

月上云山常为友,杯来琴酒自成诗(《曹雪芹》第五十五章)

6. 酒令:饮酒行令,是中国人在饮酒时助兴的一种特有方式。酒令由来已久,最早诞生于西周,完备于隋唐。开始时可能是为了维持酒席上的秩序而设立"监"。汉代有了"觞政",就是在酒宴上执行觞令,对不饮尽杯中酒的人实行某种处罚。在远古时代就有了射礼,为宴饮而设的称为"燕射"。即通过射箭,决定胜负,负者饮酒。古人还有一种被称为投壶的饮酒习俗,源于西周时期的射礼。酒宴上设一壶,宾客依次将箭向壶内投去,以投入壶内多者为胜,负者受罚饮酒。《红楼梦》第四十回中鸳鸯吃了一钟酒,笑着说:"酒令大如军令,不论尊卑,唯我是主,违了我的话,是要受罚的。"总的说来,酒令是用来罚酒的。但实行酒令最主要的目的是活跃饮酒时的气氛。何况酒席上有时坐的都是客人,互不认识是很常见的,行令就像催化剂,顿使酒席上的气氛活跃起来。酒令除能助欢愉畅饮、令气氛活跃和增添友谊外,还是古代礼仪教化的方式之一,因此盛行于各个朝代,形式多种多样。饮酒行令在士大夫中特别风行,他们还常常赋诗撰文予以赞颂。白居易诗曰:"花时同醉破春愁,醉折花枝当酒筹"。后汉贾逵并撰写《酒令》一书。清代俞效培辑成《酒令丛钞》四卷。

(1) 投壶(春秋战国):最古老而又持久的酒令当首推"投壶"。投壶产生于春秋前,盛行于战国。《史记·滑稽列传》就载有投壶盛况。时至今日,在河南南阳卧龙岗汉画馆里就有一幅生动形象的投壶石刻图。投壶之壶口广腹大、颈细长,内盛小豆因圆滑且极富弹性,使所投之矢往往弹出。矢的形态为一头齐一头尖,长度以"扶"(汉制,约相当于四寸)为单位,分五、七、九扶,光线愈暗距离愈远,则所用之矢愈长。投壶开始,司射(酒司令)确实壶之位置,然后演示告知"胜饮不胜者",即胜方罚输方饮酒,并奏"狸首"乐。投壶因其最具封建礼教意义,所以沿袭最久。在《礼记》中慎重地写着《投壶》专章。三国名士邯郸淳的《投壶赋》描绘最为出色:"络绎联翩,爰爰兔发,翻翻隼隼,不盈不缩,应壶顺入",可窥见当时盛况。

(2)流觞曲水(魏晋):所谓"流觞曲水",是选择一风雅静僻所在,文人墨客按秩序安坐于潺潺流波之曲水边,一人置盛满酒的杯子于上流使其顺流而下,酒杯止于某人面前即取而饮之,再乘微醉或啸吟或援翰,作出诗来。这种有如"阳春白雪"的高雅酒令,不仅是一种罚酒手段,还因被罚作诗这种高逸雅致的精神活动的参与,使之不同凡响。最著名的一次当数晋穆帝永和9年3月3日的兰亭修禊大会,大书法家王羲之与当朝名士41人于会稽山阴兰亭排遣感伤,抒展襟抱,诗篇荟萃成集由王羲之醉笔走龙蛇,写下了名传千古的《兰亭集序》。当然在民间亦有将此简化只饮酒不作诗的。南北朝时期,除了"流觞曲水"此种酒令外,继而演化而来的吟诗应和,此酒令令文人墨客十分喜爱,流行较盛。南方的士大夫在酒席上吟诗应和,迟者受罚,已成风气。

(3) 藏钩·射覆(唐朝):唐朝,"唐人饮酒必为令为佐欢"。《胜饮篇》中有:"唐皇甫嵩手势酒令,五指与手掌节指有名,通吁五指为五峰,则知豁拳之戏由来已久。"白居易诗曰:"花时同醉破春愁,醉折花枝当酒筹。"《梁书·王规传》记载:"湘东王时为京尹,与朝士宴集,属视为酒令。"欧阳修《醉翁亭记》:"觥筹交错起座而喧哗者,众宾欢也。"当酒令到唐代时,形式多种多样,丰富多彩,当时较盛行为"藏钩"、"射覆"等几种。"藏钩"也称"送钩",简便易行。即甲方将"钩"或藏于手中或匿于手外,握成拳状让乙方猜度,猜错罚酒。这好似现在的"猜有无"一样。"射覆"是先分队,也叫"分曹",先让一方暗暗覆物于器皿下让另

一方猜。射就是猜或度量之意，唐代诗人李商隐就精于此道，他在诗中写道："隔座送钩春酒暖，分曹射覆蜡灯红。"

(4) 拧酒令儿(明、清)：明清两朝流行的酒令当推"拧酒令儿"，即不倒翁。先拧着它旋转，一待停下后，不倒翁的脸朝着谁就罚谁饮酒，粤人称"酒令公仔"。为此，俞平伯先生引《桐桥倚棹录》称其为"牙筹"。它是一种泥胎，苏州特产，一般为彩绘滑稽逗乐形象。《红楼梦》六十七回写薛蟠给薛姨妈和宝钗带的礼物中就有这种惟妙惟肖的酒令儿。酒令繁演到清代，其形式越来越丰富多彩比度着或投壶猜枚，或联诗对句，或拆字测签，或猜拳行令，经过一番"游戏"，最后由令官仲裁，输者或违令者必须"饮满一大杯"。

酒令，按形式可分为雅令、通令和筹令。

雅令，是指文人的酒令，这类酒令按内容可分为字令、诗令、词令和花鸟虫令。雅令的行令方法是：先推一人为令官，或出诗句，或出对子，其他人按首令之意续令，所续必在内容与形式上相符，不然则被罚饮酒。行雅令时，必须引经据典，分韵联吟，当席构思，即席应对，这就要求行酒令者既有文采和才华，又要敏捷和机智，所以它是酒令中最能展示饮者才思的项目。例如，唐朝使节出使高丽，宴饮中，高丽一人行酒令即应对曰："许由与晁错争一瓢，由曰：'油葫芦'，错曰：'错葫芦'"。名对名，物对物，唐使臣应对得体，同时也可以看出高丽人熟识中国文化。《红楼梦》第四十回写到鸳鸯作令官，喝酒行令的情景，描写的是清代上层社会喝酒行雅令的风貌。

以诗人的"智力竞赛"为内容的雅令，虽然情趣古雅，然而一般人做不来，所以又有一类酒令应运而生，它不必劳神，几乎人人皆可为之，这种大众化的酒令被称作"通令"。通令的行令方法主要有掷骰、抽签、划拳、猜数等。通令很容易造成酒宴中热闹的气氛，因此较流行。最常见，也最简单的是"同数"，现在一般叫"猜拳"，即用手指中的若干个手指的手姿代表某个数，两人出手后，相加后必等于某数，出手的同时，每人报一个数字，如果甲所说的数正好与加数之和相同，则算赢家，输者就得喝酒。如果两人说的数相同，则不计胜负，重新再来一次。凭投骰子、划酒拳的运气，当然不必动脑筋。只是此类两军对垒，"火药味"似乎太浓了点。击鼓传花，则是通令中较为雅致的形式了。击鼓传花是一种既热闹，又紧张的罚酒方式。在酒宴上宾客依次坐定位置。由一人击鼓，击鼓的地方与传花的地方是分开的，以示公正。开始击鼓时，花束就开始依次传递，鼓声一落，如果花束在某人手中，则该人就得罚酒。因此花束的传递很快，每个人都唯恐花束留在自己的手中。击鼓的人也得有些技巧，有时紧，有时慢，造成一种捉摸不定的气氛，更加剧了场上的紧张程度，一旦鼓声停止，大家都会不约而同地将目光投向接花者，此时大家一哄而笑，紧张的气氛一消而散。接花者只好饮酒。如果花束正好在两人手中，则两人可通过猜拳或其他方式决定负者。击鼓传花是一种老少皆宜的方式，但多用于女客。如《红楼梦》中就曾生动描述这一场景。

筹令，是一种雅俗共赏的酒令，因是从筒中掣筹行令，故名。筹子用竹或木片制成，上刻饮法，典型的如"觥筹交措令"。雅令、通讼和筹令，可以分别进行，也可以结合在一起进行。考之历史，酒令实无定制，当筵者可以依据座中情况加以发挥。酒令若是制得巧，自然是宴乐无穷。

7. 酒歌：饮酒唱歌、对酒当歌是中华民族由来已久的传统习惯。一些优秀的酒歌从不同角度反映了我国人民诚信重情、热情奔放、豪爽豁达的性格。酒歌承载着中华民族的热情和性格，曾经是我们的先民进行交流的最便利的工具；表达着幸福和欢乐、热爱生命、感激造物、庆典升平等丰富的情感。三五良朋在一起喝酒是需要气氛的，古时候是相互唱和，那就是《诗经》中的"大雅"和"小雅"，所谓宴乐之歌也。因为交通的便利、人口流动的加剧，酒会、团拜会、贺卡、礼品、电子邮件的出现，人们聚集起来饮酒唱歌已经成了古老的记忆。酒歌正从我们的生活中一点点地消失。但是，在边远的山寨、辽阔的草原、雄壮的高原，我们的视野很少关注到的地方，酒歌依旧盛行。从远古，传唱到今天。所有的酒歌都在祝福人间吉祥。

(1) 布依族的酒歌：布依族人民在社交中很讲究礼仪，其特点是诚恳相待，注重精神文明。佳节与喜庆,亲友们互相走访,主人必先捧酒招待宾客,客人也尊敬主人,显得彬彬有礼。吃饭时还要用酒歌来表达宾主之间的相互询问与祝福。主人在歌中对宾客的来临表示热烈欢迎;客人也以歌相答,对主人的热情款待表示衷心感谢。歌词内容包含着团结互助,友好往来的精神,还带有一种农家淳厚、简朴、恬适的古风。较常唱的歌如《酒歌》、《吃酒歌》、《敬酒歌》、《谢酒歌》、《问酒歌》、《祝贺》、《要筷子歌》、《敬老人歌》、《客人来要请坐》、《赞歌》、《问姓歌》等。例如在宴席迎客时,主人首先唱《酒礼歌》:"贵客到我家,如凤落荒坡,如龙游浅水,实在简慢多。"客人对主人家的热情款待表示感谢,便用歌声来表达自己的心情,唱道:"喝酒唱酒歌,你唱我来和,祝愿老年人,寿比南山坡。祝福后生伙,下地勤做活。祝福姑娘家,织布勤丢梭。祝福主人家,年年丰收乐。"宴罢,客人还要唱歌,感谢主人全家用劳动获得的果实殷勤招待亲朋。客人告辞时,主人也唱起送客歌,再次为招待不周表示歉意,并祝客人一路平安,心情愉快,希望下次来。由于布依族是一个喜饮酒、喜唱歌的民族,因此产生了劝酒歌、定亲歌、送亲歌、接亲歌、起房歌、老人歌等酒歌,这些酒歌,朴实大方,讲礼好客,以多姿多彩的艺术形式,生动而有力地反映了布依族人民的社会生活,反映了他们特有的生活方式、风俗习惯以及他们勤劳俭朴的高尚品德和美好的心灵。

(2)蒙古族的酒歌:草原上的酒歌,大气、亲切、欢快、随和,还寓教于乐。蒙古族认为父母和长辈的智慧、恩德,高于天,胜于神。父母是保佑你成长、教导你成才的人间佛。内蒙古酒歌中唱母亲(额吉)的歌很多,唱父亲(阿爸)的歌也不少。《母亲》、《父亲和我》、《思念双亲》等久唱不衰,与蒙古包一样古老。这种男女平等、父母同恩的观念源远流长,在我国少数民族中独具一格,引人注目。内蒙古的酒歌酣畅淋漓。逢酒必唱的《金杯银杯》是内蒙古几十首酒歌中的代表作。它激越优美、热情洋溢、节奏铿锵。内蒙古的酒歌既劝人开怀畅饮、以酒会友,也劝人不要贪杯、保持清醒。一首名叫《查干淖尔》(淖尔,汉语意为湖)的酒歌,就亦庄亦谐地告诉你:查干淖尔的水呀,平日里是平静的,刮起风是咆哮的。酒壶里的酒呀,平日里是平静的,装到肚里是翻腾的。另一首节奏欢快的酒歌,叫《大老虎》,幽默地提醒你:瓶里的酒一进肚,就要变成大老虎,你可别马虎……蒙古人的酒文化和酒文明是高度统一的。成吉思汗生前就主张"节饮"。他告诫说:"饮酒过量,耳目失灵,业绩受损,有害无益"(见《成吉思汗箴言》)。蒙古族号称"大自然的儿子",哲学是"天人合一"论。祖祖辈辈爱草爱树,爱马爱犬。他们有割舍不断的绿色情节。酒歌的描述是:忠贞的爱情是"不倒的榆树","顽强的乌兰毛都"(蒙古语:红柳);美丽的姑娘是"薇林花"、"阿拉坦其其格"(蒙古语:金花)、"查干其其格"(洁白的花)。他们把对"一代天骄"成吉思汗的崇敬,唱在庄严肃穆的"祭祀歌"里,也唱在有代表性的"民俗歌"里。一首《成吉思汗的两匹骏马》,从 800 年前一直唱到现在。酒场上,牧马的小伙子《阿尔斯楞的眼睛》,好象盯着我们每一个人,让你坚信"马是伴当,歌是翅膀"是这个民族的特质和骄傲。

(3) 苗族酒歌:苗族有高唱酒歌的习俗。在婚事喜庆里,苗家的酒歌往往要成套地唱。苗族在婚事礼仪中所唱的酒歌,唱完一套需用八九个小时,有时是通宵达旦地唱。在婚礼中,男女双方都得选派唱酒歌的歌手,选上的歌手称歌郎。每套酒歌共分九部分:第一部分为拦路歌(也称拦门歌),当男方歌郎来到女方山寨时,女方聚众歌郎在山寨的路口迎唱的歌,即叫拦路歌。男方要巧妙地和女方的歌郎对歌,一一解答了对方请问的内容,才被放行进山寨。第二部分叫"十切",即男女双方歌郎各唱十段歌,内容反映出双方所在村寨的风土人情。第三部分叫"公爷进地",主要唱出男女双方祖先的渊源所在和迁陡历程。第四部分叫"结亲路",唱出男女双方古老婚姻礼仪的形成及其形态。第五部分叫"三代根基",即男女双方歌郎叙唱新婚夫妇父辈、祖父辈、曾祖父辈三代的基本情况,以加深两个姻亲家族的相互了解。第六部分叫"凤亲",歌郎用歌声介绍男女双方结婚前的恋爱经历,比如他们是如何相识的,类似代新郎汇报恋爱经过。第七部分叫"过定",代表男女双方长辈对新婚夫妇唱出期望和祝福。第八部分叫"谢主家",由男方歌郎代表男方向女方亲家致谢。第九部分叫"龙船歌",是整套酒歌的高潮,双方歌郎要用对唱的形式比输赢,并边对唱边由双方歌郎扯腊鸭,唱赢者即得腊鸭。酒歌唱毕双方歌郎退出歌堂,新婚夫妇入洞房成亲。这种古老的苗族婚礼上必唱的酒歌，流传至今已不仅在婚礼上才唱，往往已成为通常迎宾宴客高唱的助兴酒歌，但内容没有像婚礼酒歌那么全套分九部分唱完，主要留下“拦路酒歌”头一部分。迎宾的拦路歌，不仅在苗族中流行，在侗族民间也很流行。

另外酒歌藏语称“羌谐”，是藏族人民普遍喜爱的一种音乐形式。酒歌旋律十分流畅动人，因而流传较广，内容多为恭贺庆祝、诙谐取悦、表达情爱等。

附：常见病（症）用药酒检索表

（续上表）

病　名（症）	酒　方	页码	病　名（症）	酒　方	页码
失眠健忘	三仙酒	26	头晕	五味沙苑酒	43
	益智酒	26		桑椹桂圆酒	48
	松叶酒	27	高血压头痛	菊花酒（一）	35
	菖蒲酒	27		白菊花酒	36
	合欢皮酒	28		枸杞石决明酒	39
	读书丸酒	28		百灵藤酒	40
	缬草酒	29		菊花酒（二）	41
	人头七酒	29		菊花醪	41
	手掌参酒	30		延年不老菊花酒	42
	桂园酒	30	耳鸣、耳聋	磁石酒	43
	五味子酒（一）	30		泡酒方	44
	五味子酒（二）	31		白石英酒	44
	安神酒	31		益肾明目酒	45
头晕	仙酒	32		苍耳愈聋酒	45
	慈禧酒	32		四味秦椒酒	46
	怡神酒	33		菖蒲桂心酒	46
	松花酒	33		胡桃滋补酒	47
	薯蓣酒	34		聪耳磁石酒	47
	地内醴	34		铁酒	48
	枸杞酒	35		桑椹桂圆酒	48
	菊花首乌酒	37	细菌性痢疾	生姜芍药酒	49
	菊花清明酒	38		楂糖酒	49
	明目杞菊酒	38		地瓜酒	50
	山蓣苁蓉酒	39		杨梅酒	50
	补益杞园酒	40		蒜酒	51

(续上表)

病名(症)	酒方	页码	病名(症)	酒方	页码
细菌性痢疾	荔枝酒	51	风湿性关节炎	青风藤酒	64
慢性腹泻	莲子山药酒	51		五加皮酒	65
	薏苡仁酒	52		寻骨风酒	65
	白药酒	52		老鹳草酒	66
	参术酒	53		伸筋草酒	66
	苓术酒	53		千年健酒	67
	党参酒	54		海风藤酒	67
	猪哑酒	54		萆薢杜仲酒	68
	地榆附子浸酒方	55		姜黄木瓜酒	68
便秘	硝黄酒	56		木瓜牛膝酒	69
	蜂蜜酒	56		独活杜仲酒	69
	合和酒	57		薏苡仁祛湿酒	70
	地黄羊脂酒	57		樱桃酒	70
	秘传三意酒	58		络石藤酒	73
	松子酒	58		草乌酒	75
	竹酒	59		槐桂酒	75
	麻子酒	59		龟板杜仲酒	79
	桃仁酒	60		虎杖酒	79
	双仁酒	60		防风松叶酒	80
风湿性关节炎	二风酒	61	骨质增生	骨质增生酒	71
	牛膝酒	61		复方当归酒	72
	桑枝酒	62		五木皮酒	72
	三藤酒	63		松酒	73
	松节酒	63	骨性关节炎	黄芪石斛酒	74
	威灵仙酒	64		乌麻浸酒	74

（续上表）

病 名（症）	酒 方	页码
类风湿性关节炎	桐皮薏仁酒	75
	乌梢蛇酒	76
	长松酒	77
	地黄酒	77
	愈风酒	78
	茜草酒	78
	长宁风湿酒	80
	参蛇浸酒	81
	枸杞酒	82
中风后遗症	喇嘛酒	82
	治瘫痪酒	83
	白花蛇酒	83
	秘传药酒	84
	黄芪乌蛇酒	85
	独活牛膝酒	85
	补血壮骨酒	86
	黄芪酒	87
	史国公浸酒方	88
	豆淋酒	88
	麻黄酒	89
	桂枝酒	89
	独活大豆酒	90
	紫酒	90
	虎骨酒	91
	石斛浸酒方	91

病 名（症）	酒 方	页码
中风后遗症	枸杞菖蒲酒	92
	白术酿酒方	92
	黑豆酒	93
	羌活酒	93
	麻子仁酒	94
	独活浸酒方	95
	晚蚕沙浸酒	95
	黄芪续断酒	96
骨折、软组织损伤	破血散淤酒	96
	风仙归尾酒	97
	苏木行淤酒	98
	寄奴酒	98
	鸡血酒	99
	竹七酒	99
	三七酒	100
	桃仁生地酒	100
	闪挫止痛酒	101
	化淤止痛酒	101
	续断接骨酒	102
	少林八仙酒	102
	内伤白酒	103
	广西跌打药酒	104
	刺五加酒	104
	刘寄奴酒	105
	南藤酒	105

(续上表)

病名(症)	酒方	页码	病名(症)	酒方	页码
骨折、软组织损伤	跌打风湿酒	106	月经不调	大佛酒	120
	龙岩风湿酒	107		益母草酒	121
	复方红花药酒	107		红花山楂酒	121
	穿山龙药酒	108		红花酒	122
	损伤跌打酒	108		当归酒	122
	石松浸酒	109		山楂酒	123
	复方红花苏木酒	109		小金樱酒	123
	红花浸酒	110	不孕不育	养精种玉酒	124
	三七跌打酒	111		仙传种子药酒方	124
	三度药酒	111		多子酒方	125
月经不调	葵花酒	112		延寿获肆酒	126
	蓟根酒	112		宜男酒	126
	槐花酒	113		二根茴香酒	127
	茴桂酒	113		巴戟二子酒	128
	茴香酒	114		巴戟天酒	128
	地榆酒	114		仙灵脾酒	129
	芍药黄芪酒	1145		固精酒	129
	宁杞杜仲酒	115		雄蚕蛾酒	130
	当归元胡酒	116		种玉酒	130
	调经酒	116		种子药酒	131
	月季酒	117		二子内金酒	132
	鸡血藤酒	118	阳痿	万灵至宝仙酒	132
	活血养心酒	118		白花如意酣春酒	133
	大黄酒	119		脾肾两助酒	134
	牛膝参归酒	119		九香虫酒	134

（续上表）

病 名（症）	酒 方	页码	病 名（症）	酒 方	页码
阳痿	鹿龄集酒	135	贫血	首乌煮酒	160
	毓麟酒方	136		鸡子阿胶酒	161
	五子酒	136		圆肉补血酒	162
	杞地人参酒	137		熟地酒	162
	参杞酒（一）	137		地黄醴酒	163
	猬皮酒	138		地黄酒（一）	163
	海狗肾酒	138		地杞血藤酒	164
	淫羊藿苁蓉酒	139		归芪白芍酒	164
	巴戟菟丝酒	139		十全大补酒	165
	巴戟淫羊酒	140		八珍酒	165
	灵脾地黄酒（一）	140		甘露酒	166
	淫羊藿酒	141	免疫力低下	木天蓼酒	147
	仙茅酒	142		党参二黄酒	147
	雪莲花酒	142		黄芪红花酒	148
	雪莲虫酒	143		脂枣酒	148
	鹿茸山药酒	143		香菇酒	149
	楮实助阳酒	144		养荣酒	149
	巴戟熟地酒	144		术酒	150
	蛤蚧酒	145		百益长春酒	151
	广济钟乳酒方	145		党参枸杞子酒	151
	灵脾地黄酒（二）	146		黄芪补气酒	152
贫血	桃金娘酒	158		三圣酒	152
	枸杞人参酒	159		人参茯苓酒	153
	桑龙药酒	159		参葡酒	153
	桑枣杞圆酒	160		峨参酒	154

（续上表）

病　名(症)	酒　方	页码	病　名(症)	酒　方	页码
免疫力低下	人参酒	154	免疫力低下	鹿角胶酒	176
	益气补虚酒	155		鹿茸虫草酒	177
	百岁长寿酒	155		鹿血酒	177
	大补药酒	156		鹿鞭酒	178
	长春药酒	157		胡桃酒	178
	十二红药酒	157		仙灵酒	179
	人参枸杞酒	158		八味黄芪酒	179
	平补酒	166		羊肾酒	180
	地骨酒	167	皮肤色素沉着	驻颜酒	180
	桑椹柠檬酒	168		白鸽滋养酒	187
	枸杞生地酒	168	肤色不匀	却老酒	181
	枸杞地骨皮蜜酒	169		红颜酒	181
	地黄酒(二)	169		桃花酒	182
	何首乌酒	170		葡萄酒	182
	地黄糯米酒	170		美容酒	183
	补益酒	171		归元仙酒	183
	西洋参酒	171		白鸽煮酒	184
	钟乳酒	172		白鸽滋养酒	187
	牛膝附子酒	172		猪膏酒	188
	期颐酒	173		雄鸡酒	189
	仙茅益智仁酒	173		鸡子美容酒	189
	御龙酒	174	黄褐斑	槟榔露酒	184
	蛤蚧参茸酒	174		龙眼和气酒	185
	健阳酒	175		桃花白芷酒	185
	苁蓉酒	175		参杞酒(二)	185

（续上表）

病　名（症）	酒　方	页码	病　名（症）	酒　方	页码
黄褐斑	矾石酒	186	醉酒	饮酒令人不醉方（三）	199
皮肤粗糙	桂圆和气酒	188		解酒毒方	199
白发、脱发	常春酒	190		治酒醉不醒方	199
	延寿酒	190	癌症、恶性肿瘤	蟾蜍酒	200
	康壮酒	191		冰砂酊	200
	桑椹酒	191		八角莲酒	201
	胡麻酒	192		大贝母酒	201
	乌须酒	192		香廖子酒	201
	黄精酒	193		消瘓抗癌酒	202
	固本地黄酒	193		秤砣梨酒	202
	经验乌须酒	194		复方壁虎酒	203
	乌发益寿酒	194		蜂房全蝎酒	203
	首乌延寿酒	195		三桔酒	204
	首乌黑豆酒	195		蟹壳酒	204
	首乌乌发酒	196		鳗鱼酒	204
	熟地枸杞沉香酒	196		紫杉酒	205
	益阴酒	197		止痛擦剂	205
	首乌归地酒	197		鲜橙酒	206
醉酒	饮酒令人不醉方（一）	198		蝎虎酒	206
	饮酒令人不醉方（二）	198			